Josephine Zöller

Das Tao der Selbstheilung

Die chinesische Kunst der Meditation
in der Bewegung

Ullstein

Ullstein Buchverlage GmbH & Co. KG,
Berlin
Taschenbuchnummer 35483

Neuauflage von UB 34404
Mit zahlreichen Abbildungen
9. Auflage Mai 1999

Umschlagentwurf:
Vera Bauer
unter Verwendung einer Abbildung
von Fotex
Alle Rechte vorbehalten
Lizenzausgabe mit freundlicher
Genehmigung des Scherz Verlags,
Bern und München,
für den Otto Wilhelm Barth Verlag
© 1984 by Scherz Verlag, Bern und München
Printed in Germany 1999
Druck und Verarbeitung:
Clausen & Bosse, Leck
ISBN 3 548 35483 1

Gedruckt auf alterungsbeständigem
Papier mit chlorfrei
gebleichtem Zellstoff

Die Deutsche Bibliothek –
CIP-Einheitsaufnahme

Zöller, Josephine:
Das Tao der Selbstheilung:
die chinesische Kunst der Meditation in
der Bewegung / Josephine Zöller. –
Neuaufl. von UB 34404, 9. Aufl. –
Berlin: Ullstein, 1999
    (Ullstein-Buch; Nr. 35483)
    (Ullstein-Sachbuch)
    ISBN 3-548-35483-1
NE: GT

Inhaltsverzeichnis

Erster Teil: Theoretische Grundlagen

Zweiter Teil: Übungen in körperlicher Ruhe

Dritter Teil: Qi-Gong-Übungen mit körperlicher Bewegung

Vorwort

Das vorliegende Buch ist ein Leitfaden zum Verständnis und Erlernen jahrtausendealter chinesischer Praktiken, die der Erhaltung der Gesundheit, Verlängerung des Lebens und Behandlung chronischer Krankheiten dienen. Die heute noch in China ausgeführten Übungen sind schon in frühen daoistischen, konfuzianistischen und buddhistischen Schriften zu finden, aber auch in dem ältesten medizinischen Lehrbuch Chinas, dem *Huang Di Nei Jing* («Des Gelben Kaisers Klassiker der Inneren Medizin»). Dieses Buch stammt aus der Zhou-Dynastie (11.–7. Jh. v. Chr.); bis in das 2. Jahrhundert vor unserer Zeitrechnung wurde es weiter ergänzt.

Die hier vorgestellten Praktiken lassen sich unter dem Oberbegriff «Qi Gong» (Ch'i Kung)* zusammenfassen. Wie alle anderen traditionellen chinesischen Behandlungsweisen war auch das Qi Gong durch den Einbruch der westlichen Schulmedizin in China seit Mitte des 19. Jahrhunderts in Mißkredit geraten. Selbst nach der Gründung der Volksrepublik im Jahre 1949 war es noch heftig umstritten. Auffallend ist, daß neuere Literatur zu diesem Thema in den frühen sechziger Jahren spärlich und erst nach der «Kulturrevolution» wieder reichlich zu finden ist.

---

* Die bis vor kurzem im Westen gebäuchlichste Umschrift des Chinesischen, die Wade-Giles-Umschrift, schreibt «Ch'i Kung»; inzwischen wurde jedoch von der Volksrepublik China eine neue Standard-Umschrift des Chinesischen eingeführt, die sog. «Pinyin-Umschrift», die sich langsam international durchsetzt und deshalb auch in diesem Buch verwendet wird (außer im Falle von «eingedeutschten» Namen wie «Peking» usw.)

Den Anstoß zum Entstehen dieses Buches gaben Begegnungen mit äußerst merkwürdigen Vorkommnissen, die ich in der Volksrepublik China beobachten konnte. Den im westlichen Denken erzogenen und die Ratio, die westliche Logik, über alles schätzenden Menschen muten sie möglicherweise wie eine Sinnestäuschung an. Mancher Leser mag geneigt sein, nach der Lektüre dieses Vorwortes diese Vorkommnisse als «parapsychologischen» oder «okkulten» Unsinn abzutun und das Buch beiseite zu legen. Doch bringt er sich damit vielleicht um die Begegnung mit einer Heilkunst, die ihre Heilwirkung im Laufe vieler Jahrhunderte in zahllosen Fällen unter Beweis gestellt hat.

Im August 1979 fand in der städtischen Sporthalle in Peking – vor zirka 10 000 Zuschauern – eine Darbietung von Qi-Gong-Meistern statt. Protagonisten: der Vater, mittelgroß, mittleren Alters, nicht sonderlich kräftig (ein keinesfalls durch üppige Muskulatur auffallender Mann); die Mutter, zierlich, grazil, klein; das Kind, ein Knabe von etwa acht Jahren. Requisiten: große Mühlsteine, viele Ziegelsteine, Betonplatten, massive Eisenstangen, ein Vorschlaghammer mit langem Stil, eine dünne Schnur. Die Vorstellung dauerte zwei Stunden und wurde ausschließlich von diesen drei Personen durchgeführt. Das Kind nahm zum Beispiel einen Ziegelstein zwischen die Hände und schlug ihn unerwartet, ganz locker, auf seinem Kopf in zwei Stücke. Oder die Frau legte die rechte Wange auf vier Ziegel; der Mann stapelte vier weitere Ziegel auf ihre andere Wange. (Die Frau hatte eine Weile vorher die Schnur um den Hals gelegt.) Der Vater nahm den schweren Vorschlaghammer, holte aus und schlug mit einem Hieb alle acht Ziegel in Stücke – der Frau aber war nichts geschehen. Oder der Mann rammte und zerbrach die acht Zentimeter dicke Eisenstange mit dem Knie. (Vorher hatte er die Schnur um den Oberschenkel geschlungen.) Ich will nicht das Programm dieser Vorführung im einzelnen beschreiben. Natürlich hätte alles ein Trick sein können. Abgesehen davon, daß ich das heute nicht mehr glaube (daß es ein Trick war), lernte ich an jenem Abend das Wort «Qi» (alte Schreibweise: Ch'i) kennen, das ich so schnell noch nicht begreifen sollte. Mein Nachbar erklärte mir: «Er kann mit einem Zeh den Stein zertrümmern, er schickt sein ganzes Qi in den Zeh.»

Über ein anderes erregendes Erlebnis möchte ich nicht versäumen zu berichten, weil auch hier wahrscheinlich das Qi mit im Spiel ist. Am 9. 3. 1981 nahm ich mit zwei amerikanischen Kollegen in einem Krankenhaus in Xi An an einer Demonstration in einem kleinen Kreis teil. Die Protagonisten waren in diesem Fall acht Kinder im Alter von zehn bis fünfzehn Jahren, sieben Mädchen und ein Junge. Von den Kindern war bekannt, daß sie «besondere Fähigkeiten» besitzen. So können sie zum Beispiel mit der Haut lesen, und das demonstrierten sie uns. Wir schrieben – von ihnen nicht einsehbar – chinesische Schriftzeichen, lateinische Buchstaben oder auch eine kleine Tierskizze auf kleine Zettelchen, rollten diese zu Kügelchen zusammen und steckten jedem Kind ein Kügelchen ins Ohr. Alle sagten fast sofort, was auf dem Zettel stand. «Wenn wir wollen, geht unter unserem Schädeldach ein kaltes Licht an. In dem Licht sehen wir, wie sich der Zettel entfaltet und was darauf geschrieben steht», erklärten sie uns. Da sie keine lateinischen Buchstaben kannten, schrieben sie auf, was sie sahen.

Sie durchtrennten außerdem Stahlnadeln, die wir in ein verschließbares Glas gelegt hatten, durch bloßes Handauflegen. Sie sahen, offenbar mit bis zu hundertfacher Vergrößerung, durch den menschlichen Körper und entdeckten Defekte. Ein zehnjähriges Mädchen fand auch sofort heraus, daß mein linkes Auge schwer erkrankt ist. (Das Auge ist von außen unauffällig.) Sie sagte: «Das linke Auge ist krank; das Blut fließt sehr langsam hindurch.» Die Kinder werden in diesem Krankenhaus speziell in Anatomie unterrichtet, um bei der Diagnostik schwer zu erkennender Krankheiten behilflich zu sein. Das sind nur einige Beispiele, die wir bei dieser Demonstration zu sehen bekamen.

Die Vermutung, daß Wahrnehmungen nicht nur durch unsere fünf Sinnesorgane registriert werden, sondern mittels des Qi an anderen Orten des Nervensystems auftreten können, wird inzwischen auch von chinesischen Naturwissenschaftlern geäußert. Da sich inzwischen im ganzen Land mehr als tausend Kinder mit derartigen Fähigkeiten gemeldet haben und die Echtheit und Qualität dieser Fähigkeiten überprüft wurde, gehen auch die Wissenschaftler nicht mehr an diesem Phänomen vorbei. Daher fand vom 11. bis 15. August 1981 ein Kongreß statt, in dem es nur um derartige Phänomene ging. «Sie sind zwar erstaunlich, aber nicht ominös. Es geht hier nicht um Aberglauben, nicht um Zauberei – es geht um Naturgesetze, die wir noch nicht analysieren können. Es geht um Naturkräfte, deren Wirkung wir wahrnehmen, deren Wesen wir jedoch nicht kennen.» (Zitat von dem Atomphysiker Qian Xue-seng, in der westlichen Fachwelt bekannt als H. S. Ch'ien.) Auf dem Symposium wurden Tausende von unglaublichen Beispielen zusammengetragen. Die Versuchspersonen sehen und lesen, ohne die Augen zu benutzen; durch bloßes Anblicken können sie den Ast eines Baumes zum Abbrechen bringen; in hundertfacher Vergrößerung sehen sie Organe und lassen Gegenstände durch Körper und Wände hindurch«fliegen».

Aus der alten Literatur weiß man, daß es immer wieder große Qi-Gong-Meister mit derartigen Fähigkeiten gegeben hat, zum Beispiel, Bian Que, in der Frühling-Herbst-Periode (770–476 v. Chr.), der durch den Menschen hindurchsehen, dessen Meridiane, das Qi in ihnen und die Krankheitsherde erkennen konnte. Damit soll aber nicht gesagt sein – und das bestätigen auch chinesische Forscher –, daß das Qi und die nicht-alltäglichen Eigenschaften im Menschen nur Sache der asiatischen Völker seien. Qi ist eine «Naturkraft», wie die Gravitation. So ist Qi Gong als Therapie auch für die westliche Welt eine unschätzbare Bereicherung.

Da es in diesem Buch um das Qi geht, um die Meridiane, um Krankheit und Gesundheit, um Psychosomatik und Ganzheitsbetrachtung, soll hier noch ein Beispiel für die medizinische Nutzung des Qi im modernen China gegeben werden. 1980 wurde im chinesischen Fernsehen eine Serie mit dem Titel «Qi Gong» gesendet. Darin ging es um die Behandlung von Krebskrankheiten. Die Darstellungen schienen zunächst gar nicht spektakulär. Es wurden keine Steine zertrümmert, es gab keine «Artisten». Es gab nur Kranke, die allerdings nach stetem, vertrauensvollem Training ihre Tumore «zertrümmerten». Es wurden Patienten mit nicht mehr zu operierenden Lungenkarzinomen vorgestellt, deren Röntgenbilder einwandfrei zeigten, daß die Tumore nach den Qi-Gong-Übungen zurückgegangen waren. Die Patienten bestätigten beim Interview, daß ihr Allgemeinzustand sich deutlich gebessert habe. Die vorgestellte Behandlungsmethode wurde von der Ärztin Guo Lin in Abwandlung der Form des alten Qi Gong geschaffen.

Aus dem medizinischen Buch *Huang Di Nei Jing* stammt der Satz: «Wenn man Krankheit heilen will, muß man zu ihrem Wesen vordringen.» So ist denn auch das Qi Gong eine Ganzheitsmethode, auf die sich die traditionelle chinesische Medizin – nicht zuletzt durch die Aktivitäten der Meisterin Guó Lin – heute zurückbesinnt. Auch die nach westlichem Denken ausgerichteten chinesischen Ärzte werden angeregt, diese Methode zu benützen, ihre Erfolge zu prüfen und die Wirkung zu messen, die das Qi Gong auf den Organismus ausübt. Zudem ist Qi Gong die einzige Heilbehandlung, die des Arztes als Mittler zwischen Gesundheit und Krankheit im Prinzip nicht bedarf.

In dem vorliegenden Buch sind neun verschiedenartige vollständige Qi-Gong-Übungen zusammengestellt, wie sie heute in China ausgeübt werden. Der praktische Teil des Buches ist eng an die chinesischen Originalschriften angelehnt, meine eigenen Erfahrungen habe ich eingeflochten. Die Abbildungen sind alle aus den Originaltexten übernommen, ein großer Teil wurde von Herrn Xing Zhi-ping handgezeichnet. Für die Hilfe bei der Durchsicht der chinesischen Texte danke ich herzlich Herrn Tang Song-yang, Herrn Jiao Huai-xi und Fräulein Hu Qiu-hua.

Dr. med. Josephine Zöller

Einführung

Die Konzeption vom Leben, von Gesundheit und Kranksein ist in China und bei anderen asiatischen Völkern weit entfernt von den Ansichten, die bei den Menschen im Abendland Geltung haben. Mit einer Art Wissenschaftshörigkeit erkennt man hier nur das Greifbare, Meßbare und läßt nur dieses zu. Dadurch wird die menschliche Wahrnehmungsfähigkeit wesentlich eingeschränkt, und es entsteht ein sehr begrenztes Bild vom Dasein. So bietet auch die abendländische Medizin, die ja erst seit dem vorigen Jahrhundert zur Wissenschaft erhoben wurde, nur Teilaspekte vom Menschen. Die Kenntnisse über diese Teile sind an einzelne Spezialdisziplinen delegiert, und die Frage nach den Zusammenhängen bleibt unbeantwortet. Der Einsatz der Technologie, bis hin zum Computer in der Diagnostik, kann darüber nicht hinwegtäuschen, und der Ruf nach einer Ganzheitsmedizin wird hörbar.

In China ist die Medizin seit mehr als 2500 Jahren eine Wissenschaft. Ihr voraus ging die Medizinmagie. Man nahm an, daß Dämonen Krankheiten verursachen, und übte schon damals Nadelpraktiken aus, um sich der Dämonen und damit der Krankheiten zu entledigen. Der Dämonenglaube wich den geistigen Strömungen, die aus dem Daoismus (alte Schreibweise: Taoismus) als Naturphilosophie und dem Konfuzianismus als Staatsphilosophie herrührten. Schriftliches Zeugnis ist das Buch *Huang Di Nei Jing*, eines der frühesten medizinischen Werke, das teils von unbekannten, teils von bekannten Verfassern seit der Zeit der «Streitenden Reiche» über mehrere

Jahrhunderte zusammengetragen worden ist. Die genannten geistigen Strömungen waren nicht homogen, aber die medizinische Konzeption der «Entsprechungs-Systematik», wie wir sie fortan nennen, blieb seit ihrer Entstehung bis heute als Block unverändert. Analog der konfuzianischen Staatsordnung – Speicher in den einzelnen Provinzen als Versorgungszentren und Transportwege als Verteilungskanäle – sah man die im Körper anatomisch gesicherten zwölf Organe als Speicher und die bis heute anatomisch nicht nachweisbaren Leitwege als Transportwege an.

Die Existenz von etwas – nach unserer westlichen Logik nicht Nachweisbarem und daher «Nicht-Existierendem» – für wahr zu halten, entspricht durchaus der Logik im chinesischen Denken und der chinesischen Sprache. Unsere Logik – eine kausal-analytische – ist nicht die einzige Logik, die im menschlichen Denken und Schließen möglich ist. Unser Hauptakzent im Forschen liegt auf dem «Was ist das? – Das ist . . .» – das «ist» steht für ein Gleichheitszeichen – «das und das». Dieses in allen europäischen Sprachen vorhandene «ist» gibt es im Altchinesischen nicht. Die chinesischen Philosophen nennen daher unsere Logik «Identitäts-Logik». Der Chinese fragt nicht so sehr «Was ist das?» sondern «Wie verhält sich das, wie bezieht sich das auf . . .?» und kommt so zu einer Korrelativ-Logik. Manfred Porkert spricht von der «induktiven Synthese» im Gegensatz zur «kausalen Analyse» im europäischen Denken. Und so ist die Medizin-Philosophie in China eine Synthese und ein In-Beziehung-Setzen von allem Erfahrbaren. *Erfahrbar* sind die Leitwege (Meridiane) und das Qi jedoch.

Als Europäer darf man fragen: «Was ist Qi Gong?» Die Wörterbücher definieren den Begriff als «atemgymnastische Therapie». Aber es ist mehr als das. Man könnte es vorstellen als eine Verbindung von Meditation, Atmung und Körperbewegungen. Aber auch gegen «Verbindung» sollte man sich verwahren. Durch Übung werden Meditation (d. h. Sammlung des Geistes), Atem und Bewegung eins. Durch Üben wird gelernt, das Qi, eine der drei wesentlichen Kräfte alles Lebendigen, zu aktivieren und es mit Vorstellungskraft und Körperbewegungen im Organismus kreisen zu lassen. Qi Gong vereinigt in sich viele Aspekte, die in westlichen Naturheilkundeverfahren jeweils einzeln als Therapie vorgeschlagen und angewendet werden. Diese Aspekte sind:

1. Meditation. Der Geist wird mit Hilfe einer einzigen Vorstellung gesammelt.

2. Atemtherapie. Atemrhythmus und Atemmodus bei den Übungen vollziehen sich nach Gesetzen, die der chinesischen Medizin seit Jahrtausenden als heilsam bekannt sind.

3. Körperliche Gymnastik. Sie bemüht sich um völlige Geschmeidigkeit von Gelenken und Muskeln. Steifheit im Körper wird aufgelöst, Verkrampfung und Schlaffheit weichen dem harmonischen Wechsel von Spannung und Entspannung bei jeder Bewegung.

4. Psychotherapie. Körper und Geist, Körper und Seele sind eins. Bei den Übungen geht es zwar nicht um Psychoanalyse, die einem analytischen Denken entspricht und Gefahr läuft, alle seelischen Bewegungen vom Körper getrennt zu betrachten und auseinanderzupflücken. Wir können jedoch von einer *Psychosynthese* durch Qi Gong sprechen. Die Entsprechungen von Gemütsbewegungen und Organfunktionen sind ein Faktum der traditionellen chinesischen Medizin.

5. Akupunktur. Mit den Qi-Gong-Übungen erlangt man die Fähigkeit, das Qi von Orten höherer Ansammlung an solche zu leiten, an denen eine vermehrte Tätigkeit des Qi dringend erforderlich ist.

Das chinesische Schriftzeichen «Qi» bezeichnet eine Naturkraft, die empirisch erfahrbar ist und ohne die Leben nicht sein kann. Das Wesen dieser Kraft ist wissenschaftlich noch nicht erkannt. Aber leben wir nicht auch mit der Gravitation, ohne ihr Wesen zu kennen? Auch das Bewußtsein, mit dem wir alles Erfahrbare registrieren, ist in seinem Wesen wissenschaftlich nicht erfaßt. Das Qi also können wir wahrnehmen, wenn wir das entsprechende Sinnesorgan mittels Qi Gong üben.

Eine Kernaussage des Laozi (alte Schreibweise: Lao-tzu, Laotse; 5. Jh. v. Chr.), wird von den Kommentatoren folgendermaßen ausgelegt: «Qi ist Materie, die man nicht sieht, wie auch Luft Materie ist, die man nicht sieht.» Mit analytischen Denkmodellen hat die europäische Wissenschaft in den letzten Jahrhunderten die materiellen Anteile der Luft erklärt, und bisher hat noch kein Experiment gegen die Richtigkeit dieses Modells entschieden. Die Frage nach der Art der Materie des Qi hat sich der chinesischen Wissenschaft nicht gestellt. Es ist als solches Energielieferant für alle Auf- und

Abbauvorgänge des lebenden Organismus. Hier ist schon seit Jahrtausenden die Korrelation von Energie und Materie bekannt, ein Denken, zu dem wir erst seit wenigen Jahrzehnten vordringen, man könnte auch sagen «zurückkehren».

Im *Huang Di Nei Jing* wird das Qi als «Einfluß» und «Ausstrahlung» angesehen, wobei die Wortstämme «-strahl» und «-fluß» für uns schon energetische Aspekte in sich bergen. Wie viele alte chinesische Zeichen, so ist auch das Zeichen «Qi» nicht eindeutig übersetzbar. Es kann auch Wind, Atem, Odem oder Weltgeist meinen. Wie sehr aber Atem und Qi miteinander verknüpft sind, wird in der Darlegung der chinesischen Medizintheorie näher zu beschreiben sein. Durch schriftliche Überlieferung ist uns jedenfalls schon seit dem 6. Jahrhundert vor unserer Zeitrechnung bekannt, daß der Mensch mittels bestimmter Atempraktiken zu Leistungen befähigt wird, die durch Anwendung lediglich von Muskelkraft nicht zu verstehen sind.

Was bedeutet also Qi Gong? Mit Qi Gong bezeichnet man Übungsmethoden, durch die man lernt, das Qi zu fühlen, es zu vermehren, es zu stärken und zu leiten. Man unterscheidet zwischen «hartem» und «weichem» Qi Gong. Die Methode zum Erlernen des harten Qi Gong wird bis auf den heutigen Tag als Familienbesitz und -monopol gehütet. In alten Romanen und Geschichtsbüchern liest man von Menschen, die zum Tode durch das Schwert verurteilt waren, deren Hinrichtung aber anders ausging, als sie hätte ausgehen sollen. Das Schwert zerbrach, und der Delinquent blieb unversehrt. Generäle, die das harte Qi Gong erlernten, um unbesiegbar zu bleiben, haben ihre Kunst nur ihren Söhnen als Geheimnis weitergegeben. Heute noch zeigt man auf Jahrmärkten und in Sondervorstellungen nicht ohne weiteres erklärbare Einwirkungen des Menschen auf Materie, ja selbst Abläufe in der Natur. Es wird von Menschen berichtet, die nur durch ihre Hand, die sie über einen Brunnen halten, das Wasser in Wallung bringen; Menschen, die sich von einem Lastwagen überfahren lassen, aufstehen, sich den Staub von den Kleidern klopfen und unversehrt davongehen. «Wu Shu», Waffenkunst, wird heute als Zweig des harten Qi Gong an chinesischen Sporthochschulen unterrichtet. Auch die Künstler in der Peking-Oper können ihre unvorstellbaren artistischen Leistungen nur durch hartes Qi-Gong-Training erbringen.

Die vorliegende Arbeit befaßt sich ausschließlich mit dem in der chinesischen Heilkunst benutzten weichen Qi Gong. Die schriftlichen Überlieferungen stammen zum großen Teil aus taoistischen Klöstern. Im *Huang Di Nei Jing* wird von den Einwirkungen des Qi Gong auf die Organe, vom krankmachenden Ungleichgewicht zwischen Yin und Yang und dessen Behandlung durch Versenkung in die Harmonie der Natur gesprochen. Yin und Yang ist ein Begriffskomplex, der im Taoismus und Konfuzianismus eine große Rolle spielt. Die taoistischen Naturbeobachter und -philosophen kontemplierten die Dynamik der Naturerscheinungen, die Beziehung, in der sie zueinander standen. Scheinbare Gegensätze, so erkannten sie, gehen von einem zum anderen über, wie zum Beispiel Tag und Nacht, Neumond und Vollmond. Diese Gegensätze, die im Abstrakten bestehen, sind nach chinesischer Auffassung keine Gegensätze; es gibt keinen Dualismus im chinesischen Denken. Sie sind Komplemente, die erst zusammen ein Ganzes bilden und deren labiles Gleichgewicht die Dynamik im Ablauf der Natur unterhält. Yin steht für Innen, Schatten, Dunkel, Mond, weiblich. Yang steht für Außen, Licht, Sonne, männlich.

Das überlieferte Qi Gong hat viele Durchführungsarten, aber die Unterschiede bestehen nur in der äußeren Form. Inhalt und Ziel der Übungen sind immer, das überall vorhandene Qi, das wir mit der Atemluft und der Nahrung aufnehmen (auch durch die Akupunkturpunkte), in unserem Organismus zu vermehren und es intensiver an den Ort seiner Wirkung zu bringen. Ohne Qi kein Stoffwechsel, ohne Qi keine Ausscheidung. Die Anreicherung des Organismus mit Qi ist das grundlegende Ergebnis jeder Qi-Gong-Methode.

Um uns einleitend einen Überblick zu verschaffen, müssen auch andere Wirkungsaspekte hier zumindest erwähnt werden. Durch die Übungen lernt der Mensch, das Qi mittels seiner Vorstellungskraft in eine Art «Kraftzentrale» zu leiten. Von dort geht es über bestimmte Leitwege an alle Orte des Organismus, vermehrt dorthin, wo es gerade gebraucht wird. Von dort fließt es wieder zurück in die Kraftzentrale. Der Anteil des Qi, der am Abtransport von auszuscheidenden Endprodukten beteiligt ist, wird ausgeschieden. Von lebenden Qi-Gong-Meistern ist bekannt, daß sie ihr Qi zudem aus dem Körper konzentriert «hinaussenden» und Fernwirkungen erzielen können.

Anfang der siebziger Jahre wurde in der Provinz Hunan bei der Stadt Chang-sha in einem Grab der westlichen Han-Dynastie neben vielen auf Bambusblättern geschriebenen Büchern auch ein Seidentuch mit einer Malerei gefunden, welche 43 Personen in eindeutiger Qi-Gong-Bewegung darstellt. Einige Schriftzeichen wie «Diese Person betäubt Schmerzen» lassen erkennen, daß es sich um Heilkunst ausübende Personen handelt. Aus dieser Provinz ist eine besondere Qi-Gong-Form überliefert, die wahrscheinlich aus Indien kommende Jingang-Form (Demantene Übung). Auch diese Form wird im vorliegenden Buch beschrieben.

Die im praktischen Teil dieses Buches zusammengestellten einzelnen Übungsmethoden sind nur eine Auswahl der aus der Überlieferung bekannten. Nicht aufgenommen wurde das Taiji Quan (alte Schreibweise: T'ai Chi Ch'uan), das heute auch im Westen beliebte «Schattenboxen». Taiji Quan ist ebenfalls eine Qi-Gong-Form, und zwar mit körperlicher Fortbewegung, während andere Übungen im Stehen mit körperlicher Bewegung sowie im Stehen, Sitzen oder Liegen ohne Körperbewegungen ausgeführt werden. Im europäischen Schrifttum gibt es bereits ausgezeichnete Darstellungen des Taiji Quan, sowohl was die Ausführung der Bewegungsform angeht als auch den Qi-Fluß, der durch die Atmung und die Bewegungen des Körpers zustandekommt. Die Bewegungen sind Selbstverteidigungsbewegungen. Taiji Quan gehört also zu den Kampfkünsten.

Durch das zeitlupenartige Bewegungstempo gelingt es, das Qi langsam von oben nach unten, von innen nach außen und von außen nach innen fließen zu lassen. Durch regelmäßiges tägliches Üben wird man mit der Zeit gewahr, daß der Körper nicht da aufhört, wo das Auge die Grenzen seiner materiellen Anteile wahrnimmt, denn er ist wie von einem «Qi-Mantel» umgeben und bewegt sich darin im wohlausgewogenen Gleichgewicht von Yin und Yang. Diese Harmonie erreicht man jedoch nur durch tägliches, beharrliches Üben. Mit der Zeit erlangt man die «Gong-fu», mit der Meisterschaft dann die «Gong-fu Shen», das bedeutet eine durch Beharrlichkeit erlangte brillante Technik. Das hier von der Wirkung des Taiji Quan Gesagte trifft auf alle Qi-Gong-Übungen zu. Daher sind alle Methoden für die Gesunderhaltung, zum Erlangen des körperlichen und seelischen Wohlbehagens, aber auch für die Besserung chronischer Krankheiten von großer Bedeutung.

Das Kloster Shao Lin ist die Heimat des heute in der ganzen Welt berühmten Gong-fu (alte Schreibweise: Kung Fu). Auch diese Technik wird hier nicht beschrieben. Lediglich «Der Atem des Drachen», das als Therapieform mit besonderen Atempraktiken gelten kann, ist in die vorliegende Auswahl aufgenommen.

Das Qi Gong als Heilbehandlung ist eine Ganzheitsmethode. Jeder – auch der alte Mensch – kann nach Erlernen der methodischen Kriterien aktiv seine eigene Behandlung vollziehen. Genügend Zeit und genügend Ruhe für die Bewußtseinsübungen und exzellente Technik befähigen den Menschen zu erstaunlichen mentalen und körperlichen Leistungen. Die mentalen Kräfte entstehen nicht zuletzt aus dem Begreifen des «Wu Wo» (Nicht-Ich) – das heißt, daß man sich selbst nicht mehr als Subjekt von Objekten getrennt versteht, sondern sich mittel Qi in Beziehung zum gesamten Kosmos erlebt. Die beiden Schriftzeichen «Wu Wo» findet man noch in allen daoistischen Tempeln. Das «Wu Wo» ist in Industriegesellschaften wie der unsrigen jedoch nur schwer zu verinnerlichen. Es bedarf einer neuen Einstellung zur Natur. Auch in einer marxistisch orientierten Gesellschaft wie der modernen chinesischen mit ihrer materialistischen Weltansicht ist eine solche Beziehung zur Natur in allen seit 1978 verfaßten und verbreiteten Schriften nicht erwähnt. Propagiert wird Qi Gong dagegen neuerdings wieder mit dem Ziel eines realen Nutzens für die Volksgesundheit.

Wissenschaftler wie Physiker, Ärzte, Physiologen, Psychologen – nicht nur in China, sondern vor allem in Japan, der Schweiz, Frankreich, den USA und der UdSSR – bemühen sich mit Einsatz der modernen Technik, dem Wirkungsmechanismus des Qi Gong auf die Spur zu kommen. Die Aktionsströme an Muskeln, am Herzen und Zentralnervensystem werden durch Qi Gong meßbar beeinflußt. Ebenso die Funktion des vegetativen Nervensystems und der Hormondrüsen. Der gesamte kybernetische Mechanismus wird beeinflußt. Das Bluthochdruck-Forschungsinstitut in Shanghai hat im Jahre 1978 eine Arbeit mit Berichten über die Veränderungen veröffentlicht, welche Qi Gong im EKG und EEG bewirkt. Alle Ergebnisse hier aufzuführen würde den Rahmen dieses Buches sprengen. Die segensreichen Wirkungen des Qi Gong sollen den, der sie *erfahren* hat, ermuntern, diese Methode als Therapie zu verbreiten.

Qi Gong soll hier nicht als ausschließliche Alternative zu anderen medizinischen Behandlungsmethoden vorgestellt werden. Aber wir sollten uns dankbar des alten empirischen Wissens der chinesischen Ärzte bedienen. Denn damit können wir die Zusammenhänge im Lebensablauf auffinden, unser Wissen bereichern und eine auf diese Zusammenhänge abgestimmte Medizin betreiben. Die westliche Schulmedizin hat bisher außer acht gelassen, daß durch Qi und dessen Leitbahnen der Organismus des Menschen zu einer funktionierenden Einheit verbunden ist. Eine chinesische Weisheit besagt: «Ein Arzt, der über diese Zusammenhänge nichts weiß, ist wie jemand, der nachts ohne Laterne über die Straße geht.»

1. Das Wesentliche des Lebendigen

> Der Mensch muß stets über sich wachen, daß er die
> angeborene Güte nicht verliere. Er muß durch
> Atemkontrolle den Odem des Universums ein- und
> ausatmen.
>
> Mengzi (372–289 v. Chr.)

Erwin Rousselle schreibt: «Nach der Anschauung chinesischer Physiologie und Psychologie gibt es im Menschen drei Strömungen oder Flüsse. Die Keime Jing, den Odem Qi und den Genius Shen. Diese drei Flüsse sind nicht mit ihren körperlichen Äquivalenten identisch, aber wirken in ihnen und sind zugleich ihre psychologische Repräsentanz. Die Keime haben den Drang, sich nach außen zu wenden, selbständig schöpferisch zu wirken und die höheren Seelenkräfte in ihren Bann zu ziehen.»

Was bedeuten nun diese drei zentralen Begriffe? Nach Laozi ist *Qi* Materie, die man nicht sieht. Qi ist überall vorhanden und wirkt als Energieträger, dessen Auswirkungen spürbar, erfahrbar, wahrnehmbar sind. *Shen* wird oft mit «Geist» übersetzt. Angesichts dessen, was wir unter «Geist» verstehen, ist diese Übersetzung jedoch irreführend. Während *Jing* das äußere Potential der äußeren Form der Abläufe in der lebenden Feinstmaterie ist – wie der Auf- und Abbau von Proteinen zum Beispiel –, umfaßt Shen eine höhere Form von Energie, die das Jing zu seinen Funktionen befähigt. Inbegriffen sind alle Funktionen des Bewußtseins, aber auch das Unbewußte, welches alle Abläufe im Organismus steuert. Unser rationales Denken ist nur ein kleiner Teil des Shen, sozusagen die Spitze des Eisbergs.

Jedes Lebewesen – sei es Einzeller oder hochorganisierter Zellverband – hat ohne Jing, Qi und Shen kein Leben. Entschwindet eins von ihnen, dann ist der Organismus nicht mehr lebensfähig. Qi gibt dem Jing die Energie zu dessen Funktionen, zu seiner Vervielfältigung. Shen ist die «Seele» dieser Funktionen, die sich im Jing zeigen. Jeder dieser drei Lebensschätze hat seine eigene Aufgabe, aber zusammen sind sie eine untrennbare Einheit. Jing ist die Wohnung des Shen. Wird diese verletzt, so weichen Shen und Qi. Das Leben stirbt. Wird Qi in seiner Tätigkeit behindert, dann sterben Jing und Shen. Qi ist die Ursprungskraft, Lebenskraft. Es befähigt die lebende Materie, in der der Lebensbauplan enthalten ist, diesen auszuführen. Shen (Seele, Geist oder welches Analogon wir dafür benutzen wollen) steuert die Durchführung dieses Plans.

«Das Jing kommt vom Himmel. Es ist das Ursprungs-Jing. Es ist mit dem Ursprungs-Qi gekoppelt. Es ist des Lebens Quelle» – so heißt es in dem klassischen medizinischen Buch *Su Wen Shang Gu Tian Zhen Lun*. Mit modernen Begriffen könnten wir sagen, daß der Lebensbauplan im Ursprungs-Jing kodiert ist. Der Beginn des Menschenlebens, allen Lebens, ist eine Funktion der Materie, die Energie dazu liefert das Qi, die «innere» Leitung hat das Shen, das die Materie beseelt.

Im Laufe des Lebens vollziehen sich «zehntausend Wandlungen». Die Lebenssubstanz wird pausenlos verbraucht, aber auch pausenlos erneuert. Die verbrauchte Substanz muß abtransportiert und ausgeschieden werden, die Energie dazu liefert das Qi. Es geht also auch pausenlos Qi verloren, das aus der «Großen Natur» nachgefüllt werden muß.

Das Qi, von dem gesagt wurde, daß es überall vorhanden ist, wird mit den Atmungsorganen und auch mit der Haut aus der Luft sowie mit den Verdauungsorganen aus der Nahrung aufgenommen und immer wieder erneuert. Es gelangt einmal vermittels der Blutzirkulation zu den Zellen. Zum anderen wird Qi von seiner Trägersubstanz gelöst und zirkuliert als «Reines Qi» über seine Leitbahnen (Meridiane). Im Embryo, der noch keine Luft atmet und keine Speisen zu sich nimmt, sind nur zwei Leitwege in Tätigkeit, das Lenkergefäß (Dumai) und das Dienergefäß (Renmai) (Abb. 1 u. 2), die hier vorab angesprochen werden, weil von ihnen im Zusammenhang mit dem «embryonalen Kreislauf des Qi» in einer der Übungen die Rede sein wird.

Nach der Geburt erfüllt das Qi an jedem Ort und in jedem Organ des Organismus seine spezielle Aufgabe. Es liefert die Energie für den Aufbau, sichert den Abtransport von Unbrauchbarem. Sind Zufuhr oder Abtransport gestört, dann erkrankt das entsprechende Organ. Verursacht wird eine Störung in der Zufuhr oder im Abtransport des Qi durch verlegte oder veränderte Transportwege. Das neu aufgenommene Qi staut sich vor der Schadstelle im Meridian, es kann in die Umgebung ausstrahlen und Schaden anrichten; das an Abbauprodukte gebundene verbrauchte Qi macht das entsprechende Organ krank. Gesund sein und durchgängige Transportwege sind eins. Gesundwerden heißt: nicht-durchgängige Leitbahnen öffnen, frisches, mit hoher Energie «geladenes» Qi heranführen, altes verbrauchtes Qi abtransportieren und ausscheiden. Die beste Möglichkeit zum Gesundbleiben, aber auch zum Gesundwerden, ist das Üben von Qi Gong, möglichst in frischer Luft.

Das Reine Qi, das von seiner Trägersubstanz – dem Sauerstoff der Luft und der aufgenommenen Nahrung – abgelöste Qi, kreist unentwegt durch den Organismus und gelangt dorthin, wo es gebraucht wird. Den einzelnen Organen entsprechend hat das Qi spezifische Aufgaben und Besonderheiten. Diesem Organ entsprechend bezeichnet man das Qi in den weiblichen Urogenital-Organen als «Ursprungs-Yin-Qi», in den männlichen Urogenital-Organen als «Ursprungs-Yang-Qi», in der Leber als «Leber-Qi», im Herzen als «Herz-Qi» und so weiter. Das für den Abtransport von unbrauchbaren Stoffwechselresten die Energie liefernde Qi heißt «Kampf-Qi».

Die Wege, auf denen das Qi im Organismus kreist, sind die Leitbahnen oder Meridiane. Die Kraft, die das Qi auf diesen Meridianen bewegt, ist die Atmung.

2. Die Bewegung des Qi und seine Leitbahnen

Ein wichtiger, zur Qi-Theorie gehörender Bestandteil sind die Meridiane. Sie sind Forschungsgegenstand der Physiologie und haben zu tun mit dem Einfluß eines erkrankten Organs auf den ganzen Menschen.

Die Meridiane sind die Wege, auf denen sich das Qi bewegt. Sie verlaufen sowohl vertikal als auch horizontal und sowohl im Innern als auch dicht unter der Oberfläche des menschlichen Körpers. Sie sind durch vielfältige Verzweigungen miteinander verbunden. Das Qi bewegt sich in ihnen von oben nach unten und von unten nach oben, von innen nach außen und von außen nach innen, von links nach rechts und von rechts nach links. So gelangt das Qi bis in jede einzelne Zelle des Körpers. Bliebe vom Menschen nichts anderes übrig als seine Blutgefäße, dann bliebe noch die Form der Menschengestalt erhalten. Bliebe vom Menschen nichts anderes übrig als seine Nerven, dann bliebe noch die Form der Menschengestalt erhalten. Bliebe vom Menschen nichts anderes übrig als seine Meridiane, dann bliebe noch die Menschengestalt erhalten.

Während jedoch Nerven und Blutbahnen sichtbar sind, ist für die Meridiane kein anatomisches Substrat zu finden. Sie sind jedoch keine Fiktion. Schon in alter Zeit bemühte man sich, ihre Existenz zu beweisen. Keinesfalls sind sie identisch mit den Aktionsströmen in Nerven, Muskeln und Blutgefäßen. Haben sie zu tun mit dem aus der Biochemie bekannten Pulsieren des kolloidalen Verhaltens im Bindegewebe? Das würde übereinstimmen mit der Erfahrung, daß das Qi die Meridiane bei einer optimalen Entspannung von Muskeln, Gelenkkapseln und Sehnen optimal passieren kann. Denn bei ungenügender Entspannung verschlechtert sich der Bindegewebszustand. Das Qi wird in seinem Weg gehindert oder sogar gestoppt.

Meridiane kann man mit Tunneln und Kanälen vergleichen, die die Materie des Körpers durchziehen und so das Qi in alle Organzellen gelangen lassen. Im *Nei Jing* liest man: «Alles im Menschen wird durch die Meridiane zur Ganzheit verknüpft. Sie entscheiden über Leben und Tod. Sie halten Yin und Yang im Gleichgewicht. Sie besiegen die Krankheit, gleichen das ‹Leere› und das ‹Volle›, das Vorhandensein und das Nicht-Vorhandensein aus.»

Bleiben wir bei der Vermutung, daß die Leitbahnen mit dem phasisch wechselnden Kolloidzustand im Bindegewebe zu tun haben, dann bestätigt sich auch die moderne Ansicht: Der Mensch ist so alt wie sein Bindegewebe. Immerhin ist erwiesen, daß mit Qi-Gong-Übungen die Qualität des Bindegewebes verbessert wird und daß durch vermehrt aktiviertes Training nicht durchgängige Leitbahnen wieder durchgängig werden.

Wodurch kann ein Meridian die Durchgängigkeit für das Qi verlieren? Einmal durch mechanische Einwirkungen, wie Verletzungen und Operationen. Aber auch durch gestörtes seelisches Verhalten. Jedes Verhalten, ob gelöst oder verkrampft, spiegelt sich in der Haltung der Wirbelsäule wider. Verspannte Haltung geht mit Verspannungen im Bindegewebe, in Muskeln, Sehnen und Gelenkkapseln einher. Verspannungen bewirken wiederum Änderungen des kolloidalen Verhaltens. Wenn das gestörte Verhalten andauert und chronisch wird, hat das auch chronische Veränderungen im Bindegewebszustand zur Folge. Häufiger Ärger ist eine dieser Ursachen – «Aufregung schadet der Gesundheit».

Der Kleine Energiekreislauf

Die Meridiane sind also die Energiewege des Qi. Es kreist ständig auf ganz bestimmten Bahnen und in festgelegten Richtungen. Auf Abb. 1 und 2 sind zwei Meridiane schematisch abgebildet, der Renmai, das «Dienergefäß» und der Dumai, das «Lenkergefäß». Das Lenkergefäß nimmt seinen Ausgang im Perineum – zwischen Anus

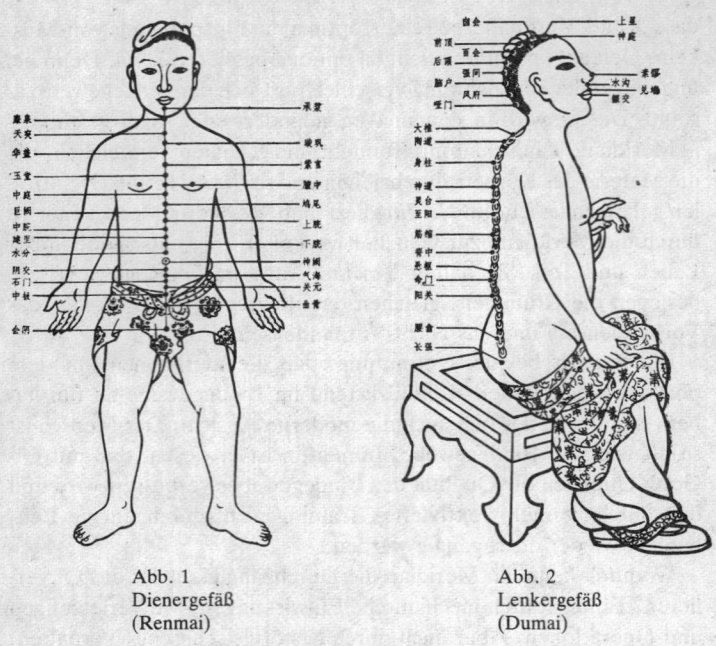

Abb. 1
Dienergefäß
(Renmai)

Abb. 2
Lenkergefäß
(Dumai)

und Hoden respektive Anus und Vagina – im Punkt Huiyin und verläuft genau über die Mittellinie des Rückens, des Nackens, des Kopfes, bis in die Oberlippe und Mitte des Gaumens. Das Dienergefäß beginnt ebenfalls am Punkt Huiyin, steigt über die Mittellinie des Bauches, der Brust, Hals, Kinn bis Unterlippe und Unterkiefermitte. Bei einigen Autoren wird der Verlauf noch weiter in Verzweigung nach rechts und links bis unter die Mitte der beiden Augenhöhlen angegeben (s. Han Qiu-sheng).

Vom Dienergefäß führt ein Weg durch die Bauchdecken in den Unterbauch, in das Dantian oder das «Zinnoberfeld» (s. S. 49). Auf diesen beiden Meridianen bewegt sich das Qi als Reines Qi, also ungebunden an organische Substanzen. Beim Ausatmen geht das Reine Qi von der Unterlippe abwärts in das Dantian. Beim Einatmen wird es vom Dantian quer durch den Unterbauch auf das Lenkergefäß geleitet, zieht es entlang aufwärts bis in die Oberlippe und hinter die oberen Schneidezähne. Diese Bewegung heißt der «Kleine Kreislauf des Reinen Qi» (s. Li Shao-po). In manchen daoistischen Meditationsübungen wird das Qi mittels der Imagination in umgekehrter Richtung über diese beiden Meridiane geschickt. Nach Li Shao-po verläuft der embryonale Kreislauf aber wie eben beschrieben.

Der Große Energiekreislauf

Der sogenannte Große Energiekreislauf vollzieht sich gleichzeitig mit dem Kleinen. Um ihn zu verstehen, müssen wir den Verlauf der zwölf Hauptmeridiane kennenlernen. Man unterscheidet zwölf senkrecht verlaufende Hauptmeridiane sowie weitere acht senkrecht verlaufende «Außergewöhnliche Gefäße», die die zwölf Hauptmeridiane wieder miteinander verbinden. Ihr Verlauf ist hauptsächlich an der Oberfläche des Körpers. Namen und Verlauf sind in allen Lehrbüchern über Akupunktur beschrieben. Trotzdem ist es unerläßlich, sie hier noch einmal aufzuführen, da sie bei manchen Qi-Gong-Übungen einzeln benutzt werden. Man sollte sich die Leitwege und die Bewegungsrichtung in ihnen einprägen.

Die zwölf Hauptmeridiane sind den zwölf Organen zugeordnet. Diese wiederum werden in zwei Gruppen unterteilt: sechs Organe als «Speicher» (Speicherorgane, Zang) und sechs Organe als «Bezirke» (Hohlorgane, Fu). Die Speicherorgane sind Yin-Organe, die Hohlorgane sind Yang-Organe und haben die Aufgabe eines Sammel- und Verteiler-Zentrums. Die sechs Speicher sind: Herz, Perikard, Lunge, Niere, Milz und Leber. Die sechs Hohlorgane sind: Dünndarm, Drei-Erwärmer, Dickdarm, Blase, Magen und Gallenblase. Der Drei-Erwärmer als Organ hat in der europäischen Anatomie keine Entsprechung. Die chinesische Medizin versteht darunter drei Abschnitte des Organismus. Der Erste Erwärmer umfaßt Hals und Brustraum mit den Lungen (Atmungsorgane). Der Zweite Erwärmer umfaßt den oberen Bauchraum und die Verdauungsorgane, der Dritte Erwärmer den unteren Bauchraum und die Ausscheidungsorgane.

Die Abbildungen 3 bis 5 zeigen die drei Yin-Meridiane, die vom oberen Brustkorb über die Beugeseite der Arme und Handflächen bis in die Nagelbettwurzeln verlaufen:

Abb. 3: Lungen-Meridian; er beginnt seitlich des Brustkorbes in der vorderen Achselhöhle, er endet an der Nagelwurzel des Daumens.

Abb. 4: Herz-Meridian; er beginnt auch vor der Achselhöhle und endet in der Nagelwurzel des kleinen Fingers.

Abb. 5: Perikard-Meridian; er beginnt seitlich der Brustwarze, geht im Bogen über die Achselhöhle, über die Mitte der Beugeseite des Armes, der Handfläche und endet am Nagelbett des Mittelfingers. Das Qi bewegt sich nur beim Ausatmen über diese Leitbahnen bis in die Fingerspitzen.

Die Abbildungen 6 bis 8 zeigen die am Arm verlaufenden Yang-Meridiane. Sie verlaufen alle von den Fingerspitzen bis zu den Sinnesorganen im Gesicht:

Abb. 6: Dickdarm-Meridian; er geht von der Nagelwurzel des Zeigefingers über die Streckseite von Zeigefinger, Hand, Arm. Dann zieht er über die Schulter, den Hals und endet rechts und links der Nase.

Abb. 7: Dünndarm-Meridian; er beginnt an der Nagelwurzel des kleinen Fingers, verläuft über die Streckseite von kleinem Finger, Hand, Arm, Schulter, Hals und endet in einem Punkt vor dem vorderen Ansatz des knorpeligen Teils des Ohrläppchens.

Abb. 8: Drei-Erwärmer-Meridian; er beginnt an der Nagelwurzel des 4. Fingers, verläuft ebenfalls über die Streckseite von Hand, Arm über Schulter und Hals, hinter dem Ohrmuschelansatz nach vorn und endet an einem Punkt seitlich der Augenbraue.

Das Qi bewegt sich auf diesen drei Meridianen beim Einatmen von den Fingerspitzen bis zu den Endpunkten im Gesicht.

Die Abbildungen 9 bis 11 zeigen die drei Fuß-Yang-Meridiane, die vom Gesicht bis in die Zehenspitzen verlaufen:

Abb. 9: Magen-Meridian; er beginnt in der Mitte des unteren Augenhöhlenrandes und zieht über Gesicht, Hals, Brust, Bauch, Streckseite des Oberschenkels, geht an der Außenseite des Knies entlang und endet in einem Punkt an der Nagelwurzel des 2. Zehs.

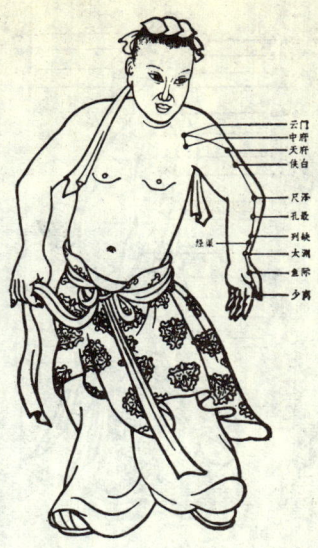

Abb. 3
Lungen-Meridian

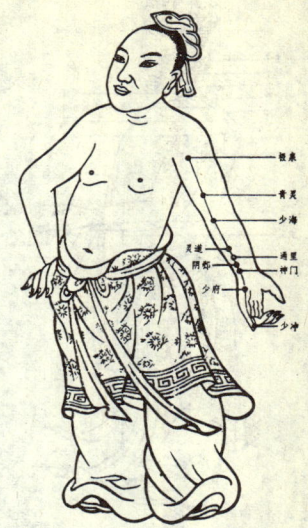

Abb. 4
Herz-Meridian

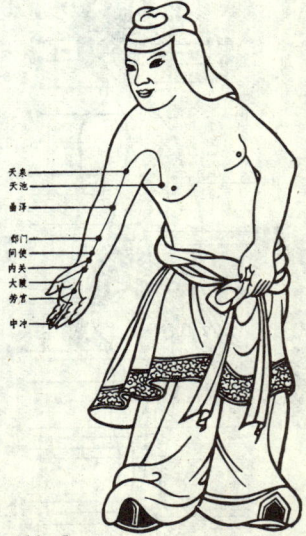

Abb. 5
Perikard-Meridian

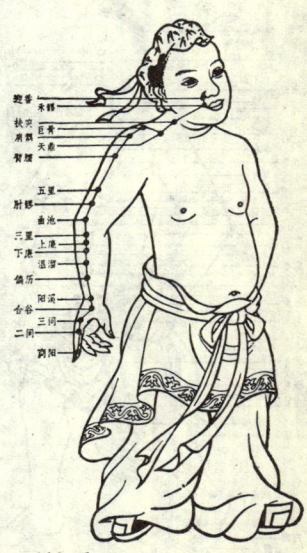

Abb. 6
Dickdarm-Meridian

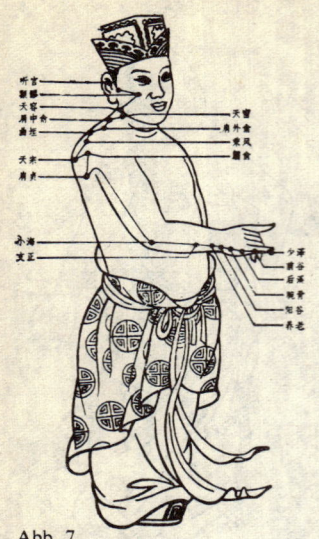

Abb. 7
Dünndarm-Meridian

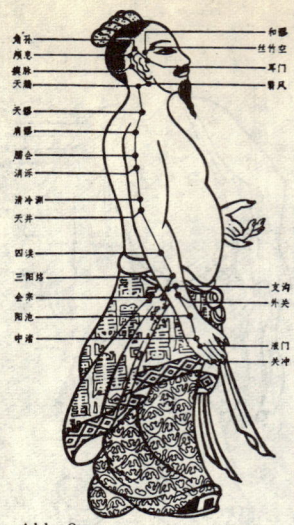

Abb. 8
Drei-Erwärmer-Meridian

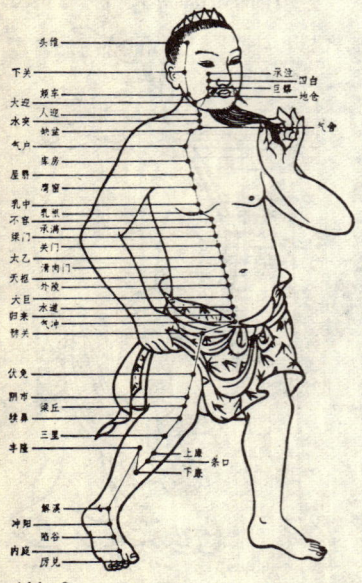

Abb. 9
Magen-Maridian

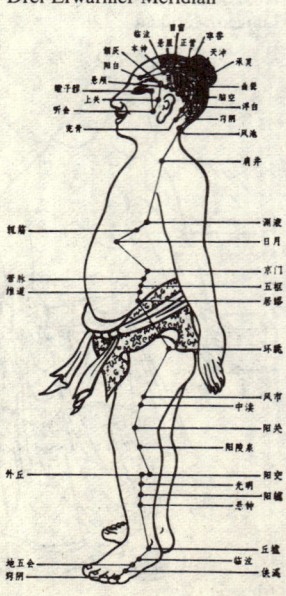

Abb. 10
Gallenblasen-Meridian

Abb. 10: Gallenblasen-Meridian; er beginnt an einem Punkt im äußeren Augenlidwinkel, zieht von da zum Ohr, das er in zwei Zacken rückwärts umfährt, über den seitlichen Hinterkopf bis in die Mitte der Stirn. Von da geht er in einem spitzen Winkel wieder rückwärts über den Nacken, auf den Schultern zum Schultergelenk, durch dieses hindurch, mit zwei spitzen Winkeln über den seitlichen Brustkorb, das seitliche Hüftgelenk und die Außenseite der Beine bis in die Nagelwurzel des 4. Zehs.

Abb. 11: Blasen-Meridian; er beginnt in einem Punkt am inneren Augenlidwinkel, geht von da über die Stirn und den Schädel bis zum Beginn des Nackens. Hier teilt er sich in zwei Äste. Der eine verläuft parallel nahe der Wirbelsäule, über den hinteren Oberschenkel bis in die Kniekehle. Der zweite Ast zieht schräg nach außen, verläuft dann parallel zum ersten Ast in den Rücken abwärts, außen um das Gesäß herum, schräg über den hinteren Oberschenkel und trifft sich in der Kniekehle mit dem ersten Ast. Ab hier geht er dann als nur ein Meridian seitlich des Unterschenkels bis zum äußeren Knöchel, umkreist diesen und endet im Nagelbett des kleinen Zehs.

Die Abbildungen 12 bis 14 zeigen die drei Fuß-Yin-Meridiane:

Abb. 12: Milz-Meridian; er beginnt an der medialen Seite der Nagelwurzel des großen Zehs, zieht sich über den inneren Fußrükken, Bein-Innenseite, seitlichen Bauch und Brustkorb und endet in einem Punkt in der Achsellinie in Höhe der 7. Rippe.

Abb. 13: Leber-Meridian; er beginnt an der lateralen Seite des Großzehnagels, verläuft wie der Milz-Meridian, kreuzt ihn dann am Unterschenkel und endet in einem Punkt unter der Brustwarze in Höhe der 6. Rippe.

Abb. 14: Nieren-Meridian; er beginnt im Punkt «Sprudelnde Quelle» unter der Fußsohle, zieht um die Innenseite des Knöchels, des Beins, über das Schambein, seitlich der Mittellinie des Bauches und der Brust bis in den Winkel, der von Brustbein, Schlüsselbein und erster Rippe gebildet wird. Am Schambein zweigt ein Ast ab in das kleine Becken und zum Dantian.

Das Qi bewegt sich auf diesen drei Meridianen beim Einatmen von den Füßen aufwärts bis in ihre Endpunkte am Brustkorb.

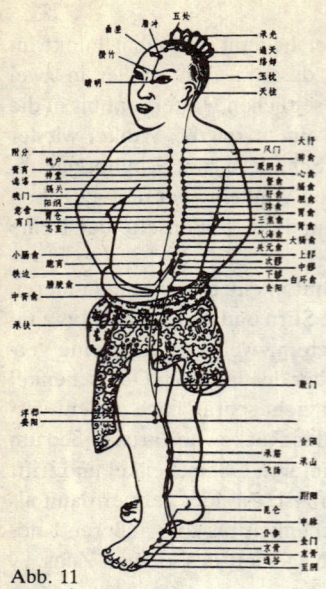

Abb. 11
Blasen-Meridian

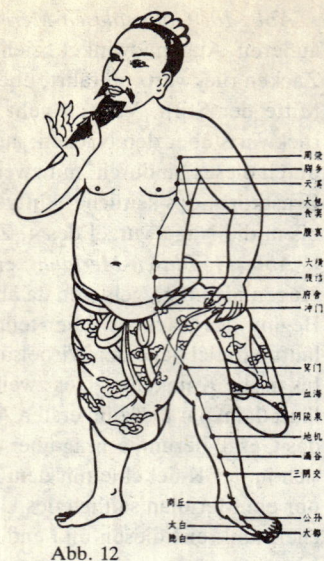

Abb. 12
Milz-Meridian

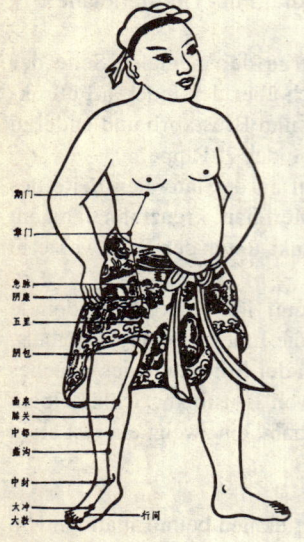

Abb. 13
Leber-Meridian

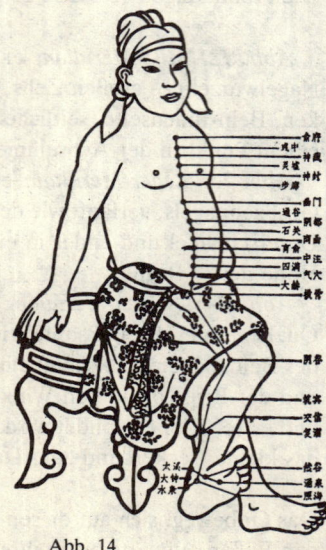

Abb. 14
Nieren-Meridian

Die Qi-Bewegung auf diesen zwölf Meridianen bezeichnet man als den Großen Energiekreislauf. Beim Einatmen bewegt sich also das Qi über die Fuß-Yin-Meridiane vom Fuß aufwärts zur Achsel und über die Hand-Yang-Meridiane von den Fingerspitzen aufwärts bis in ihre Endpunkte im Gesicht. Beim Ausatmen: Über die Hand-Yin-Meridiane bewegt sich das Qi vom Brustkorb abwärts in die Fingerspitzen und über die Fuß-Yang-Meridiane, von den Ausgangspunkten im Gesicht abwärts in die Zehen. Die beim Kleinen Energiekreislauf schon beschriebenen beiden mittleren Meridiane, das Lenkergefäß und das Dienergefäß, die vor der Geburt als einzige das fetale Qi leiten, spielen auch nach der Geburt eine wichtige Rolle. Mit dem Dienergefäß haben alle Yin-Meridiane Verbindung, und zum Lenkergefäß haben alle Yang-Meridiane Zufluß.

Die Kenntnis des Verlaufs der zwölf Yin-Yang-Meridiane ist sehr nützlich. Hat man eine gewisse Fertigkeit im Qi Gong erreicht, kann man willentlich das Qi über alle oder spezielle einzelne Meridiane leiten. Die Richtung, in der sich das Qi bewegt, zu kennen, ist unerläßlich. Yang-Meridiane beginnen oder enden alle an einem Sinnesorgan. Bei Erkrankungen an Auge, Ohr oder der Nase ist die Kenntnis dieser Punkte für die Behandlung sehr wichtig.

Der Vollständigkeit halber seien noch die «Acht Außergewöhnlichen Gefäße» aufgezählt, die im Unterschied zu den zwölf Meridianen den Gattungsnamen Mai, «Gefäße», tragen. Zwei davon, Renmai und Dumai, sind uns schon bekannt. Die übrigen sechs Gefäße heißen: Chongmai, Daimai, Yinweimai, Yangweimai, Yingqiaomai und Yangxianmai.

Außer den zwanzig vertikal verlaufenden Leitbahnen gibt es noch fünfzehn Querverbindungen herstellende Netzgefäße (Luo). Durch Verbindungen und Verzweigungen ist der Körper von den Energiewegen also wie von einem feinsten Netz durchzogen. Allein 669 Akupunkturpunkte liegen auf der Körperoberfläche an den wichtigsten Verbindungsstellen der Meridiane miteinander. Mittels der Akupunktur stellt man die Weichen auf den Energiewegen so, daß man das Qi von Organen abzieht, welche es vermehrt besitzen, und es zu Organen leitet, die einen Mangel an Qi haben. Das Erlernen dieser Kunst bedarf natürlich längerer Zeit der Anleitung, Übung und Erfahrung.

3. Das Qi und die Tageszeit

Die Tageszeit wurde im alten China mit einer Wasseruhr gemessen. Sie bestand aus zwölf Becken, die diagonal untereinander standen. Alle zwei Stunden lief ein Becken voll und floß dann über in das nächste, darunterstehende Becken. Die Einheiten von zwei Stunden waren natürlich nicht mit unseren arabischen Ziffern benannt, sondern mit den zwölf Zeichen der «Zwölf irdischen Äste». Es war damals bereits bekannt, daß das Qi in jedem zweistündigen Zeitabschnitt eine besondere Funktion hat. Obwohl das Qi sich pausenlos bewegt, ist die Intensität der Bewegung in jedem Zeitabschnitt von Organ zu Organ verschieden. So bewegt sich das Qi besonders stark:

in der Yin-Zeit	3– 5 Uhr auf dem *Lungen*-Meridian
in der Mao-Zeit	5–7 Uhr auf dem *Dickdarm*-Meridian
in der Chen-Zeit	7– 9 Uhr auf dem *Magen*-Meridian
in der Si-Zeit	9–11 Uhr auf dem *Milz*-Meridian
in der Wu-Zeit	11–13 Uhr auf dem *Herz*-Meridian
in der Wei-Zeit	13–15 Uhr auf dem *Dünndarm*-Meridian
in der Shen-Zeit	15–17 Uhr auf dem *Blasen*-Meridian
in der Yu-Zeit	17–19 Uhr auf dem *Nieren*-Meridian
in der Xu-Zeit	19–21 Uhr auf dem *Zirkulations*-Meridian
in der Hai-Zeit	21–23 Uhr auf dem *Drei-Erwärmer*-Meridian
in der Zi-Zeit	23– 1 Uhr auf dem *Gallenblasen*-Meridian
in der Chou-Zeit	1– 3 Uhr auf dem *Leber*-Meridian

Auch mit dem Tag-Nacht-Wechsel hängt das Wirken des Qi zusammen. Wer die nächtliche Restaurationsphase nicht als solche benutzt, bringt sich Unbehagen und seinem Körper Schaden. Bettlägerige Patienten, die sich gut beobachten, können oft sagen, um welche Uhrzeit dieses oder jenes Symptom aufgetreten ist oder zu welcher Tageszeit die Beschwerden zu- oder abnehmen. Das ist für den Arzt ein wichtiger diagnostischer Hinweis. Auch entsprechende Akupunkturpunkte sind zu bestimmten Tageszeiten besonders wirksam durch die Nadel zu beeinflussen. Diese alte chinesische Weisheit erregt neuerdings auch bei westlichen Wissenschaftlern großes Interesse. Die Forschung ist heute so weit, behaupten zu können, im Inneren der Lebewesen gebe es eine «biologische Uhr».

4. Qi und die Atmung

Die Atembewegung wirkt wie ein Motor auf den Qi-Kreislauf. Wie wir gesehen haben, zirkuliert das Qi bei jedem Atemzug über die Meridiane im ganzen Organismus. Die Atmung beim Qi Gong umfaßt aber mehr als das, was in der Physiologie unter Atmung verstanden wird.

Aus der Physiologie wissen wir, daß beim Atmen Brustkorb und Bauchdecke bewegt werden, und zwar mit Hilfe von quergestreiften Muskeln. Quergestreifte Muskulatur ist mit Willen und Bewußtsein zu spannen oder zu entspannen. Wir können also unsere Atmung mit unserem Bewußtsein beeinflussen. Den Hauptanteil an der Atmung hat das Zwerchfell, jene zwischen Brust- und Bauchraum quergelagerte große Muskelplatte. Mit der Atembewegung nimmt man Sauerstoff in den Lungenraum auf; beim Ausatmen scheidet man Kohlendioxyd aus. Beim Einatmen spannt sich das Zwerchfell und tritt dadurch tiefer, der Brustkorb erweitert sich, die Lungen dehnen sich aus. Gleichzeitig entspannen sich die Bauchmuskeln, die Bauchdecken heben sich. Der Bauchraum, der durch das Tiefersenken des Zwerchfells verkleinert würde, weicht aus und behält sein Volumen. Die Bauchorgane treten tiefer. Beim Ausatmen senken sich die Rippen, das Zwerchfell entspannt sich und tritt hoch, der Brustraum verkleinert sich, die Lungen verlieren an Volumen und die auszuatmende Luft kann ausströmen. Die Bauchdecken senken sich leicht gespannt. Die Bauchorgane verlagern sich wieder nach oben.

Bei nachlässiger Atmung wird das Zwerchfell nicht genügend gespannt und entspannt, und damit fangen alle unsere Zivilisationskrankheiten an. Bei sitzender Tätigkeit benutzen wir es nicht ausgiebig. Bei Schmerz verkrampfen wir es – denn es verkrampft sich nicht automatisch. Bei Streß und Zeitdruck atmen wir nicht genügend ein und erst recht nicht genügend aus. Dadurch kommt auch das vegetative Nervensystem aus dem Gleichgewicht, denn durch das Einatmen wird der Sympathikus stimuliert, beim Ausatmen der Parasympathikus. Bei seelischen Spannungen atmet man nicht tief genug aus. Dadurch kann der zweite Zügel des vegetativen Nervensystems, der Parasympathikus, nicht ausreichend angeregt werden. Auch bei Schmerzen wird das Zwerchfell verkrampft. Wer bei Krämpfen im Bauchraum sein Zwerchfell maximal spannt und entspannt, wird seine Schmerzen schwinden fühlen. Alle übermäßigen seelischen Erregungen können durch tiefes Zwerchfellatmen auf ein die Gesundheit nicht störendes Maß reduziert werden.

Auch eine verspannte Wirbelsäule läßt tiefes Zwerchfellatmen nicht zu. Durch Hetzen sowie durch Schreibtischtätigkeit atmen wir flach, das Zwerchfell bewegt sich minimal. Die Atemluft gelangt nicht in alle Lungengeschosse, die auszuatmende Luft wird nicht vollständig ausgeschieden. So kommt es, daß wir eine natürliche Tätigkeit unseres Organismus in «Atemschulen» neu lernen müssen. Es ist erstaunlich, wieviele Krankheiten durch Wiedererlernen des «richtigen» Atmens zu beseitigen sind.

Das Atmen bei den Qi-Gong-Übungen ist mehr als Aufnahme Qi-geladener atmosphärischer Luft in die Lungen, mehr als Abgabe gasförmiger Stoffwechselendprodukte aus den Lungen. Durch langsames, entspanntes Atmen bis tief in den Unterbauch begleitet und geleitet man das Qi mit seiner Vorstellungskraft über alle Meridiane durch den ganzen Körper. Die gesamte Aufmerksamkeit wird von der Umgebung abgezogen und nur auf die Atmung gerichtet, und damit, mit dieser meditativen Geisteshaltung, wird auch die innere Zellatmung beeinflußt. Das «Dabeisein» beim Atmen beschränkt sich nicht auf die körperliche Tätigkeit der Atemmuskeln, sondern vollzieht sich mit der vereinten Dreiheit des Organismus, mit Jing, Qi und Shen. Bei jeder Qi-Gong-Übung ist die Aufmerksamkeit nur auf den Atem und mit diesem auf das Leiten des Qi gerichtet. Das ist der meditative Aspekt beim Qi Gong. Bei dieser Art der

Meditation ist der Geist hellwach, und alle nicht mit der Atmung befaßten Teile der Gehirnrinde gelangen zur Ruhe und können ihre Fähigkeit dazu nutzen, die körperliche Widerstandskraft zu stärken. Aus neuesten Untersuchungen weiß man, daß es mittels Meditation gelingen kann, die gesamte Immunitätslage des Organismus umzustellen. So ist es zu verstehen, daß bei Qi-Gong-Übungen das meditative Atmen unabdingbar ist.

Aus daoistischen und buddhistischen Klöstern sind vielerlei Atempraktiken bekannt. Sie dienten immer dazu, das Qi in bestimmter Weise zu bewegen oder zu konzentrieren. Das Weiche Qi Gong, mi mit dem wir es hier – besonders in der Therapie – zu tun haben, bedient sich dieser Methoden. Und zwar: 1. natürliches Atmen, 2. reguliertes Atmen, 3. Qi-Atmen und 4. Wind-Atmen. Dazu kommt noch das Atmen mit Stimmeinsatz.

Im Durchschnitt atmet der Mensch in der Minute sechzehn- bis achtzehnmal. Bei den Qi-Gong-Übungen atmet man höchstens zehnmal, bei einigen nur sechsmal pro Minute. Bei der Übung «Bewegung des Reinen Qi auf Lenkergefäß und Dienergefäß gelingt es mit einigem Training ohne Mühe, nur dreimal in der Minute zu atmen. Bei dieser Übung ist der Grundumsatz so weit herabgesetzt, daß man mit einer relativ geringen Sauerstoffmenge auskommt. Das Qi jedoch zirkuliert üppig an Quantität, Qualität und Intensität und rekreiert sich immer wieder neu im Dantian.

Natürliches Atmen

Die Atmung beim «natürlichen Atmen» ist rund, weich, langsam und tief. Rund, das heißt, sie kommt und geht wie Tag und Nacht. Der Übergang vom Einatmen zum Ausatmen ist unmerklich, nie abrupt. Schon kurz vor Beendigung des Einatmens bereitet man sich auf den langsamen Beginn des Ausatmens vor, dies schwillt an und nimmt wieder ab, es geht unmerklich in erneutes Einatmen über. Man atmet ohne Kraftanstrengung der Atemmuskulatur und nie bis zu den Grenzen der Lungenkapazität.

Ein- und ausgeatmet wird durch die Nase. Bei manchen Übungen (wie zum Beispiel die «Achtzehnfache Methode der Übung», s. S. 197) sind gerade beim Ausatmen manche Muskelpartien angespannt; man bemühe sich trotzdem, die Atembewegung bis in den tiefen Bauch gehen zu lassen. Um so mehr benutze man die Pause zwischen zwei Übungen, optimal entspannt und rund zu atmen. Durch diese Art der Atmung wird auch ein überreiztes vegetatives Nervensystem wieder ins Gleichgewicht gebracht.

Das regulierte Atmen (Tiaoxi)

Bei dieser Atemart zieht man beim Einatmen die Bauchdecken ein, wobei die Bauchmuskulatur sich spannt. Durch das sich spannende und tiefertretende Zwerchfell wird der Bauchraum weiter eingeengt, die Bauchorgane stehen etwas unter Druck und das venöse Blut wird «herausgedrückt». Aber auch das Qi hat wenig Raum und wird aus dem Dantian ausgetrieben in die Organmeridiane im Inneren und an der Peripherie. Der Brustraum hat dabei dieselbe Ausdehnung wie beim natürlichen Zwerchfellatmen. Beim Ausatmen entspannen und heben sich die Bauchdecken. Der Bauchraum wird optimal erweitert. Es kann viel Qi ins Dantian einströmen. Die Atembewegung läuft wie eine große Welle über die Bauchdecken.
  Diese Form des Atmens wird dann angewendet, wenn es darum geht, das Reine Qi bewußt in alle oder bestimmte Meridiane zu leiten und sehr viel Qi ins Dantian zu bringen. Das ist die «Tuna-Methode», mit der das Qi «ernährt» und gepflegt wird. In der Karzinombehandlung wird diese Übung als «Aufrüstungsmethode» benützt, gleichfalls in den «Fünf-Tiere-Übungen» und der Übung «Das Reine Qi auf dem Kleinen Kreislauf bewegen». Bei den genannten Übungen geht es hauptsächlich um die «Pflege» des Qi. Es soll bei jeder Zirkulation ins Dantian gelangen und hier neu «aufgeladen» werden, um mit um so größerer Kraft und Macht dem Organismus zur Verfügung zu stehen.
  Die höchste Steigerung des regulierten Atmens ist das Gähnen. Das Zwerchfell spannt sich wie bei sonst keiner Atemtätigkeit, die Bauchdecken sind aufs äußerste eingezogen, die Lungen erweitern sich maximal. Alle Kopf-, Gesichts-, Hals- und Nackenmuskeln sind gespannt, ebenso der Rachenring. Darauf folgt eine wohlige Entspannung im ganzen Körper. Durch diese ungewöhnlich starke

Muskelanspannung werden im ganzen Kopf- und Nackenbereich sonst unzugängliche Akupunkturpunkte massiert. Man sollte sich diesem Reflex jederzeit mit Hingabe überlassen.

Qi-Atmen

Qi-Atmen heißt, durch die Nase ein- und durch den Mund ausatmen. Beim Einatmen liegt die Zunge hinter den oberen Schneidezähnen. Die Meridiane Lenker- und Dienergefäß sind dadurch verbunden. Beim Ausatmen liegt die Zungenspitze hinter den unteren Schneidezähnen und die Verbindung ist unterbrochen. Das an auszuscheidende Produkte gebundene Qi kann in optimaler Menge den Organismus durch den Mund verlassen. Diese Art wird von Guo Lin in Eröffnungs-, Abschluß- und Hilfsübungen vorgeschlagen. Das Qi-Atmen wird jeweils bei den entsprechenden Übungen besonders beschrieben.

Das Windatmen

Das Windatmen wurde von Guo Lin in die Krebsbehandlung eingeführt. Man atmet ein-, zwei- oder dreimal hintereinander durch die Nase ein und langsam, mit tiefer Absenkung der Bauchdecken, wieder aus. Diese Art zu atmen ist eine gemäßigte Form des regulierten Atmens und wird im Kapitel über Krebsbehandlung genau beschrieben.

Atmen mit Stimmeinsatz

Übungen mit Stimmeinsatz sind vor allem Vokalübungen, durch die bestimmte Bezirke des Zwerchfells in Schwingungen geraten. Die dem Zwerchfell anliegenden großen Organe, wie Herz, Milz, Lungen, Leber, Magen, Nieren und auch der Solarplexus, geraten durch Singen der entsprechenden Vokale in Vibrationen. Die durch das Zwerchfell ziehenden Meridiane werden vermehrt von Qi durchflossen. Aber auch jeden beliebigen Körperteil kann man mit Singen von Vokalen und/oder Konsonanten zum Mitschwingen anregen. Selbst mit der Imagination kann man durch gedachte Töne einzelne Organe zum Schwingen bringen. Eine merkwürdige Erfahrung ist, daß ein gedachtes Singen von «OMMM» das rechte Mittelohr zum Schwingen bringt, nicht aber das linke. Diese Vokalübungen sind von nicht zu unterschätzendem Wert für die Gesunderhaltung und Gesundung der entsprechenden Organe; sie führen zu einer Harmonisierung von Yin und Yang.

Es gibt einige Übungen, die nicht direkt zum harten Qi Gong zu zählen sind, bei denen der Atem mit heftigem Schnauben durch die Nase ausgestoßen wird (s. Jingang Qi Gong, Demantene Atemübungen). Dabei werden im Nasen-Rachenraum befindliche Akupunkturpunkte, die der Nadel nicht zugänglich sind, massiert. Außerdem wird die beim Ausstoßen eingesetzte Bauchpresse von einer um so größeren Entspannung von Zwerchfell und Bauchdecken sowie der Lendenmuskulatur abgelöst.

Jeder Mensch sollte auch bei der täglichen Arbeit seine Art zu atmen beobachten, Spannungen beim Atmen kennenlernen und abstellen. Das ist der erste Schritt zu dem Ziel, sich von seinen Emotionen nicht forttragen zu lassen, Ängste und damit zusammenhängende Verklemmungen zu vermindern und schließlich zu verlieren. Man schont damit seine Organe, denn «allzu große Freude schadet dem Herzen, zu große Angst den Nieren, Kummer der Lunge, Sehnsuchtsgedanken verletzen die Milz, Ärger schadet der Leber», heißt es schon im *Huang Di Nei Jing*.

Schwierigkeiten, die beim Atmen auftreten können

Die charakteristischen Merkmale des «natürlichen Atmens», also rund, weich, langsam, tief, regelmäßig, sind natürlich relativ. Die Atemmuskulatur darf nie mit Kraft oder gar Gewalt eingesetzt werden. Besonders bei Herz- und Lungenkranken werden sich anfangs Schwierigkeiten mit der «langsamen» und «tiefen» Atmung ergeben. Jeder fange zunächst mit *seinem* Atmen an und entwickle daraus allmählich tiefes Bauchatmen. Man darf sich bei den Übungen nie unbehaglich fühlen. Der Kranke, der an Asthma und Lungenblähung leidet, kann sich selbst Hilfestellung geben, indem er beide

Handflächen auf die Brustkorbseiten legt und beim Ausatmen den Brustkorb mit den Händen zusammendrückt, ohne die Bauchdekken anzuspannen. Dadurch wird ein Teil der verbliebenen Restluft hinausbefördert, das Bindegewebe in den Lungen kann sich erholen und wird mit der Zeit wieder elastisch.

Das Ausatmen in gewissen Grenzen zu verlängern, hat Vorteile für Hochdruckkranke, Patienten mit Lungenblähung und auch für Menschen mit nervöser Erschöpfung – jedoch nur dann, wenn das Ausatmen ohne jegliche Kraftanstrengung der Atemmuskulatur vor sich geht. Wird diese angespannt, so wird der Brustkorb mit Anstrengung «ausgepreßt»; es entsteht Kopfdruck bis zum Kopfschmerz. Was im besonderen für den Kranken gilt, gilt auch für den Gesunden: Nie mit Ungeduld üben; nie das aus der Theorie Bekannte erzwingen wollen! Manche Anfänger klagen über Herzklopfen und Spannungsgefühl im Brustkorb. Der Grund ist immer ein zu tiefes Ein- und zu gepreßtes Ausatmen. Man sollte deshalb immer wieder zum natürlichen Atmen zurückkehren und langsam das tiefe Atmen aufbauen.

5. Qi und das Dantian

In der chinesischen Theorie wird das Dantian als Zentrale und Regenerationsort für das Qi angesehen. *Dantian* kann man übersetzen mit «Zinnoberfeld». *Dan* bedeutet Zinnober als Substanz. In alten Zeiten haben Kaiser, hohe Beamte und Ärzte in China Medizinen benutzt, welche Zinnober enthielten und denen man nachsagte, daß sie das Leben verlängern könnten. Die Arznei war in runde, mit Wachs überzogene Form gepreßt. Jede kugelförmige Arznei heißt bei den Chinesen heute noch Dan. Dan heißt in der medizinischen Sprache auch «das Beste, Vorzüglichste, der Kern der Arznei». Die Kaiser verlangten von ihren Beamten, Ärzten und von den heilkundigen Mönchen das beste «Dan», um ewig zu leben und zu Göttern zu werden. Seinen Ruhm als «wunderwirksam» hat der Zinnober bis heute nicht verloren.

Tian bedeutet Feld oder Lager. Das Wort ist aber auch aus der Mythologie bekannt; dort heißt es: «Hinter den schneebedeckten Bergen im Westen ist ein ‹Tian›, zu dem die Menschen nicht gelangen. Es ist das Reich der Götter – das Reich des Glücks.» *Dan* und *Tian* zusammen bedeuten den besten Ort im menschlichen Körper. In der überlieferten biologischen Lehre wird vom Dantian als von etwas Geheimnisvollem gesprochen. In der Lehre von der Kampfkunst (Wu Shu) heißt es: «Wenn dein Ursprungs-Qi ordnungsgemäß mit dem Qi der Großen Natur vermischt ist, wenn es sich im Dantian immer wieder auffrisch, kann kein Feind unter dem Himmel dir etwas anhaben.» Auch in der Gesangskunst und den bewunderungswürdigen akrobatischen Leistungen in der Peking-Oper spielt das Dantian eine große Rolle.

Es gab zu jeder Zeit Wissende, welche das Geheimnis des Dantian nicht preisgeben wollten. Daher findet man auch viele verschiedene Angaben über seine Lokalisierung. Heute lehrt man, es gebe drei Orte: das obere, das mittlere und das untere Dantian. Das obere fällt mit dem «Baihui» zusammen (s. Abb. 20). Baihui, was soviel wie 100 Versammlungen oder 100 Treffen heißt, ist der höchstgelegene Punkt des menschlichen Körpers. Er liegt auf dem Lenkergefäß, dort, wo eine vom Ohr senkrecht aufsteigende imaginäre Linie das Lenkergefäß schneidet. Das mittlere Dantian liegt drei bis vier Fingerbreit unterhalb des Nabels, im Abstand von fünf Zentimetern von den Bauchdecken im Bauchinnern. Das untere Dantian liegt zwischen Blase und Enddarm. Das Dantian, mit welchem wir es in den Übungen zu tun haben, ist das mittlere Dantian.

Richtiges, stetiges Üben macht es möglich, das Qi aus allen Yin-Meridianen in das Dienergefäß und von dort in das Dantian fließen zu lassen. So wie die Flüsse ins Meer, so fließt das Qi ins Dantian. Der entsprechende Akupunkturpunkt heißt Qihai (Abb. 34), «Meer des Qi»; er liegt auf dem Dienergefäß. Beim Übergang vom Dantian zum Lenkergefäß fließt das Qi über die Nieren-Herz-Verbindung und steigt zum Teil schon hier aufwärts (Ausgleich zwischen Wasser und Feuer). Vom Nierenmeridian hat es das Lenkergefäß mit einem Sprung – wie über eine Schwelle – zu erreichen. Zu diesem Sprung braucht es einen Anstoß. Er ist gedanklicher Natur und ein wichtiges Glied in der Kette der Übungen. Die chinesische Medizin lehrt, daß die Energie im Dantian durch das Ursprungs-Yang-Qi und das Ursprungs-Yin-Qi immer wieder herangeführt wird.

6. Das Qi und «Bewegung und Ruhe»

Bewegung und Ruhe sind im Kosmos eins. Bewegung ist relativ zur Ruhe, Ruhe ist relativ zur Bewegung. Im chinesischen Denken gibt es keinen Dualismus. Aus der Naturbetrachtung haben die chinesischen Philosophen gelernt, daß es nichts Absolutes gibt, daß alles relativ ist. Das Qi hat Ruheleistung und Bewegungsleistung. Von der Ruheleistung des Qi spricht man bei vollkommener körperlicher Ruhe. Bei entspannter Unbewegtheit des Körpers geschieht in seinem Inneren sehr viel. Bei den (im Übungsteil beschriebenen) Meditationsübungen «in körperlicher Ruhe» nimmt das Großhirn im besonderen seine Kontrolltätigkeit über die «innere Landschaft» auf. (Damit meint die chinesische Theorie dessen Abwehrtätigkeit gegen Krankheiten.)

Beim Qi Gong «mit körperlicher Bewegung» herrscht relative Ruhe des Geistes. Bei den vorgeschriebenen Bewegungen müssen nämlich alle Gedanken, die nicht auf die Bewegung des Qi auf seinen Leitbahnen gerichtet sind, ausgeschaltet werden. Das Gehirn gelangt so auch bei körperlicher Bewegung zur Ruhe und richtet alle Aktivitäten auf seine lebensschützende Funktion. Bei der Meditation – ob in körperlicher Ruhe oder mit körperlicher Bewegung – nennt man dies das «Eintreten in die innere Ruhe». Die Körperbewegungen richtig auszuführen, ist zwar nicht schwer, jedoch Atmen im Einklang mit der Bewegung erfordert Übung.

Voraussetzung für jede Meditation ist zunächst eine ruhige Umgebung. «In die innere Ruhe eintreten» ist – besonders für den

Menschen in einer Industriegesellschaft – schwer zu lernen. «Gedanken sind wie tausend Knoten und zehntausend Fäden», sagt eine alte chinesische Spruchweisheit. Sie sind zu sprunghaft, unversehens laufen sie einem davon. Erst nach längerem Üben wird es gelingen, seine Aufmerksamkeit ganz auf das Qi, auf den Ort, an dem es sich gerade befindet oder auf das Dantian zu richten. Im Übungsteil sind einige altbewährte Hilfsübungen angegeben. Durch sie lernt man, sich nur mit einer Vorstellung, mit einem einzigen Gegenstand zu befassen. Vor jeder Qi-Gong-Übung wird ein «Ruhe-Gong» empfohlen (Beschreibung ebenfalls im Übungsteil). Durch diesen werden allzu stark mit Emotionen befrachtete individuelle Probleme «entschärft». Diese können dann die Übung nicht mehr stören.

Die Feststellung, daß «das Eintreten in die innere Ruhe» ein schwieriger Schritt ist, sollte uns nicht entmutigen. Es lohnt sich, sich darum zu bemühen, denn das vollkommene Entspannen des ganzen Körpers ist nicht nur unabdinglich für den ungehinderten Qi-Fluß, es hilft auch, die Großhirnrinde zu entspannen. Selbst die Aufmerksamkeit auf nur einen Gegenstand ist dann nicht mehr ge-spannt, sondern ent-spannt. Man erlangt Gelassenheit. Und diese begleitet uns auch nach der Übung in den Alltag. Zu starke Emotionen, die – wie wir wissen – krank machen können, treten nicht mehr auf.

Das Wissen vom Qi ist nicht aus den Erfahrungen nur einer Epoche entstanden; zu den alten sind immer wieder neue hinzugekommen. Daher findet man in der Literatur auch nicht immer einheitliche Auslegungen. Eine allen Epochen gemeinsame Erfahrung ist jedoch, daß das Qi bei seinem geleiteten Fließen durch den Körper biologische Veränderungen hervorrufen kann. Und allen gemeinsam ist auch die Auffassung, daß Krankheiten entstehen, wenn der Geist nicht wachsam ist.

Mit diesem kurzen Einblick in einen Teil der chinesischen medizinischen Wissenschaft können die folgenden Übungen mit Inhalt gefüllt werden. Durch diesen Inhalt unterscheiden sich die Körperbewegungen von reiner Gymnastik. Die Bewegungen beim Qi Gong, sind sie einmal vertraut, geschehen wie von selbst. Durch wechselndes Spannen und Entspannen der benutzten Muskeln und Gelenke kräftigen sie den Qi-Fluß. Ein gekräftigtes Qi wiederum erschließt verschüttete Leitbahnen (Meridiane). Der Fluß wird vom «Geist», vom Shen, bestimmt. Das Qi fließt auch in die «Wohnung des Shen», in das Gehirn. Man kann also sagen: So wie das Shen Einfluß auf das Qi nimmt, so wirkt auch das Qi im Gehirn auf das Shen. Beide manifestieren ihre Funktion im Jing. Die große Drei-Einheit des Organismus besteht in einer ständigen Wechselwirkung von Shen, Qi und Jing.

Dem im Abendland in mechanistischen Kategorien denkenden Menschen mag dieser Zusammenhang nicht einsehbar erscheinen. Er wird nach Beweisen verlangen, die nach der hier geübten wissenschaftlichen Methode zu erbringen sind. Vielleicht wird dies bald möglich sein. In Forschungsinstituten in China, den USA und anderen Ländern sind bereits entsprechende Untersuchungen im Gange.

Mit der Epoche der Aufklärung wurde in Europa der Grundstein zur westlichen Wissenschaft und Technologie gelegt. Diese befindet sich zur Zeit auf einem Siegeszug durch alle Länder der Erde, auch durch China. Bei uns im Westen hingegen wächst heute die Einsicht, daß der Mensch für die einengende wissenschaftliche Betrachtungsweise und die Ausuferung der Technologie einen viel zu hohen Preis bezahlen muß. Sich die Erde untertan machen – heißt das nicht, außer acht zu lassen, daß der Mensch selbst Natur, ein Teil dieser Erde ist? In unserer industrialisierten Welt wächst das Wissen um diesen Verlust, reift der Wunsch, das Verlorene wiederzugewinnen. Wir hören von der alten chinesischen Weisheit. Wir möchten sie kennenlernen, verstehen und in unser Leben einbeziehen. Ein Weg dahin ist das Wissen vom Qi und dessen Anwendungen mittels Qi Gong.

Voraussetzungen und Vorbedingungen für erfolgreiches Qi Gong

Die bisher beschriebene Theorie zu kennen und zu verstehen, ist für den Übenden nicht unbedingt notwendig. Die im folgenden beschriebenen Voraussetzungen für die Durchführung der Übungen sind jedoch unbedingt zu beherzigen. In diesem Übungsteil ist eine Auswahl von überlieferten und neu geschaffenen Qi-Gong-Übungen zusammengestellt. Sie sind in drei große Gruppen eingeteilt:

1. Qi Gong in völliger körperlicher Ruhe.
2. Übungen mit Bewegung (im Stehen).
3. Übungen mit körperlicher Fortbewegung (im Gehen).

Manche Übungen werden in der vereinfachten Form dargestellt, in der sie heute in chinesischen Kliniken angewandt werden. Diese Kliniken werden von Ärzten geleitet, die an westlichen Heilmethoden orientiert sind. Die Erfolge der Qi-Gong-Therapie – besonders bei chronischen Krankheiten und Krebserkrankungen – sind im Vergleich zu denen der herkömmlichen Behandlungsweise erstaunlich.

Es gibt Übungen, die nur die «Ernährung und Pflege» des Qi zum Ziel haben (Yangfa) und solche, die das Qi mit dem Willen leiten (Daoyinfa).

Vorbereitende Entspannung

Über die Notwendigkeit der relativen Ruhe des Geistes wurde schon gesprochen, die Forderung nach völliger Entspannung des

Körpers wurde angedeutet. Was aber ist Entspannung des Körpers? Um uns darüber klar zu werden, müssen wir ihn kennenlernen, ihn in den einzelnen Regionen fühlen lernen. Das gelingt am besten im Liegen. Junge Menschen sollten auf dem Boden liegen. Im Alter sind die Knochen schmerzempfindlich; daher sollten ältere Menschen eine nicht zu weiche Unterlage benutzen. Die von uns – unbedacht – am meisten vernachlässigten und mißhandelten Stellen sind Nacken und Schultern sowie die Gegend der Lendenwirbelsäule.

Auf dem Rücken liegend, strecken wir zunächst die Fersen weit von uns. Mit dem Handrücken auf der Unterlage liegen die gestreckten Arme neben dem Körper. Nun überlassen wir uns einem Gefühl der Schwere und überdenken und fühlen unseren Körper von Kopf bis Fuß. Der Blick hinter den geschlossenen Augenlidern geht in die Ferne, ohne etwas erkennen zu wollen. So wird die Muskulatur des Augapfels entspannt. Um Augen und Lippen, die locker geschlossen sind, spielt ein leises Lächeln. Das Kinn ist ein wenig gegen die Brust geneigt. Wir spüren Kopfhaut und Nacken. Schultern und Schulterblätter liegen schwer, aber locker und ohne Druck auf der Unterlage. Wir prüfen, ob in den Oberarmen noch irgendwo Spannungen sind, ob die Schulterkugeln beidseitig gleich schwer auf dem Boden liegen oder ob wir dort eine Unausgewogenheit in unserem Körper wahrnehmen. Liegt der Brustkorb rechts und links der Brustwirbelsäule gleich breit und gleich schwer auf? Wenn in Schultern und Brustkorb Unausgewogenheit besteht, dann liegt auch das Becken mit Sicherheit nicht symmetrisch, das heißt rechts und links gleich breit und gleich schwer auf dem Boden auf.

Wir legen beide Hände, den Daumen nach rückwärts, den Zeigefinger nach vorwärts in die Seiten auf den Beckenkamm und fühlen, ob die Beckenränder gleich hoch stehen. Mancher wird feststellen, daß ein Beckenkamm tiefer steht als der andere. Bei diesen Menschen besteht ein leichter Beckenschiefstand, den sie bisher nicht bemerkt haben. Ursache für einen solchen Beckenschiefstand ist ein Unterschied im Tonus der Beckenmuskeln, der Muskeln, die die Lendenwirbelsäule halten und bewegen und der Oberschenkelmuskulatur. Eine solche Unausgewogenheit im Muskeltonus hat – oft nur minimale, aber ausschlaggebende – Verbiegungen der Lendenwirbelsäule zur Folge. Diese wiederum gehen immer einher mit entsprechender Verkrümmung der Halswirbelsäule.

Nun fühle man die Lage und den Tonus der Oberschenkel, der Kniekehlen, der Unterschenkel und der Füße. Stellt man Unausgewogenheiten fest, so sei man nicht beunruhigt. Diese Asymmetrien lassen sich allmählich durch die Übungen beheben. Wir müssen sie aber nichtsdestoweniger als wichtigen Faktor für das Entstehen und die Fortdauer chronischer Krankheiten erkennen. Jetzt lege man die Hände auf den Bauch und fühle, ob sich und wie sich die Bauchdecken im Ober- und Unterbauch gleichzeitig heben und senken.

Entspannung im Sitzen und Stehen

Völliges Entspannen des Körpers kann man auch im Sitzen und Stehen üben. Das ist jedoch schwieriger, unsere falschen Gewohnheiten können uns daran hindern. Sitzen mit übereinandergeschlagenen Beinen und angelehntem Rücken führt nie zur Entspannung, eher zur Erschlaffung beziehungsweise Verspannung einzelner Muskelpartien und zum Abklemmen der Meridiane in Beinen und Rücken. Bei angelehntem Rücken ist die Wirbelsäule nie gerade. Bei aufgestützten Unterarmen sind die Schultern nie entspannt. Wenn aber die Wirbelsäule, besonders die Lendenwirbelsäule, nicht gerade ist, kann man nicht ausgiebig Bauchatmen; außerdem kann der Qi-Fluß in den Meridianen auf und neben der Wirbelsäule gestört, ja sogar blockiert werden.

Lockeres Stehen gelingt, wenn die Füße wie festverwurzelt aufstehen. Fersen und Ballen werden gleich belastet. Wir schicken alle Schwere nach unten, Rücken, Arme, Schultern und Kopf werden leicht wie Äste im Wind. Im Stand sind die Füße schulterbreit voneinander entfernt, parallel, die Fußspitzen eher etwas einwärts gerichtet. Knie und Hüftgelenke sind locker und ein wenig gebeugt, so daß der Winkel zwischen Fußrücken und Unterschenkeln 90 Grad beträgt. Die Stellung von Becken und Hüftgelenk wird korrekt, wenn man sich vorstellt, man wolle sich soeben hinsetzen. Die Knie sind etwas nach außen gewendet, so daß die Unterschenkel senkrecht zum Boden stehen, die Oberschenkel bilden eine Art Torbogen. Die gesamte Wirbelsäule bildet eine gerade Linie.

In «die Ruhe eintreten» ist schwierig, körperliche Entspannung herzustellen ist ebenso schwierig. Aber keine Ruhe ohne Entspannung, keine Entspannung ohne Ruhe. Um zu fühlen, was völlige

Entspannung ist, gibt es eine kleine Hilfsübung, die ich von einem japanischen Aikido-Meister gelernt habe: Man steht fest auf beiden Fußsohlen. Nun beginnt man mit Händen und Armen nach unten zu schütteln. In schnellen rhythmischen Schüttelbewegungen schließen sich Körper und Beine an. Nach einer Weile steht man still und fühlt nun, besonders in zuvor verspannten Muskeln und Gelenken, wohlige Wärme. Man ist völlig entspannt.

Im Stehen fühlt man nun, ob beide Fußsohlen gleichartig auf dem Boden stehen, besonders, ob die beiden großen Zehen gleichmäßig stark den Boden berühren. Man überläßt die Fußsohlen und den Körper darüber voller Vertrauen der Erde. Nun zieht man mit dem Einatmen beide Schultern hoch zu den Ohren und senkt sie mit dem Ausatmen langsam und locker abwärts, wobei man sich der Vorstellung hingibt, der Atem streiche tief den Rücken hinunter. Um den Brustkorb zu entspannen, atmet man tief mit dem Bauch ein; beim Ausatmen stellt man sich vor, daß die Atembewegung in einen Punkt des Brustbeines einsinkt, der zirka vier Fingerbreit über den Brustwarzen liegt. Damit wird auch der Brustkorb entspannt.

Die Arme hängen locker neben dem Brustkorb, berühren ihn aber nicht. Wir stellen uns vor, in der Achselhöhle liege ein kleiner Ball. Die Ellbogen sind leicht angewinkelt, die Handrücken zeigen nach vorn. Diese Haltung darf keinesfalls als Zwangshaltung eingenommen und beibehalten werden. Viele Menschen leben mit der falschen Angewohnheit, ihre Arme mit dem Schultergürtel zu tragen. Dies führt zu dauernder Verspannung von Nacken- und Schultergürtelmuskulatur. Wir sollten die Arme vielmehr mit ihrer natürlichen Schwerkraft hängen lassen.

Wir stellen uns vor, der Kopf ruhe wie eine Kugel auf einer elastisch entspannten Spirale (unsere Wirbelsäule). Sein höchster Punkt, Baihui (s. Abb. 20), sei wie mit einem Seidenfaden am Himmel befestigt.

Da die Wirbelsäule bei den Übungen dauernd elastisch gerade gehalten werden soll, kippen wir das Becken leicht vor, so daß das Kreuzbein senkrecht steht. Die Verbindungsfläche des Kreuzbeins mit dem 5. Lendenwirbel steht somit horizontal, die Wirbelsäule kann wie eine elastische Spirale senkrecht auf dem Kreuzbein aufsteigen. Menschen mit Beckenschiefstand und daraus folgenden Asymmetrien des ganzen Körpers werden anfangs Schwierigkeiten haben. Durch stetes Üben (besonders «Achtzehnfache Methode», s. S. 197) werden diese Asymmetrien allmählich behoben. Man wird dazu übergehen, die Verspannungen in seinen Alltagsaktivitäten zu überdenken, zu überprüfen und abzustellen. Viele Menschen üben selbst kleinste Kraftleistungen mit verspannter Schulter- und Nakkenmuskulatur aus; dabei lassen sich diese viel einfacher mit tiefem Ausatmen in den Unterbauch und lockerem Nacken durchführen. Überprüfen wir uns beim Lesen, beim Überdenken von Problemen, seien diese nun emotionaler Art oder Aufgaben, die mit dem Verstand zu lösen sind. Wie oft spannen wir beim «Denken» den Nacken an, ziehen die Schultern hoch. Wenn wir unsere Haltung zu körperlichen und gedanklichen Leistungen «umstellen» und sie mit unserem Körperschwerpunkt – der sich im Unterbauch befindet – «auf die Beine stellen», dann wird auch unsere Wirbelsäule eine andere Haltung einnehmen, Entspannung im Alltag und bei den Übungen wird zur Selbstverständlichkeit.

1. Neunmal atmen und das Qi im Dantian sammeln.

Diese Übung ist einfach zu erlernen und durchzuführen. Die Aufmerksamkeit ist derart gesammelt auf die Wege, die man in Gedanken durchwandert, daß kein anderer Gedanke aufkommen kann. Sie stammt von taoistisch-buddhistischen Mönchen und wird noch heute in tibetischen Klöstern ausgeübt, wo die Übenden sich vorstellen, daß sie Haß, Neid, Gier und andere störende Energien des Bewußtseins ausatmen, sie aus dem Organismus hinausleiten. Im modernen chinesischen Schrifttum ist davon nicht mehr die Rede. Hier wird die Übung als reine Entspannungs- und Konzentrationsübung empfohlen, um die Hirnrinde ruhigzustellen und für die Steigerung der Abwehrkräfte gegen Krankheiten freizustellen.

Man übt entweder im Liegen auf dem Rücken, im Sitzen (Lotossitz oder auf einem Stuhl mit nicht zu harter Unterlage) oder im Stehen. Man stellt sich vor, über Schädel und Rücken verliefen drei parallele Röhren, die über dem Kreuzbein und über der Nasenwurzel im Yintang-Punkt (zwischen den Augenbrauen) zusammenlaufen. Die mittlere sei fingerdick, innen rot und außen blau, die linke sei weiß und die rechte schwarz.

Mit dem linken Ringfinger verschließt man das linke Nasenloch, durch das rechte Nasenloch atmet man ein und leitet den Atem und die Aufmerksamkeit durch die rechte schwarze Röhre abwärts bis zur Gabelung. Über diese wandert die Aufmerksamkeit in die weiße Röhre. Man geht in dieser hoch bis zum Punkt Yintang und atmet durch das linke Nasenloch aus. Das Ausatmen durch das linke

Nasenloch ist der mechanische Anteil der Atembewegung. In Gedanken jedoch leitet man den Atem über das Konzeptionsgefäß ins Dantian. Diesen Vorgang wiederholt man insgesamt dreimal.

Nun hält man mit dem Ringfinger der rechten Hand das rechte Nasenloch zu, die gleiche Atem- und Gedankenbewegung geht durch das weiße Rohr, über die Gabelung in das schwarze, die Atemluft strömt durch das rechte Nasenloch aus, und in der Vorstellung atmet man wieder tief ins Dantian. Auch das wird dreimal wiederholt.

Nun atmet man durch beide Nasenlöcher ein. Beim Einströmen des Atems verfolgt man in Gedanken den Weg des Atems durch beide seitlichen Rohre, läßt den Atem durch das mittlere Rohr (innen rot, außen blau) bei weiterem Einatmen aufsteigen bis zum Yintang und läßt ihn dann durch beide Nasenlöcher wieder ausströmen. Man atmet zwar mechanisch durch beide Nasenlöcher aus, aber die Gedanken leiten den Atem über das Konzeptionsgefäß bis tief in den Bauch, ins Dantian. Die Bewegung durch beide Rohre abwärts und das mittlere Rohr aufwärts wird ebenfalls dreimal wiederholt.

Reicht die Brustkorbbewegung beim Einatmen für das Durchwandern der ab- und aufsteigenden Wege nicht aus, dann kann man den Atem in Einatmungsstellung anhalten, bis man in der Vorstellung wieder am Punkt Yintang angelangt ist. Nun beginnt das Ausatmen, wobei man in der Vorstellung den Atem ins Dantian leitet. Mit der Zeit wird es nicht mehr nötig sein, mit den Fingern die Nasenlöcher zu verschließen.

Mit dieser Übung gelingt es bereits dem Anfänger, Bewegungen des Intellekts in der Hirnrinde auszuschalten, Emotionen und schwerwiegende Probleme auszublenden und das vegetative Nervensystem ins Gleichgewicht zu bringen. Yin und Yang kommen in Harmonie. Die taoistischen und buddhistischen Mönche bezeichnen mit dieser Übung eine viel weitergehende umfassendere Veränderung des Bewußtseins. Sie «blasen» Haß (schwarz) und Gier (weiß) aus dem Bewußtsein heraus und geben ihnen einen anderen Stellenwert. Sie bezeichnen sie als negative Energie, durch deren Wirkung der Mensch sich selbst und anderen schadet.

Aber auch ohne mit dem Taoismus und Buddhismus vertraut zu

sein oder vertraut werden zu wollen, bringt die Übung jedem, der sie über einen längeren Zeitraum regelmäßig übt, Harmonie. Harmonie hat auf den Menschen, der übt und auf die anderen, die mit ihm zu tun haben, eine wohltuende Wirkung.

2. Die Bewegung des Reinen Qi im Kleinen Energiekreislauf

Diese Übung ist bei weitem schwieriger zu erlernen als die vorher beschriebene. Wie bei allen Arten von Qi Gong stellt sich eine bleibende Wirkung auf den Organismus nur dann ein, wenn täglich geübt wird.

Man wird oft gefragt, wie lange es denn dauert, bis man eine gewisse Fertigkeit im Umgang mit dem Qi bekommt. Im Mittel braucht man dazu «100 Tage». Junge Menschen brauchen weniger Zeit als alte. Kranke müssen länger als Gesunde üben. Frauen lernen gewöhnlich schneller als Männer. Es geht nicht ohne Ruhe, Zeit und Zuversicht, nicht ohne Beharrlichkeit und Regelmäßigkeit in der Durchführung. Entspannter Körper und Geist sind die wichtigste Vorbedingung.

Man übt entweder im Liegen, im Sitzen oder im Stehen (auch im Gehen). Die verschiedenen Körperhaltungen seien hier einzeln beschrieben.

Vorbereitung

a) Sitzhaltung

Die ideale Sitzhaltung für diese Übung ist der bereits in zahllosen Meditationshandbüchern beschriebene Lotossitz, bei dem der linke Fuß auf den rechten Oberschenkel und dann der rechte Fuß auf den linken Oberschenkel gelegt wird*. Da diese Haltung für ältere Menschen nur schwer zu erlernen ist, ist auf Abb. 15 und 16 eine vereinfachte Version, der sogenannte Türkensitz abgebildet, bei dem die Beine zwanglos untergeschlagen sind. Die Hände ruhen im Schoß mit den Handflächen gegen den Unterbauch. Der Mann legt zuerst die linke Hand auf den Bauch (Yang-Hand); darüber legt er die rechte Hand. Bei Frauen ist die Handhaltung umgekehrt. Das Kreuz muß gerade sein, wie aus einer Blüte aufsteigend.

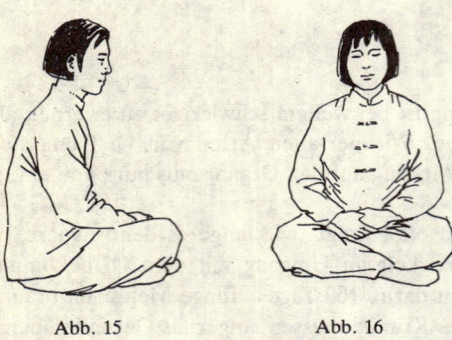

Abb. 15   Abb. 16

Jemand, für den der Lotossitz oder Türkensitz anstrengend, unbehaglich oder gar schmerzhaft ist, sollte keinesfalls versuchen, in diesem Sitz zu verharren. Er benutze einen Stuhl, und zwar muß dieser so hoch sein, daß die Oberschenkel horizontal sind und die Unterschenkel im rechten Winkel dazu stehen. Die Knie sind zwei Fußbreit auseinander, die Füße stehen flach und parallel auf dem Boden. Die Handflächen liegen locker auf den Oberschenkeln, die Schultern hängen locker, aber nicht zu weit nach vorn und nicht zu weit nach hinten. Das Kreuz sei gestreckt, aber nicht gespannt. Die

* Siehe z. B. John Blofeld: *Selbstheilung durch die Kraft der Stille,* Scherz Verlag, Bern und München 1981.

Brust ist nicht herausgekehrt, der Rücken nicht gekrümmt (Abb. 17).

b) Standhaltung

Bei der Übung im Stehen (Abb. 18, 19) sind die Füße schulterbreit auseinander, die Knie leicht gekrümmt, das Becken ist etwas vorgeschoben bei lockeren Hüftgelenken. (Um Hohlkreuz und Spannung im Kreuz zu vermeiden. Der Körperschwerpunkt liegt im Becken.)

Durch das leicht vorgeschobene Becken steigt die gesamte Wirbelsäule senkrecht hoch. Der Rücken ist nicht gekrümmt, die Brust nicht herausgestreckt.

Der Kopf – *diese Angaben betreffen alle beschriebenen Übungsstellungen* – ruhe wie eine Kugel auf der Wirbelsäule. Er wird durch Gelenkbänder und -kapseln gehalten. Die Nackenmuskeln und die beiden langen Halsdreher (Sternokleidomastoideus) sind völlig entspannt, sie haben in der Meditationsstellung den Kopf nicht zu tragen.

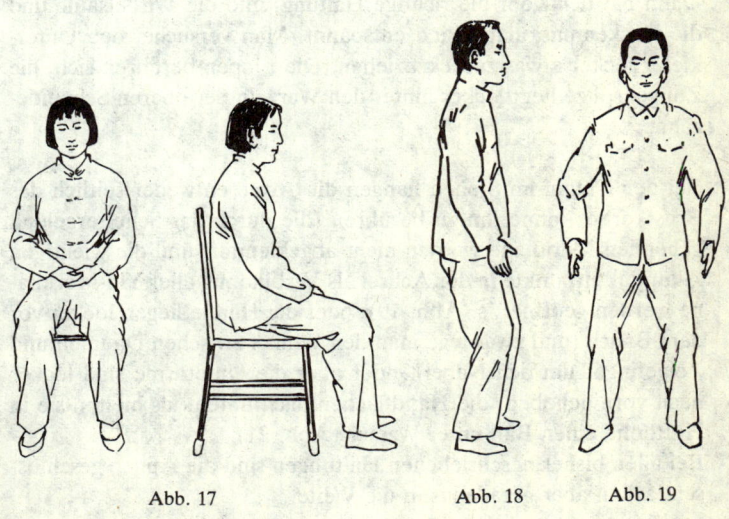

Abb. 17   Abb. 18   Abb. 19

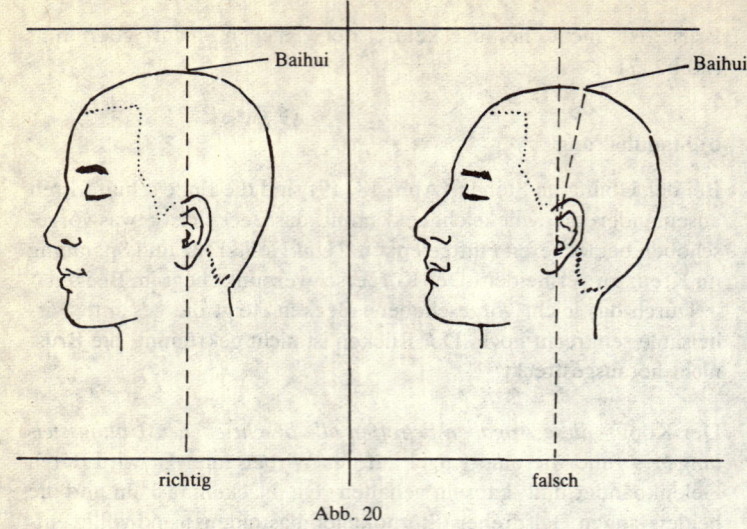

richtig   falsch

Abb. 20

Der Akupunkturpunkt Baihui (Abb. 20), der Scheitel, ist der höchste Punkt des Körpers. Man soll sich vorstellen, daß der Kopf an diesem Punkt wie an einem dünnen Seidenfaden aufgehängt ist. Dann hat der Kopf die richtige Haltung, und die Wirbelsäule und die Nackenmuskulatur sind entspannt. Man versuche, den Unterkiefer locker etwas zurückzuziehen. Die Lippen berühren sich, die Zungenspitze liegt locker hinter den Wurzeln der oberen Schneidezähne.

Bei der Übung im Stehen hängen die Arme entweder seitlich des Brustkorbes, ohne ihn zu berühren (die durch das Schultergelenk gehenden Meridiane werden nicht abgeklemmt, und die wichtigen Akupunkturpunkte in der Achsel als Verbindung aller Yin-Meridiane werden geöffnet; s. Abb. 19), oder die Hände liegen locker vor dem Bauch (und zwar lege man den Winkel zwischen Daumen und Zeigefinger um den Nabel), oder aber die Unterarme sind locker nach vorn gehoben, die Handflächen nach unten, als hielten sie in Hüfthöhe einen Ball unter Wasser (Abb. 21).
Bei allen bisher beschriebenen Haltungen sind die Augen geschlossen, sehen aber geradeaus in die Weite.

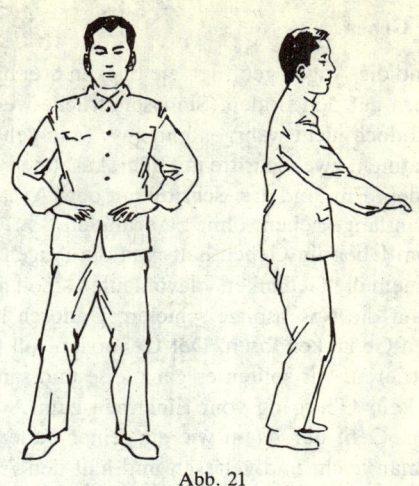

Abb. 21

c) Übung im Liegen

Will man im Liegen oder kann man noch nicht im Sitzen oder Stehen üben, dann liegt man auf der rechten Seite, wobei der Kopf mit dem Rücken eine Linie bildet (Abb. 22).

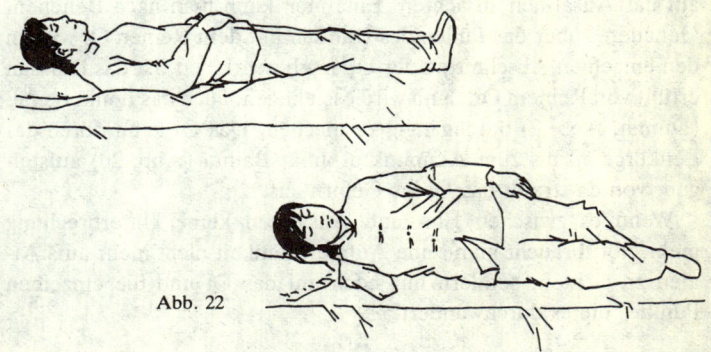

Abb. 22

Die rechte Hand ruht mit dem Handrücken neben dem Kopf, die linke Handfläche auf dem linken Oberschenkel, der etwas angewinkelt ist. Man kann bei der Übung aber auch auf dem Rücken liegen.

d) Übung im Gehen

Im Gehen sind die Augen geöffnet, sie blicken drei bis fünf Schritte weit nach vorn auf den Boden. Sinneseindrücke werden «wahrgenommen und doch nicht wahrgenommen». Man geht zwei Schritte mit dem Einatmen, zwei Schritte mit dem Ausatmen oder auch drei Schritte mit dem Ein- und drei Schritte mit dem Ausatmen. Mit der Zeit kann man lange gehen, ohne zu ermüden.

Außer beim Üben im Gehen hält man die Augen also geschlossen. Wenn einem die Gedanken «davonlaufen», soll man die Augen öffnen und auf die Nasenspitze schielen. Dadurch kann man sich von flüchtigen Gedanken lösen. Der Gehörsinn soll nur das eigene Atmen registrieren; wir sollten es ganz leise und sanft werden lassen. Es soll kein Übergang vom Einatmen zum Ausatmen wahrnehmbar sein. Geht der Atem wie ein feiner Faden hin und her, dann bleibt man leicht und gelassen und hält den Atem an keiner Stelle mehr an.

e) Das Atmen

Das Atmen ist der Schlüssel zum Erfolg der Übung. Das erste Ziel der Übung ist, das Qi ins Dantian zu leiten, und zwar über das Dienergefäß (Renmai, Abb. 1). Daher braucht man zunächst nur auf das Ausatmen zu achten. Einatmen kann man nach Belieben. Genaueres über das Füllen des Dantian mit dem Reinen Qi wird in den einzelnen Abschnitten der Übung beschrieben. Ist das Dantian erfüllt von Reinem Qi, dann wird es gelingen, auch das Lenkergefäß (Dumai, Abb. 2) durchgängig zu machen. Das Qi kann durch das Lenkergefäß bis zum Akupunkturpunkt Baihui (Abb. 20) aufsteigen; von da strahlt das Qi ins Gehirn aus.

Wenn es zwischen Ein- und Ausatmen keine Unterbrechung mehr gibt, braucht man seine Aufmerksamkeit nicht mehr aufs Atmen zu richten, sondern nur noch auf das Qi und die einzelnen Punkte, die es durchwandert.

f) Voraussetzungen für den Erfolg

Ohne *Vertrauen und Zuversicht* in die Wirksamkeit der Methode und Beharrlichkeit bei der Qi-Gong-Übung wird das Qi seine Funktion (Gong) nicht übernehmen können. Der Übende wird das Qi dann nicht spüren. Man darf nicht eilig die einzelnen Stufen durchlaufen wollen. Man soll alles natürlich kommen lassen und nichts erzwingen. Auch darf man sich nicht störenden Launen und Stimmungen überlassen. Während der Übungen sollten wir alles andere als unwichtig beiseitelassen, vergessen. Alles, was uns angeht, ist dann das Qi und sein Weg zum Dantian. Wenn man das Qi allerdings auf seinen Weg zwingen will, bleibt der Erfolg ebenfalls aus. Man soll dem Qi beobachtend folgen, immer bei ihm sein. Je gelassener man sich dem Erleben der Vorgänge im Körper hingibt, desto klarer wird das Erlebnis.

Wichtig ist ein *ruhiger Übungsplatz*, an dem jede Störung von außen vermieden wird. Auch bei Regenrauschen, Sturm und Gewitter kann man nicht üben. Nach schweren Mahlzeiten ist die Übung zwecklos.

«Die *Gedanken* fliegen ins Dantian», ist für den Anfänger eine schützende Vorbereitungsübung. Denn dort ist die Qi-Sammelstelle. Wenn es «überfließt», macht das Qi unweigerlich den Sprung ins Mingmen, das «Lebenstor» (auf dem Lenkergefäß, im Rücken zwischen dem 2. und 3. Lendenwirbel). Eine wichtige Stelle auf dem Dienergefäß ist das «Herznest» (Xinwo). Es liegt direkt auf dem mittleren Brustbein. An dieser Stelle wird man bei der ersten Stufe der Übung eine wohlige Wärme fühlen. Von hier bis zur Qi-Sammelstelle ist es nicht weit. In der zweiten Übungsstufe gelangt es ins Dantian, und von dort soll es aufwärts über das Lenkergefäß ins Gehirn weiterfließen.

Wenn nun das Lenkergefäß an allen Verbindungsstellen mit den peripheren Meridianen offen ist, kann das Qi immer wieder kreisen, sich im Dantian regenerieren und dem Körper neue Kraft geben.

Die Übungen

Stufe Eins: Nur auf das Ausatmen und das «Herznest» achten

Die im Chinesischen als «Herznest» (Xinwo) bezeichnete Stelle liegt auf dem mittleren Brustbein. Alle genannten Voraussetzungen müssen gegeben sein: ruhiger Übungsplatz, entspannter Körper und so weiter. Vordergründige Aufregungen machen nach ruhigem natürlichem Atmen der nötigen Gelassenheit Platz.

Bei dieser Übung soll man nur seinen Atem hören, aber man soll ihn «hören und doch nicht hören». Man soll entlang einer Sinuskurve atmen, wobei die abfallende Kurve etwas weniger steil ist als die aufsteigende; das Ausatmen ist also etwas länger als das Einatmen. Wie bei der Sinuskurve die oberen und unteren Pole rund sind, so soll auch der Übergang zwischen Ein- und Ausatmen sowie Aus- und Einatmen rund sein. Beim Ausatmen denkt man nur an das «Herznest». Schweifen die Gedanken ab, dann zählt man jeden Atemzug, bis man zehnmal ein- und ausgeatmet hat. Dann fängt man wieder bei «eins» an, bis die störenden Gedanken nicht mehr hervorkommen. Beim Anfänger dauert es ein bis zwei Wochen, bis er nicht mehr von schweifenden Gedanken abgelenkt wird und er ganz auf das Zählen verzichten kann.

Wann soll man üben? Am besten immer zur gleichen Tageszeit, dann richtet sich der Körper auf einen festen Rhythmus ein, was die Wirkung der Übung verstärkt. Am besten ist es, dreimal am Tag je dreißig Minuten zu üben: morgens, mittags und abends.

Welche Erscheinungen treten auf? Nach etwa einer Woche regelmäßiger Übung spürt man bei jedem Ausatmen eine wohlige Wärme auf dem mittleren Teil des Brustbeins, dem «Herznest». Es wäre verfrüht, bei diesem ersten Schritt schon ans Dantian zu denken. Stellt sich das Wärmegefühl nicht ein, dann bitte nicht aufgeben und nichts erzwingen wollen. Bei gelassenem Weiterüben kommt der Wärmestrom unweigerlich.

Anfangs bleibt die Haltung meist nicht korrekt. Man prüfe sich deshalb immer wieder, ob alle Gelenke, alle Muskeln entspannt sind. Beim Üben im Sitzen, Stehen oder Gehen ist die Vorstellung, man sei am Punkt Baihui durch einen Seidenfaden mit dem Himmel verbunden, sehr hilfreich für die Korrektur der Körperhaltung. Auch immer wieder die Stellung der Zungenspitze prüfen und, wenn nötig, diese korrigieren. Die Zungenspitze soll bei geschlossenen Lippen das rückwärtige Zahnfleisch der oberen Schneidezähne berühren, da die Zunge eine Brücke zwischen dem Lenkergefäß (Dumai) und dem Dienergefäß (Renmai) bildet. Sind die Anfangsschwierigkeiten überwunden, kann man mit Stufe Zwei beginnen.

Stufe Zwei: Die Gedanken folgen dem Qi; das Qi geht mit den Gedanken zum Dantian

Wenn man den warmen Strom im «Herznest» fühlt, kann man mit seiner Aufmerksamkeit das Qi entlang des Dienergefäßes (Abb. 1) wandern lassen. Diese Übung macht man ebenfalls täglich dreimal je dreißig Minuten. Nach etwa zehn Tagen fühlt man den Wärmestrom im mittleren Unterbauch.

Auswirkungen: Das Qi im Dantian hat auf alle Bauchorgane eine leistungssteigernde Wirkung. Appetit und Stuhlgang normalisieren sich, Besserung stellt sich auch bei Impotenz und Funktionsstörungen in den Geschlechtsorganen ein.

Stufe Drei: Aufmerksamkeit aufs Dantian richten

In den ersten beiden Stufen hat man genau auf die Atemtätigkeit geachtet. Nun braucht man nicht mehr an die Atembewegung zu denken. Beim Ausatmen erweitert sich der Bauchraum nun automatisch. Die Aufmerksamkeit ist nur aufs Dantian gerichtet. Das Reine Qi wird hier immer üppiger und kräftiger. Es entsteht hier eine milde bleibende Wärme. Würde man jetzt noch auf das Ausatmen achten, dann würde die Wärme zu stark. In dieser Weise übt man wieder dreimal dreißig Minuten, zehn Tage lang. Nimmt die Wärme überhand, dann atmet man zwischendurch einige Züge mit natürlichem Atmen. Dadurch läßt die übergroße Wärme nach.

Auswirkung: Wenn das Dantian mit Qi gefüllt ist, gelangt das Reine Qi auch in die Nieren und von da ins Herz. Nach der alten Theorie gleichen sich Feuer und Wasser aus. Man schläft ruhig und fest, Nervosität legt sich. In der alten Literatur wird auch von einem «Qi-Hügel» gesprochen, der unterhalb des Nabels fühlbar sei und der mit der Zeit abwärts in den Unterbauch wandere.

Nachweisbar ist, daß die Verdauungs- und Stoffwechselorgane die angebotene Nahrung besser auswerten. Kranke nehmen in diesen dreißig bis vierzig Übungstagen drei bis vier Pfund an Gewicht zu. Die Ausscheidungsfunktion der Nieren bessert sich, Impotenz des Mannes sowie unregelmäßige Periode bei der Frau werden günstig beeinflußt. Nachgewiesen ist auch eine Besserung der Leberfunktion selbst bei Leberzirrhose.

Stufe Vier: Das Reine Qi auf dem Kleinen Energiekreislauf bewegen

Ein im Dantian üppig vorhandenes Qi tritt in das Lenkergefäß (Abb. 2) über. Hier kann es, von der Aufmerksamkeit begleitet, aufwärts steigen. Bleibt die Aufmerksamkeit an einer Stelle des Lenkergefäßes stehen, dann bleibt dort auch das Qi stehen. Umgekehrt kann man sagen: «Die Gedanken bleiben dort stehen, weil das Qi nicht höher steigen kann.» Man soll die Aufmerksamkeit nun nicht zwingen, das Lenkergefäß weiter nach oben zu verfolgen. Die Kraft im Dantian reicht für eine Qi-Bewegung weiter nach oben noch nicht aus.

Man stelle sich das Qi im Lenkergefäß vor wie eine Quecksilbersäule in einer Kapillare. Ist das Dantian wieder gefüllt, dann steigt auch das Qi weiter. Zwingt man jedoch das Qi mit Gedanken, weiter zu steigen, ohne daß Nachschub vom Dantian da ist, dann reißt die Verbindung in der «Quecksilbersäule» ab. Dieser Teil des Qi ist dann in seiner Wirksamkeit für den Körper verloren. Eine chinesische Metapher sagt: «Der dumme Bauer zieht an den Setzlingen, um ihnen beim Wachsen zu helfen, und so vernichtet er im voraus die Ernte.» Bleibt das Qi jedoch am «Jadekissen» (Yuzhen, siehe Beschreibung S. 92) stehen, so genügt es, die Aufmerksamkeit auf den Scheitel zu lenken, und das Qi steigt weiter.

Für diese Übung soll man die Sitzungszahl am Tage vermehren und die jeweilige Dauer auf vierzig bis sechzig Minuten erhöhen. Im allgemeinen ist das Lenkergefäß schon nach einer Woche durchgängig. Bei sehr gesunden jungen Leuten gelingt es zuweilen schon beim ersten Anlauf.

Bei der Übung auftretende Phänomene: Der Übergang des Qi vom Dantian in das Lenkergefäß im Akupunkturpunkt «Lebenstor» (Mingmen) ist fast sprunghaft. Immerhin braucht das Dantian Kraft, um das Qi über diese Schwelle zu befördern. Dabei wird das ganze Urogenitalsystem erwärmt. Im Lebenstor entsteht wiederum Wärme, die wie ein Strom die ganze Wirbelsäule entlang nach oben zieht. Da, wo sie stehenbleibt, soll auch die gesammelte Aufmerksamkeit verweilen. Bei manchen Übenden steigt das Qi von Übung zu Übung höher. Bei manchen gelingt es heute, bei manchen morgen. Bei manchen Menschen ist die Reaktion so heftig, daß sie sich nach rückwärts gezogen fühlen.

Kann das Qi ungehindert über das Lenkergefäß bis zu dessen Endpunkt im Gaumen (hinter den oberen Schneidezähnen) fließen, dann ist sein Weiterleiten über das Dienergefäß ins Dantian nicht mehr schwierig. Das Dantian füllt sich von Mal zu Mal mehr mit Reinem Qi, und das Ursprungs-Qi verleiht diesem Reinen Qi erhöhte Spannung und größere Kraft.

Die vierte Stufe wird schon in der alten Literatur als die wichtigste der fünf Stufen bezeichnet. Das Reine Qi, abgelöst von der Nahrung und der Luft, die der Mensch vereinnahmt, zirkuliert nun im «embryonalen Kreislauf», also über Lenker- und Dienergefäß. Dabei versorgt es den «Geist» (Shen) mit Kraft aus dem Ursprungs-Qi des Trägers (oder aus den Fortpflanzungszellen). Das Shen (Geist, Seele, Bewußtsein) wiederum kann aus der Ruhe (in die es durch die geistige Sammlung gebracht wurde) das Qi beeinflussen. Es entsteht also eine Wechselwirkung zwischen Qi und Shen.

Wirkungen: Durch erfolgreiches Üben auf der vierten Stufe können viele Krankheiten gemildert werden, so zum Beispiel Niereninsuffizienz und durch Ausscheidungsstörung der Niere verursachte Leiden wie Ohrensausen, Schwindel, Schlaflosigkeit, Vergeßlichkeit, Unklarheit des Denkens, Gemütserkrankungen, Kreuz- und Fußmüdigkeit, Herzrhythmusstörungen, Atembeschwerden, hormonale Störungen der Nebenniere und der Genital-Hormondrüsen und viele andere schwer heilbare chronische Krankheiten.

Stufe Fünf: Einwirkung auf die Materie des Körpers

Man läßt nun das Qi in der Imagination zwischen dem Dantian und dem Baihui (dem «oberen Dantian») auf- und abfliegen. Dazu bedarf man nicht mehr der Leitwege Lenker- und Dienergefäß. Dantian und Baihui sind Zentren, die prall mit Energie gefüllt sind. Die Energie im Dantian ist Yin-Energie. Sie stammt aus den Zuflüssen der Yin-Meridiane in das Dienergefäß. Der Punkt Baihui ist voll mit Yang-Energie, denn in das Lenkergefäß münden alle Yang-Meridiane.

Läßt man das Qi zwischen beiden Energiezentren auf- und abspringen, fließt das Qi im Baihui über in das Großhirn, die Wohnung des Bewußtseins (Shen). Dadurch entsteht eine Einwirkung des

«Geistes» auf die materiellen Anteile des Lebewesens. In den ersten drei Stufen wirkt das Qi der Materie auf das Reine Qi (das Ursprungs-Qi). In der vierten Stufe beeinflußt das Reine Qi den «Geist», und in der fünften Stufe erreichen wir, daß der «Geist» auf die materiellen Anteile des Lebewesens zurückwirkt. Hiermit ist die Drei-Einheit der Lebensprinzipien harmonisch zusammengefügt.

Diese Übung ist die schwerste. Jede kleine Störung von außen ist äußerst hinderlich. Man sollte dreimal täglich üben, jeweils dreißig bis vierzig Minuten – mindestens vierzig Tage lang. Erst dann kann man erwarten, daß der Geist auf den Körper zurückwirkt. Man darf nicht mit Ungeduld auf das Eintreten der Wirkung warten. Laozi sagt im *Daodejing (Taoteking)*: «Mit Begier sieht man das Sehbare, ohne Begier sieht man das Geheimnis.»

Abschluß der Übung: Man legt beide Handflächen übereinander auf das Dantian, der Mann zuerst die linke, die Frau zuerst die rechte. Man fährt damit in 36 größer werdenden spiraligen Kreisbewegungen nach außen; dann vertauscht man die Lage der Handflächen und läßt sie 24mal in umgekehrter Richtung in kleiner werdenden Kreisen wieder zur Mitte kreisen.

Man kann die spiralige Bewegung im Bauchraum auch lediglich mit der Imagination ablaufen lassen. Auch hierbei 36mal nach außen und 24mal einwärts kreisen lassen.

Beim Üben der fünften Stufe kann man während der ersten zehn Tage einen Dauerstrom entlang der Wirbelsäule fühlen, der an elektrische Ströme erinnert. Außerdem können die verschiedensten Empfindungen auftreten: Ameisenkribbeln und Jucken auf der Haut; eine taube Spannung an Nasenflügeln und Lippen; der Körper ist wechselnd warm und kalt; die Haut zieht sich beim Einatmen nach oben, beim Ausatmen sinkt sie tiefer (natürlich minimal). Manchmal fühlt man sich leicht wie ein Blatt, manchmal schwer wie ein Berg. Manchmal glaubt man, man sei grenzenlos groß, dann wiederum winzig klein. Die alten Theoretiker sagen, dies alles seien Zeichen dafür, daß sich durch das Qi verschüttete Meridiane wieder öffnen.

Allerdings treten die beschriebenen Sensationen nicht bei allen Probanden gleichartig auf. Treten sie gar nicht auf, soll man sie nicht herbeizwingen. Fast ausnahmslos wird jedoch angegeben, daß vom Baihui als Zentrum ausgehend, ein «lebhaftes Strömen» zu spüren sei. Meßbar sind an dieser Stelle Temperaturanstiege der Haut und ableitbare Aktionsströme. Durch die fluktuierende gedankliche Verbindung zwischen den beiden Polen kommt es zur Harmonie zwischen Geist und Körper. Je tiefer man in die Kunst dieser Übung eingedrungen ist, desto größer und strahlender wird diese Harmonie.

Wirkung des gesamten Zyklus

Bei den oben beschriebenen fünf Übungsstufen ist die erste die Voraussetzung für die folgende und so weiter. Durch die verschiedenen Stufen werden im Körper verschiedene Veränderungen erlebt:

Erste bis dritte Stufe: Das Atmen wird sanft, tief und regelmäßig und damit wird das Reine Qi voranbewegt, um sich im Dantian mit neuer Kraft anzureichern. In alten Büchern heißt diese Phase: «Das Reine Qi in den Kleinen Umlauf (den vormals embryonalen Kreislauf) leiten.»

In der *vierten Stufe* wird das Reine Qi im Dantian reichlich gesammelt und aufwärts direkt ins Gehirn geschickt, um dessen Schutzfunktionen zu stärken. Dies nannte man: «Das Reine Qi in Bewußtsein (Shen) umwandeln.» Nach dieser Betrachtungsweise ist das Bewußtsein die im Gehirn umgewandelte Form der Energie Qi. Bei der Übung konzentriert man sich nur auf die Versorgung des Gehirns mit frischem, neu aufgeladenem Qi. Das so «gepflegte» Qi wird seine Energieumwandlung mit um so größerer Intensität vollziehen können.

In der fünften Stufe wird nun erreicht, daß die beiden großen Qi-Bahnen nicht mehr «versanden». Der Mensch tritt in die Ruhezone ein; in ihm ist es still wie im Spiegel eines unbewegten Wassers. Diese Stufe heißt: «Das Bewußtsein in die Leere eintreten lassen.»

Der Mensch, der mit Stetigkeit und Geduld eine so hohe Vervollkommnung der Übung erreicht hat, dessen innere Ruhe so vollkommen ist, daß sie bestimmend wird und äußere Unruhe abschirmt, ist in eine neue seelische und geistige Landschaft eingetreten. Dort beschäftigt er sich nicht mehr mit sich selbst, identifiziert sich nicht mehr mit seinen Erkenntnissen, Plänen und Aktivitäten. Das daoistische Wu Wo, «Nicht-Ich», hat sich nun mit Sinn gefüllt. Mit der

Beschreibung vorstehender Übung ist nur eine Anleitung gegeben, ein Programm, wie man vorzugehen hat. Das *Erlebnis* aber kann nur der bestätigen, der durch die fünf Stufen hindurchgegangen ist.

Phänomene, die bei der Übung auftreten können

Man mag im Laufe der Übung alle möglichen Phänomene an sich wahrnehmen, die ungewöhnlich sein mögen, vor denen man jedoch keine Angst zu haben braucht. Diese Sensationen sind ein Zeichen für das Öffnen der peripheren Meridiane. Einige der Phänomene sollen im folgenden kurz beschrieben werden:

1. «Groß»: Man fühlt sich größer als gewöhnlich, alle Teile des Körpers sind voller Wärme. Die Schutzfunktion des Gehirns ist in voller Aktion; das Reine Qi fließt pausenlos.

2. «Leicht»: Richtiges Aus- und Einatmen gibt einem mit der Zeit das Empfinden, man sei so leicht wie ein Blatt, das auf dem See schwimmt. Man bekommt ein Gefühl von «auf und ab»; in den alten Büchern steht, man «steige und falle wie eine Schwalbe».

3. «Schwer»: Wenn das Qi abwärts fließt, kann das zu der Illusion führen, man werde schwer wie ein Stein. (In der Waffenkunst, Wu Shu, benutzte man dies. Der Geübte wurde dadurch befähigt, schwerste Gewichte zu heben.

4. «Kühl»: Ein Gefühl der Kühle, das auftreten kann, wird von den alten Theoretikern folgendermaßen erklärt: Beim Durchtritt des Qi durch die Nieren geht das Nieren-Yin abwärts, das «Nierenwasser» bleibt oberhalb.

5. «Warm»: Das ist das häufigste Gefühl, das beim Üben auftritt. Zuerst spürt man die Wärme im «Herznest», dann im Dantian, dann in den Armen und Beinen und schließlich im ganzen Körper. Die Hauttemperatur und die Temperatur am Baihui kann sich um ein bis zwei Grad Celsius erhöhen. Die Temperaturerhöhung geht mit einer Steigerung der Abwehrkräfte gegen infektiöse Krankheiten einher.

6. «Jucken»: Dieses Empfinden ist ein Zeichen für sich öffnende Meridiane. Es vergeht nach etwa zehn Tagen wieder.

7. «Ameisenkribbeln»: Auch diese Empfindung tritt oft auf. Sie hängt ebenfalls mit der Wiederverschließung von Meridianen zusammen.

Außer diesen Sensationen gibt es noch andere, wie zum Beispiel ein plötzlicher Muskeltic. Es wurde auch berichtet, am Baihui sehe man vor dem inneren Auge ein (kreisförmiges) Licht an- und ausgehen – das ist das, was im Vorwort von den Kindern mit den «besonderen Fähigkeiten» berichtet wurde.

Physiologische Auswirkungen der Übung

1. Einfluß auf das Zentralnervensystem

Ruhigstellung der Hirnrinde bewirkt Veränderungen, die im Strombild des EEG, des Elektroencephalogramms, sichtbar werden. Die Amplitude der Alphawellen wird erhöht, der Rhythmus dieser Wellen wird verlangsamt. Hautpotentialströme zeigen flachere Kurven, und die Aktionsströme der Muskeln werden langsam. Wenn die Gedanken in «Ruhe» sind, wird also die Alphawelle beeinflußt, aber nicht wie beim natürlichen Einschlafen und erst recht nicht wie bei der Ruhigstellung durch Medikamente.

Je länger man geübt hat, je mehr Fertigkeit man in der relativen Ruhigstellung der Hirnrinde erreicht, desto geringer sind auch die Wirkungen der Emotionen auf das Großhirn, desto sicherer kann die Großhirnrinde ihre Schutzfunktion gegen Krankheitsbefall wahrnehmen, unter anderem bei Hochdruck (Blutgefäße), sowie bei nervöser Labilität, die ja wiederum Einfluß auf die Funktionsregelung in den einzelnen Organen hat.

2. Einfluß auf das vegetative Nervensystem

Das vegetative Nervensystem ist der Teil des gesamten Nervensystems, der alle Abläufe im Organismus, die im allgemeinen nicht mit dem Willen zu leiten sind, steuert. Es reguliert zum Beispiel den Blutdruck, die Abfolge des Herzschlages, die Tätigkeit der Verdauungsorgane und den Stoffwechsel, die Nierenfunktion und so weiter. Es hat zwei «Zügel», so könnte man es bildlich beschreiben, den sympathischen und den parasympathischen. Einmal ist der eine, dann wieder der andere mehr angespannt. Beim Einatmen herrscht die Wirkung des Sympathikus, beim Ausatmen die des Parasympathikus vor. Beim gesunden Menschen ist die Wirkung dieser Zügel im labilen Gleichgewicht.

Ist der Symphatikus sehr angespannt, dann erhöht sich zum Beispiel der Blutdruck, das Herz schlägt schneller, die Verdauungsorgane erschlaffen. Hat der Parasympathikus mehr «Spannung», dann sinkt der Blutdruck, das Herz schlägt langsam, Magen und Darm können sich bis zur Verkrampfung zusammenziehen. Das ist nur ein kleiner Teil der Einflußnahme des vegetativen Nervensystems. Nur wenn das vegetative Nervensystem im Gleichgewicht ist, können Gesundheit und Wohlbehagen bestehen.

Schon allein durch die Atmung kann man Einfluß auf das vegetative Nervensystem nehmen. Aber auch das «Eintreten in die Ruhe» trägt zur Harmonisierung dieses Nervensystems bei. Das Qi Gong hat, wie zu erwarten, eine deutliche Wirkung auf die Wiedereinstellung dieses Gleichgewichts. Im EKG normalisieren sich die P-Q-Dauer und die Erregungsrückbildungszeit. Auch von außen kommende Einwirkungen, von denen in hohem Maße psychische Reaktionen zu erwarten wären, werden eher mit Gleichmut beantwortet.

3. *Einfluß auf Atmung und Stoffwechsel*

Durch das feine, milde Tiaoxi-Atmen wird die Atemmuskulatur entlastet. Die Atemfrequenz ist verringert, das Atemvolumen relativ niedrig. Gleichzeitig werden der Grundumsatz um 20% und der Sauerstoffbedarf um 30% vermindert. Diese Wirkung beeinflußt den Verbrauch des kranken Körpers günstig, die geistigen Kräfte werden besser aufgebaut, der Energiebedarf wird eindeutig gesenkt. Auch die Zwerchfellmuskulatur wird durch Herabsetzen des Grundumsatzes kräftiger. Heben und Senken des Zwerchfells ist drei- bis viermal größer als vor Beginn der Qi-Gong-Therapie.

4. *Einfluß auf die Verdauungsorgane*

Durch die ausgedehnte Bewegung des Zwerchfells beim regulierten Atmen wird dieses gekräftigt, die um das Zwerchfell gruppierten Organe werden mitbewegt und massiert. Beim Einatmen wird Druck auf die Bauchorgane ausgeübt. Das Blut wird herausgedrängt. Beim Ausatmen wird der Bauchraum maximal groß, die Organe haben Platz, sich auszudehnen und frisches, mit Qi beladenes Blut kann reichlich in sie einströmen. Es fließt mehr Speichel;

dadurch wird der Appetit angeregt und das Allgemeinbefinden bessert sich. Die Freude am Leben wächst.

5. *Andere Auswirkungen*

An der Haut wurden nicht nur erhöhte Temperaturen, sondern auch vermehrter Elektrizitätsfluß gemessen. Wenn man, durch solche Erscheinungen ängstlich gemacht, den Arzt aufsucht, dieser aber die Gesetzmäßigkeit der Qi-Bewegung nicht kennt, wird er den Hilfesuchenden psychisch nur noch mehr bedrücken. Wenn man andererseits mit Ungeduld die eben beschriebenen Sensationen an sich selbst erleben will, auf sie wartet, dann wird man nervös; die Übungen werden dann keinen Erfolg haben.

Also keine Angst vor dem, was man fühlen und erleben will, aber auch keine Neugier, keine Ungeduld.

3. «Die Sechs Heiligen Laute»

Dies ist eine Übung mit Stimmeinsatz. Sie dient dazu, den Qi-Kreislauf in den «fünf Organen» anzuregen. Jedem Organ ist ein bestimmter Laut zugeordnet. Sie stammt aus sehr früher daoistischer Tradition und wird heute in der VR-China benutzt, wobei ausdrücklich auf ihren daoistischen Ursprung hingewiesen wird. Sie wurde von Meister Ma Li-tang neu beschrieben und wird heute an Krankenhäusern gelehrt, auch im Fernsehen propagiert.

Die Übung ist ein reines Nei Gong, das heißt, das innere Organ-Qi wird zum verstärkten Fließen gebracht. Die durch den Stimmeinsatz bewirkte Vibration in Kehlkopf, Stimmbändern, Nasennebenhöhlen und Zwerchfell folgt – deutlich spürbar – den inneren Meridianen bis in die äußersten Punkte am Kopf, an Füßen und Händen; sie teilt sich also auch den peripheren Meridianen mit.

Gemäß dem Entsprechungskreislauf der Elemente darf sie nur in der Reihenfolge Leber, Herz, Milz, Lunge, Niere vorgenommen werden. Als sechste Übung werden Drei-Erwärmer und Galle als einzige Yang-Meridian-Erregung angeschlossen.

Zur *Vorbereitung* stehe man völlig entspannt, die Kniegelenke locker, die Fußsohlen mit Großzeh- und Kleinzehballen fest auf dem Boden. Die Schultern hängen, wobei die Achsel geöffnet sein muß, als sei ein Tennisball in sie geschoben. Der Baihui, unser höchster Punkt, wird durch leichtes Anziehen des Kinns auf die Brust senkrecht über das Steißbein gebracht, so daß unsere senkrechte Achse auch senkrecht über der Erde steht.

Leber: Man benutzt den Laut CHÜ . . .; der Vokal «Ü» wird jedoch nicht mit spitzen Lippen gebildet, wie das in europäischen Sprachen üblich ist, sondern die Lippen sind locker breit geöffnet, die Zunge liegt am Mundboden.

Mit dem Einatmen hebe man die Arme seitlich bis in Schulterhöhe, Handflächen nach abwärts. Nun die Handflächen nach aufwärts wenden, die Hände werden vor die Brust geführt, Fingerspitzen stehen einander gegenüber; dann senke man die Hände und lege die Handflächen auf das Dantian, die Frauen zunächst die rechte, darüber die linke Hand, Männer legen zuerst die linke, dann die rechte Hand auf die linke. Die Punkte in der Mitte der Handfläche liegen genau aufeinander, so daß sie genau über dem Punkt Qihai etwa 4 cm unter dem Nabel liegen, gerade vor dem Dantian.

Es folgen einige Atemzüge, wobei man fühlen soll, wie Bauch- und Lendenmuskel sich beim Einatmen weiten; beim Ausatmen drücken die Handflächen leicht auf den Bauch. Nun beim Einatmen neige man den Körper mit seinem ganzen Gewicht etwas nach vorwärts, beim Ausatmen ströme man den Laut CHÜ . . . aus und drükke dabei Großzehballen und -spitzen auf den Boden. Dann neige der Körper sich leicht nach rückwärts und belaste dabei kaum merklich die Fersen.

Man wiederhole die Übung sechsmal oder ein Vielfaches davon.

Herz: In europäischen Übersetzungen findet man verschiedene Wiedergaben für den zu benutzenden Laut; mal findet man HA, aber auch HO. Meister Ma Li-tang schreibt den Laut KHO vor. Diese Unstimmigkeiten rühren daher, daß im Chinesischen die Ausrufe Ha . . ., Ho . . . das gleiche Schriftzeichen haben; dieses Zeichen wird aber auch phonetisch bei Ko oder Ke benutzt. Man öffne den Mund weit, die Zähne so weit auseinander, daß zwei Querfinger zwischen die Zähne passen. Die Lippen werden sehr breit geöffnet, so daß ein eindeutiger Vokal nicht gebildet werden kann; er liegt zwischen «a», «o» und «e». Also man atme KHO . . .; die Zungenspitze auf dem Mundboden weit nach rückwärts gebogen.

Diese Übung geht mit Armbewegungen einher. Mit dem Einatmen hebe man die Arme in Schulterhöhe, Handflächen nach abwärts. Dann wende man die Handflächen, führe die Hände vor die Brust. Hier stehen die wieder nach abwärts zeigenden Handflächen so, daß die Fingerspitzen sich fast berühren. Mit Ausatmen stoße man den Laut KHO . . . aus. Die Hände senken sich vor dem Körper bis zum Dantian und sinken dann neben die Oberschenkel. Hals- und Nackenmuskeln bleiben entspannt, der Ton soll gleichmäßig, ohne Vibration und Änderung der Tonhöhe sein, als Zeichen, daß sich alle Muskeln gleichmäßig entspannen. Wiederholung sechsmal oder ein Vielfaches davon.

Milz: Man benutzt hier den Laut HU . . ., wobei die Lippen zu einer engen Röhre gerundet werden. Mit Einatmen führe man die Hände, Handflächen nach oben, vor dem Körper hoch bis zum Punkt «Brustmitte», das ist der Punkt in der Mitte zwischen den Brustwarzen. Nun wende man die sanft gerundeten Hände mit den Flächen nach auswärts, führe die rechte in dieser Stellung nach oben, die linke abwärts bis neben das Hüftgelenk, dabei atme man HU . . .
Menschen mit hohem Blutdruck heben die Rechte bis in Stirnhöhe, bei normalem oder erniedrigtem Blutdruck hebe man sie etwas höher als Scheitelhöhe. Mit erneutem Einatmen beide Handflächen weich wenden, die Rechte vor der Mitte des Gesichts und der Brust senken, die Linke hebe man bis Brusthöhe. Nun steht die Linke mit der Handfläche vor der Brust, die Rechte steht vor der linken Hand.
Erneutes Wenden der Handflächen nach außen mit Ausstoßen des Lautes HU . . . Die Linke heben, die Rechte bis neben die rechte Hüfte senken. Wiederholung je dreimal rechts und links.

Lunge: Es wird der Laut SSSÄ . . . ausgeströmt, und zwar stehen die Zähne fast zusammen, die Zungenspitze vor dem Zahnspalt. Das SSSÄ . . . strömt rechts und links von den Zungenrändern durch die Lippen heraus. Mit Einatmen hebe man die Hände mit den Flächen nach oben bis zum Punkt Brustmitte. Nun Handflächen nach außen wenden, Daumen und Zeigefinger stehen gerundet einander gegen-über; auch die übrigen Finger sind sanft gebogen. Mit Singen des Lautes SSSÄ . . . führe man die Hände weit in der Horizontalen auseinander und senke sie dann mit entspannten Händen neben die Oberschenkel. Wiederholung sechsmal oder mehrmals sechsmal.

Niere: Es wird der Laut TCHUI . . . ausgestoßen. Mit Einatmen ziehe man die Handrücken am seitlichen Brustkorb, etwas hinter der seitlichen Linie hoch bis unter die Achseln, ziehe sie weiter bis 40 cm vor die Brust, als halte man mit Armen und Händen einen großen Ball. Mit Ausstoßen des Lautes TCHUI . . . geht der Körper in die Hocke, die Hände senken sich bis vor die Knie. In der Hocke soll der Oberkörper aufrecht bleiben. Mit Einatmen wird der Körper wieder aufgerichtet, Hände neben den Oberschenkeln, Handrücken erneut am seitlichen Rücken hochziehen. Auch diese Übung sechsmal oder mehrmals sechsmal wiederholen.

Drei-Erwärmer: Der Laut ist CHIII . . . Es wird manchem auffallen, daß er beim Formen des CH die Mundhöhle unsymmetrisch benutzt, so daß das CH mehr links als rechts im Munde gebildet wird. Das ist zu korrigieren, sonst kommt eine unsymmetrische Stimulierung der Gallen-Leitbahnen zustande.

Mit Einatmen die Hände wie beschrieben bis vor die Brust, nun die Handflächen sanft nach auswärts, mit Ausstoßen des Lautes CHIII . . . die Hände bis in Stirnhöhe oder bis über Scheitelhöhe heben. Mit Einatmen die Handflächen wenden, die Hände vor dem Gesicht senken. In Brusthöhe Handflächen nach abwärts, mit Ausatmen ohne Laut bis neben die Oberschenkel senken. Es hängt wieder vom Blutdruck des Übenden ab, wie hoch er die Hände hebt. Wiederholung sechsmal oder ein Vielfaches davon.

Shou Gong, das Qi zurückholen: Die Arme seitlich heben bis in Schulterhöhe, Handflächen abwärts. Dann Handflächen wenden, die Unterarme führen die Hände vor der Brust zusammen, Fingerspitzen stehen einander gegenüber. Ausatmen und Senken der Hände. (Außen leiten, innen fließt es.) Wiederholung zwei- bis dreimal.

Man kann das Ausatmen der Laute auch im Liegen ausführen, ohne Armbewegung. Dabei kann man interessante Beobachtungen machen, z. B. daß die entsprechenden Organleitbahnen spürbar werden, oder daß in der Übung für die Leber auch an der Lungenleitbahn Akupunkturpunkte zu stechen anfangen. Besonders Endpunkte auf den Leitbahnen werden deutlich gefühlt. Bei der Übung für Drei-Erwärmer kann es geschehen, daß der 4. Finger zu zittern anfängt. Diese Sensationen sind sicher von Mensch zu Mensch verschieden und lassen diagnostische Schlüsse zu. Auch die Präsenz der Organe im Bewußtsein kann deutlich werden.

Dritter Teil: Qi-Gong-Übungen mit körperlicher Bewegung

Vorbereitung

Die meisten dieser Übungen werden im Stehen ausgeführt, einige aber auch auf einem Hocker oder auf dem Boden sitzend. Von den vielen bekannten Formen ist im Folgenden eine Auswahl zusammengestellt. Von jeder wird behauptet, daß sie die Gesundheit pflege, das Leben verlängere und Krankheiten günstig beeinflussen, wenn nicht gar heilen könne. Die einzelnen Formen unterscheiden sich zwar im Bewegungsablauf, sie haben aber viele gemeinsame Elemente.

Ihre Wirkung kommt zustande durch vermehrte Qi-Aufnahme, durch Intensivierung des Qi-Flusses und Öffnen von verschütteten Leitbahnen. Ihr Ziel ist das gleiche: ein mit vermehrter Spannung geladenes Qi an alle Orte des Körpers gelangen zu lassen, damit den Stoffwechsel in den Zellen zu begünstigen und Abfallprodukte, die ausgeschieden werden müssen, aus dem Organismus hinauszubefördern. Die Voraussetzungen für das Gelingen des Übungserfolges sind die gleichen: völlig entspannter Körper in Muskeln und Gelenken und völlig entspannter Geist.

Es wurde bereits einiges über die Meridiane gesagt, die Leitbahnen, auf denen das Qi sich bewegt. Sie verlaufen alle mit dem Bindegewebe, im Unterhautzellgewebe, in dem Bindegewebe von Muskeln und Gelenken, aber auch in den Umhüllungen der Nervenfasern und dem Gewebe zwischen den Nervenzellen im Zentralnervensystem (Glia). Das Bindegewebe sollte in optimaler Verfassung sein. Seelische, geistige und körperliche Entspannung tragen dazu bei. Aber auch ein üppiges, mit erhöhter Spannung aufgeladenes Qi hat Wirkung auf die Qualität und Durchgängigkeit seiner Leitbahnen, und wir können zwischen beiden eine Wechselwirkung erwarten.

Das Qi mit erhöhter Spannung zu versehen, heißt «Pflege des Qi» oder Tuna-Methode. Das Qi intensiver auf dessen Bahnen zu leiten, heißt Daoyin-Methode. Es gibt Übungen, die sich mehr der einen, und solche, die sich mehr der anderen Methode bedienen.

Die Vorbedingungen und die Vorbereitung für alle Qi-Gong-Übungen mit körperlicher Bewegung bestehen in folgendem: Man begebe sich an einen ruhigen Übungsplatz in frischer Luft. Optimal ist ein Wald oder ein Park mit einem stillen Gewässer. Die frühen Morgenstunden und/oder die beginnende Abenddämmerung sind vorzuziehen, denn um diese Tageszeit strömen die Pflanzen viel Sauerstoff aus. Weiter gehört zur Vorbereitung, sein Gemüt zu «glätten». Das gelingt in entspanntem Stehen. Mit geschlossenen Augen atme man mehrmals tief und natürlich ein und aus. Man denke dabei nur: «Ich bin ganz ruhig, ich bin ganz ruhig.»

Entspannter Körper

Für den, der noch nie mit seinem Körper «gearbeitet» hat, ist es schwer, zwischen gespanntem und entspanntem Muskel zu unterscheiden. Es ist noch schwieriger, den Unterschied zwischen verspanntem und erschlafftem Zustand in Muskeln und Gelenken im Unterschied zu Spannung und Entspannung kennenzulernen und zu fühlen. Es ist mühsam, aber es macht auch Freude, sich in die Haltung seines Körpergerüstes, der Knochen und der sie verbindenden Gelenke hineinzufühlen.

Entspannung im Stehen: Man stehe mit den Füßen in schulterbreitem Abstand, die Füße parallel zueinander, die Fußspitzen eher etwas nach innen. Die Knie sind locker, ein wenig gebeugt, etwas nach außen gedrängt. Hierdurch werden die äußeren Wadenmuskeln leicht angespannt. Ein Hohlkreuz wird durch leicht vorgekipptes Becken beseitigt, die Wirbelsäule steigt gerade aus dem Becken auf bis in den Hals. Die größte Schwierigkeit liegt in entspannter Haltung der Lenden- und Nackenmuskulatur. Durch Nachlässigkeit in allen Alltagsaktivitäten sind besonders diese beiden Regionen in Verspanntheit fixiert. Durch Shiatsu-Massage, häufiges Sich-Rek-ken und -Rekeln sind diese Verspannungen allmählich zu lösen.

Verkrampfte Körperhaltung bringt nicht nur die Meridiane in schlechte Verfassung, sie verführt auch zu verkrampftem Denken. Auf die gegenseitige Beeinflussung von Denken und Körperhaltung wurde bereits hingewiesen; eine positive Wirkung haben hier die Hilfsübungen, die in dem Kapitel «Das Neue Qi Gong» einzeln beschrieben sind. Lockerheit im Kreuz ist besonders wichtig, weil sich in dieser Gegend der Sprung des Qi aus dem Dantian zum Gouverneur abspielt.

Der stille Übungsplatz wird aufgesucht, um alle Störungen von außen zu vermeiden. Daß man Störungen «von innen» fernhält, ist schon ein Bestandteil der Übungen. Im allgemeinen Teil dieses Bu-ches wurde schon manches darüber gesagt, und bei den einzelnen Übungen werden noch manche praktischen Anleitungen dazu gege-ben. Es mag dem Anfänger schwer erscheinen, die Forderungen «entspannter Geist in entspanntem Körper» zu erfüllen. Wer be-harrlich und stetig täglich übt, wird bald alle Verkrampfungen von sich weichen fühlen.

Atmung

Bei den verschiedenen Qi-Gong-Formen werden verschiedene Atemtechniken benutzt. Sie sind jeweils genau angegeben und be-stehen einmal in feinem, natürlichem Atmen, das so fein sein soll «wie das Gespinst der Seidenraupe im Frühling» (im Sommer ist das Gespinst gröber). Das andere Extrem der Atmung ist heftiges «Ausschnauben», so zum Beispiel in der Übung «Der Atem des Drachen», teilweise auch im «Jingang Qi Gong» (Demantene Atemübung).

Bei der letztgenannten Übung wird das abrupte Ausschnauben noch durch kräftiges Rucken der Arme gegen den Brustkorb unter-stützt. Dies ist besonders für Kranke sehr nützlich, die an einem Lungenemphysem leiden. In der Endphase des Ausatmens darf man die Atemmuskulatur keinesfalls überspannen. Damit würde man das Qi nie ins Dantian pressen können, denn pressen läßt es sich nicht. «Man sei vorsichtig wie jemand, der im Winter über einen

Fluß geht», sagt Laozi im *Daodejing*. Vergessen wir nie, daß Atmen nicht nur Zufuhr von mit Sauerstoff geladener Luft und Ausscheiden von mit Kohlendioxyd beladener Luft ist. Das Atmen ist der Motor der Qi-Bewegung. Diese wird aber mit bewußter Aufmerksamkeit intensiv geleitet.

Körperliche Bewegung

Die körperlichen Bewegungen sind langsam, weich und rund, aber nicht schlaff. Die Chinesen unterscheiden Regionen des Körpers, die «voll» (schwer) sind, von solchen, die «leer» (leicht) sind. Alles unterhalb des Dantian sei schwer wie der Baumstamm mit den Wurzeln in der Erde. Oberhalb des Dantian sei man leicht, als gehöre man zum «Himmel» wie die Äste und Zweige des Baumes. Die Beine seien wie Säulen, die den Körper tragen. Der Geist mache sie schwer. Damit entsteht Stabilität, sowohl im realen als auch im übertragenen Sinne. Das Bewußtsein dagegen wird hell, frisch und wach.

Besonders für alte Menschen ist diese Vorstellung und Einstellung sehr wichtig. Eine durch Alter gebeugte Gestalt, unsicherer Gang, schwächer werdende Beine und so weiter, all das kann durch Qi-Gong-Übungen wieder behoben werden. Aber auch für diejenigen, die leicht in Wut geraten, ist es hilfreich, die Beine «schwer» und den Oberkörper «leicht» zu machen.

Andere wichtige Vorbereitungen

Beim Qi Gong als Heilbehandlung richtet sich die Übungsdauer und das Übungsmaß ganz nach dem Kräftezustand des Kranken. Jeder finde für sich das richtige Maß. Besonders wichtig ist Beharrlichkeit. Man soll keinen Tag mit der Übung aussetzen. Die bereits erschlossenen Meridiane würden sofort wieder «versanden».

Eine fundamentale Voraussetzung ist das Vertrauen auf die Wirkung. Auch bei den allgemein üblichen Heilbehandlungen spielt das Vertrauen eine – wenn nicht gar die wichtigste – Rolle. Wir vertrauen dem Arzt, seinem Rat, den Medikamenten. Nur besteht der Unterschied, daß wir eine Menge Verantwortung an den Arzt und das Medikament delegieren, das wir konsumieren. Beim Qi Gong tragen wir die Verantwortung selbst. Je größer das Zutrauen zu uns und der Übung, desto sicherer ist der Erfolg. Mit dem Einplanen regelmäßiger Übungen bekommt unser Tag einen neuen Rhythmus. Zeitplanung ist nötig, bis der neue Ablauf zur Gewohnheit wird.

Die Kleidung muß locker sein, besonders am Hals und den Handgelenken. Zahnprothesen sollte man bei der Übung möglichst ablegen. Die Schuhe dürfen keine Absätze haben. Auch im Winter muß die Übung ungehindert möglich sein. Schwere, stark gewürzte Speisen, Tabak und Alkohol sollte man vermeiden. Vor der Morgenübung soll man nichts oder nur eine Kleinigkeit essen und erst eine halbe Stunde nach dem Üben frühstücken.

Man sollte im Freien üben. Der Boden muß eben sein. Findet man draußen keine geeignete Stelle, dann wähle man einen der frischen Luft zugänglichen Platz in der Wohnung.

Rund, weich, weit

Rund: Wie beim Taiji Quan (T'ai Chi Ch'uan), bei dem alle Bewegungen auf einer runden oder ellipsenförmigen Bahn ablaufen, sollen auch bei den übrigen Qi-Gong-Übungen nie abrupte, eckige Richtungsänderungen aufkommen. Weich: Damit sind Muskeln und Gelenke gemeint. Weit: Dies bezieht sich auf die Augen. Übt man mit geschlossenen Augen, so sehe man zunächst horizontal in die Ferne und nehme dann den Blick zurück, aber doch mit der Vorstellung von Weite. Auch der Blick auf die Nasenspitze oder nur der Gedanke daran helfen der geistigen Sammlung.

Der Anfänger sollte sich nicht bemühen, seine Aufmerksamkeit auf das Dantian zu lenken. Es wird ihm nicht nur nicht gelingen, sondern es wird ihn zusätzlich verkrampfen. Auch wenn in den nun folgenden Übungsbeschreibungen steht «Sammlung auf Dantian», soll man dies erst später befolgen. Man lernt einzuschätzen, wann man dazu in der Lage ist. Vorübungen zu meditativer Sammlung werden an geeigneter Stelle immer wieder angegeben. Das Zählen der Atemzüge bis zehn ist eine von ihnen. Hilfreich ist auch die Vorstellung einer schönen Erinnerung, eines optischen Erlebnisses, eines Duftes, einer ruhigen Landschaft. Ablenkend ist aber die Vorstellung von etwas, was nun weit entfernt ist; auch Bäume im Wind beunruhigen.

Es wird immer wieder vorkommen, daß die Gedanken auch von dem vorgestellten Objekt abwandern. Man prüfe sich, warum Assoziationen aus dem Unbewußten auftauchen und die Gedanken mit sich nehmen. Wenn man sich die Gründe dafür und das Abschweifen der Gedanken bewußt gemacht hat, soll man sich bemühen, die Ursachen zu beseitigen.

Jede Qi-Gong-Übung wird mit dem «Wecken des Qi» (Jie Gong) eingeleitet. Wenn das Qi wirksam sein soll, muß es mit erhöhter Spannung und größerer Menge in den Körper geleitet werden. Durch Jie Gong gelingt es, das Qi aus dem Dantian vermehrt in den Kleinen und den Großen Energiekreislauf zu leiten. Durch die besondere Atmungsweise wird der Körper mit frischem Qi vermehrt aufgefüllt.

Zum «Wecken des Qi» gibt es verschiedenartige Bewegungsformen. Bei jeder in diesem Buch dargestellten Hauptübung ist das erforderliche Jie Gong besonders beschrieben. Den Abschluß jeder Übung bildet das Shou Gong, mit dem das Qi aus der Peripherie zurück ins Dantian geholt wird (siehe: «Das neue Qi Gong). Mit diesem Shou Gong will man das gesamte Reine Qi, das durch die Übung mobilisiert wurde, ins Dantian leiten, also das gesamte Reine Qi in den Kleinen Kreislauf bringen. Alle Bewegungen des Körpers müssen mit der Richtung des kleinen Kreislaufs übereinstimmen.

Das Zurückholen des Qi ist von großer Wichtigkeit. Es ist sozusagen die Frucht des Übens. So, wie man sein Feld bestellt, die Saat aussucht, die Saat ausstreut und schließlich die Ernte einholt, so sammeln wir am Schluß der Übung das Qi ein. Shou Gong ist unsere Ernte. Wenn man diese Übung nicht macht, kann das Reine Qi (Ursprungs-Qi) nicht an seinen Ausgangsort zurück. Man hat nicht nur nicht den gewollten Erfolg, es könnten auch negative Folgen für die Gesundheit entstehen. Es kann nicht genug betont werden, daß man für die Übungen Zeit braucht, sich Zeit nehmen muß. Für die Vorbereitung 5 bis 10 Minuten, die Hauptübung 30 bis 60 Minuten, für das Shou Gong 10 bis 15 Minuten.

1. Zehn Meditationen auf dem Berge Wu Dang

Diese Übungsfolge stammt aus dem Taoistenkloster auf dem Wu-Tai-Berg in Südchina. Es heißt: «Wenn das Qi frei und üppig kreist, dann werden im Schnee die Blumen blühen.»

Vorbemerkungen

Bewegungen:	Sanft, aber bestimmt; fließend ohne Gewalt, dem Atem folgend.
Atmung:	Lang, tief und rhythmisch. Natürliches Bauchatmen. Sollte Atemnot oder Stocken auftreten, dann schaffe man seinen eigenen Rhythmus, mit dem man sich bewegt.
Stellung:	Füße parallel, schulterbreit auseinander, Knie locker. Man soll sich fühlen, als sei man «an der goldenen Schnur» aufgehängt. Verwurzelt wie ein Baum, Zweige und Blätter bewegen sich. Das Qi steigt wie der Saft und läßt Blätter und Blüten entstehen.
Augen:	Entspannt, auf einen Punkt in die Ferne gerichtet oder den Bewegungen der Hände folgend.
Roter Drachen:	Zunge am Gaumen.
Wiederholung:	Jedes Bild viermal wiederholen.

| Abschluß: | Jedes Bild in derselben Position beenden, wie es begonnen wurde. |
| Pause: | Zwischen jedem Bild seinen Nachwirkungen nachspüren. |

Name und Symbole

Dantian:	Feld des Elixiers, Ozean der Lebenskraft, Haus des Wassers (Akupunkturpunkt DG 6).
Solarplexus:	Mitte der Erde, Gelbe Halle.
Herz:	Haus des Feuers.
Himmels-trommel:	Kopf.
Himmelssäule:	Nacken (Tianzhu, B 10).
Himmelstor:	Höchster Punkt des Schädels, da, wo die «goldene Schnur» mit dem Kopf zusammenhängt. (Baihui, LG 20).
Tigermaul:	Winkel zwischen Daumen und Zeigefinger.
Jadekissen:	Da, wo Kopf und Nacken zusammentreffen (Yuzhen, B 9).
Yin-Leitbahnen:	Innenseite der Beine (dort verlaufende Meridiane).
Yang-Leitbahnen:	Außenseite der Beine (dort verlaufende Meridiane).
Daimai:	Horizontales Gefäß auf der Gürtellinie (Gürtelgefäß).

Erste Meditation:
Das Innere Feuer leiten

| Ausatmen: | Vorbereitung: Hände mit den Handflächen zusammengelegt, Fingerspitzen nach oben, Handwurzeln vor dem Solarplexus (ungef. Magengrube). |

Einatmen:	Hände öffnen sich, Handflächen nach vorn, Hände nach vorn schieben.
Ausatmen:	Hände bewegen sich auf einem horizontalen Kreisbogen nach außen, Fingerspitzen zeigen zum Himmel.
Einatmen:	Arme zu beiden Seiten heben, Hände bleiben in überstreckter Position, Finger verschränken über dem Kopf (Himmelstor). Nun nach oben schauen auf die Handrücken.
Ausatmen:	Körper und Arme hochrecken, ins «Leere», Hände wieder lösen, nach vorn geradeaus blicken.
Einatmen:	Arme auf Kreisbogen senken (seitlich) bis auf die Höhe des Solarplexus.
Ausatmen:	Vor dem Solarplexus Handflächen zusammenlegen.

Zweite Meditation:
Die Höhlen von Drache und Tiger bewachen

Ausatmen:	Vorbereitung: Die linke Hand zu einer sanften Faust, Daumen- und Zeigefingerspitze zusammenlegen und den so gebildeten Ring auf den Punkt «Lebenstor» (Rücken Mitte, zwischen 2. und 3. Lendenwirbelkörper). Die rechte Hand mit der Handfläche nach oben (Finger liegen gestreckt zusammen, sanft gehöhlt) unterhalb des Dantian vor den Unterbauch legen. Die Augen folgen während der gesamten Übung dem Tigermaul.
Einatmen:	Die rechte Hand auf einem Kreisbogen zur rechten Seite führen, inzwischen zeigen die Fingerspitzen nach vorn.
Ausatmen:	Die rechte Hand geht im Kreis nach oben, bis über den höchsten Punkt des Kopfes (Himmelstor); hier zeigen die Fingerspitzen wieder zur linken Seite. Der Kopf hat sich so weit mitgedreht, daß die Augen immer auf das Tigermaul blicken.

| Einatmen: | Die rechte Hand geht auf demselben Weg zurück bis zur rechten Hüfte. |
| Ausatmen: | Rechte Hand formt sich zur sanften Faust, Ring von Daumen und Zeigefinger legt sich auf den Punkt «Lebenstor». Die linke Hand hat sich inzwischen geöffnet und liegt nun vor dem Bauch unter dem Dantian, Fingerspitzen zeigen nach rechts. Augen blicken in Tigermaul der linken Hand.
4mal wiederholen. |

Dritte Meditation:
Die Flügel ausbreiten

Ausatmen:	Die Hände (Handflächen nach oben), die sanft gebogen sind (Mittelfingerspitzen stoßen fast zusammen), oberhalb des Dantian vor den Körper halten.
Einatmen:	Die Flügel öffnen sich durch Seitwärtstreten der Ellbogen und Schulterblätter. Arme heben sich über die Schultern, gleichzeitig Heben des Körpers zum Stand auf den Fußspitzen. Handrücken berühren sich über dem Kopf.
Ausatmen:	Körper zum Stand auf den Fußsohlen absenken, gleichzeitiges Senken der Hände zu beiden Seiten des Körpers in Ausgangshaltung vor dem Körper. 4mal wiederholen.

Vierte Meditation:
Durch den Daimai stoßen

| Ausatmen: | Vorbereitung: Ellbogen in der Taille, Hände bilden sanfte Fäuste, Faustherz nach oben. |
| Einatmen: | Gewicht auf linkes Bein. Rechter Fuß geht einen halben Schritt vor, Gewicht auf rechtes Bein. Der linke Fuß geht einen Schritt rückwärts; mit dem Ballen aufsetzen. |

	Wichtig: Nun stehen die Füße wieder parallel, schulterbreit auseinander.
Ausatmen:	Gewicht bleibt rechts, linke Ferse fest in die Erde stemmen. Der Körper ist diagonal nach vorn geneigt und bewegt sich in erneuter Diagonale über das rechte Knie, Hände vorwärts gestreckt. Handflächen gegeneinander zeigend, schulterbreit auseinander. Blick zwischen den Händen in die Weite.
Einatmen:	Hände im Kreis aufwärts und auseinander, Gewicht bleibt rechts, der linke Fuß geht einen halben Schritt vor.
Ausatmen:	Rechter Fuß geht einen Schritt zurück in Ausgangsposition, Hände legen sich als sanfte Faust in die Taille zu beiden Seiten des Taimo.

Fünfte Meditation:
Das Licht durch den Daimai senden

Ausatmen:	Sanfte Fäuste (Arme zu beiden Seiten des Körpers) in Höhe des Daimai.
Einatmen:	Rechte Hand öffnet sich, gleitet nach oben in der Mitte der Brust bis unter das Kinn, als leuchte man sein Gesicht aus (als halte man das Licht unter das Gesicht).
Ausatmen:	Nach links wenden, von Fußgelenken über Knie und Taille. Rechte Hand bleibt dicht unter dem Kinn.
Einatmen:	Wenden zurück zur Mitte, rechte Hand senkt sich vor der Mitte des Körpers und legt sich als Faust neben Daimai. Die linke Hand hat sich inzwischen geöffnet und auf gleiche Weise bis unter das Kinn gehoben.

Sechste Meditation:
Die Lotosblüte öffnet sich

Ausatmen:	Vorbereitung: Die Handflächen legen sich vor der Brust zusammen.
Einatmen:	Die Hände öffnen sich, zuerst die Wurzeln, dann die Handflächen, dann die Fingerspitzen, Hände nach vorwärts und abwärts, Knie beugen, Körper sinkt zur Erde. *Wichtig:* Körper senkrecht halten, Fersen auf dem Boden, Augen schauen geradeaus.
Ausatmen:	Die Hände umkreisen die Füße, berühren sich hinter den Fersen. Gewicht auf den Füßen belassen, nicht auf die Hände verlegen. Hände auf der Erde wieder vor den Körper kreisen lassen.
Einatmen:	Hände und Körper langsam von der Erde heben; die Hände formen eine Knospe, zuerst die Fingerspitzen, dann die Handflächen.
Ausatmen:	Langsam weiter erheben. Der Lotos öffnet sich, zuerst die Fingerspitzen, dann die Handflächen, zuletzt die Handwurzeln. Die Hände trennen sich, gehen zu beiden Seiten des Körpers, die Handflächen zeigen noch zueinander.
Einatmen:	Immer weiter aufrichten. Hände wenden sich mit den Handflächen nach außen, Fingerspitzen zeigen nach oben. Hände heben sich, bis sich die Finger berühren, Finger verschränken sich über dem Kopf (Himmelstor). Nun geht der Blick nach oben.
Ausatmen:	Blick auf Handrücken. Hände gegen den Himmel strecken (Arme), Körper nach rückwärts drehen, Arme erneut nach oben strecken.
Einatmen:	Hände trennen sich. Blick geradeaus. Hände senken sich zu beiden Seiten des Körpers.
Ausatmen:	Hände bewegen sich vor die Brust, berühren sich zuerst an der Wurzel, dann mit den Handflächen, zuletzt mit den Fingerspitzen. 4mal wiederholen.

Siebte Meditation:
Die eiserne Handfläche

Während der ganzen Zeit sind die Hände straff, schiebend, im Handgelenk um 90° gestreckt, Finger liegen dicht zusammen.

Ausatmen:	Vor dem Dantian steht die rechte Hand über der linken, Handflächen zur Erde.
Einatmen:	Die linke Hand geht zur Seite der linken Hüfte, nach unten stoßend. Die rechte Hand geht wie stoßend zur rechten Seite, geht auf einer Kreislinie seitlich nach oben bis über den Kopf (Himmelstor), mit der Handfläche gegen den Himmel stoßend.
Ausatmen:	Der Körper wendet sich nach rechts, die Hände halten die Stellung und Haltung bei. Wendung über Fußgelenke, Hüfte und Taille.
Einatmen:	Langsam zurück zur Mitte wenden, dabei bewegen sich die Arme wie Windmühlenflügel, die rechte Hand senkt sich bis neben die rechte Hüfte, die linke hebt sich bis über den Kopf. Die Hände sind in der neuen Position angekommen, wenn der Körper wieder mittig steht.

Achte Meditation:
Der Tiger reckt sich

Ausatmen:	Vorbereitung: Sanfte Fäuste in der Taille.
Einatmen:	Rechter Fuß einen Schritt vor. Füße bleiben dabei parallel und schulterbreit im Abstand. Gewicht rechts. Hände und Körper senken (beugen) sich über das rechte Bein, Finger senken sich wie Tigerkrallen auf die Erde, schulterbreit auseinander, Finger der linken Hand vor dem rechten Fuß.
Ausatmen:	Das linke Bein nach hinten über das rechte Bein schwingen, mit dem Ballen aufsetzen. Augen blicken über die Schulter rechts auf das linke Bein.
Einatmen:	Den linken Fuß wieder zurück nach links setzen,

einen halben Schritt hinter den rechten Fuß, Füße
jedoch schulterbreit auseinander. Arme und Körper heben sich, Gewicht verlagert sich auf das linke Bein.

Ausatmen: Arme gehen auf kleinem Bogen und führen die
Hände, die sich langsam wieder zu Fäusten formen, an beide Seiten der Taille. Der rechte Fuß
geht einen halben Schritt zurück, Gewicht wieder
gleichmäßig auf beide Beine.
4mal wiederholen.

Neunte Meditation:
Das Qi durch den Punkt «Jadekissen» (Yuzhen) lenken

Ausatmen: Vorbereitung: Finger verschränken, Handflächen
auf den Hinterkopf legen, und zwar mit Druck, so
daß die Zeigefingerballen auf den Punkt «Jadekissen» am hinteren Schädelrand drücken. Ellbogen
zeigen nach vorn, die Arme haben also den Kopf
zwischen sich.

Einatmen: Kopf mit den Händen gegen die Erde ziehen, jedoch der Nacken widerstrebt, es entsteht starker
Druck-Zug am Hinterkopf, speziell am Punkt Jadekissen. Ellbogen erreichen die Knie. Der Rük-
ken ist gekrümmt bis in die Lendenwirbelsäule.

Ausatmen: Knie beugen, gesamte Wirbelsäule strecken, der
Druck des Kopfes gegen die Hände wird stärker
als der Druck der Hände. Der Kopf zieht mit
Kraft den Oberkörper wieder senkrecht hoch.
(Durch das Dantian und Nacken hochstoßen.)

Abschluß: Die Hände langsam seitlich senken. Jedoch vor
dem Senken zunächst mit vollem Handdruck et-
was verweilen, darauf langsam mit dem Druck
nachlassen, dann erst senken.

Zehnte Meditation:
Das Rad des Gesetzes drehen

Ausatmen: Vorbereitung: Hände (Handflächen liegen zusammen) vor die Brust heben.

Einatmen: Hände senken, Finger verschränken. Handflächen zu Boden. Körper beugt sich nach vorn, Kopf locker hängend.

Ausatmen: Hände lösen, Fingerspitzen fahren über die Erde, um die Füße herum, verschränken sich hinter den Beinen, Handflächen nach rückwärts, Handrücken zum Körper.

Einatmen: Hände hinter den Beinen über das Gesäß nach oben ziehen, bis daß der Körper wieder aufgerichtet ist.

Ausatmen: Körper jetzt aufgerichtet, die Hände lösen sich, die Handflächen aufgerichtet zu beiden Seiten führen.

Einatmen: Fingerspitzen zum Himmel aufgerichtet, werden die Hände seitlich im Kreisbogen hochgeführt, bis sich die Fingerspitzen über dem Kopf treffen, Finger verschränken, Handflächen gegen den Himmel. Blick geht nach oben.

Ausatmen: Auf die Handrücken schauen, Arme strecken, Hände ins Leere recken, im Kreuz nach rückwärts biegen, wieder aufrichten und ins «Leere» recken.

Einatmen: Hände lösen, nach vorn schauen. Arme zu beiden Seiten des Körpers senken bis in Höhe des Solarplexus.

Ausatmen: Hände auf den Rücken führen, sie dort verschränken, Handrücken zum Körper (in Höhe des Punktes «Lebenstor»).

Einatmen: Körper beugt sich vorwärts, Hände über das Gesäß die Beine entlang herunterführen, Kopf hängt lose.

Ausatmen: Hände lösen, Finger streichen über den Boden um die Füße herum nach vorn, wieder zurück; hinter den Fersen verschränken sich die Finger wieder.

Abschluß:

Einatmen: Nach dem 4. Mal gegen den Himmel stoßen kreisen die Arme seitwärts herunter bis etwas tiefer als Schulterhöhe (in Höhe des «Haus des Feuers»).

Ausatmen: Handflächen wenden sich, daß sie einander gegenüberstehen. Handflächen legen sich wieder zusammen. Füße stellen sich wieder schulterbreit auseinander, Hände zu beiden Seiten senken, Tigermaul gegen die Oberschenkel.

2. Die «Acht Eleganten Übungen» (Ba Duan Jin)

A. Übungsreihe im Sitzen

Diese Qi-Gong-Form hat eine Jahrtausende alte Tradition. Sie kann – auf dem Bett oder auf dem Boden sitzend – vor dem Einschlafen und morgens nach dem Aufwachen bequem geübt werden und erfordert nicht viel Zeit. Bis auf die Abschlußübung Shou Gong wird sie mit natürlichem Atmen durchgeführt.

1. In die Ruhe eintreten

Man sitzt im Lotossitz oder im Schneidersitz auf dem Bett. Wem dieser Sitz Unbehagen macht, der sitzt auf einem Hocker, die Füße stehen auf dem Boden, schulterbreit auseinander. Der Kopf ist aufrecht (wie am Seidenfaden aufgehängt), die Schultern sind locker gesenkt, die Wirbelsäule steigt gestreckt aus dem lockeren Kreuz auf. Die linke Hand liegt mit dem Handrücken im Schoß, der rechte Handrücken ruht in der linken Handfläche. (Dies gilt für Frauen, der Mann legt die rechte Hand in den Schoß und die linke darüber; siehe Abb. 23.) Ruhiges, weiches Ein- und Ausatmen durch die Nase. Den Atem langsamer und tiefer werden lassen, bis zehn Atemzüge pro Minute erreicht sind. Die Gedanken auf das Dantian richten. Nach einigen Minuten entsteht im Bauch, Becken, in Händen und Füßen ein angenehmes Wärmegefühl.

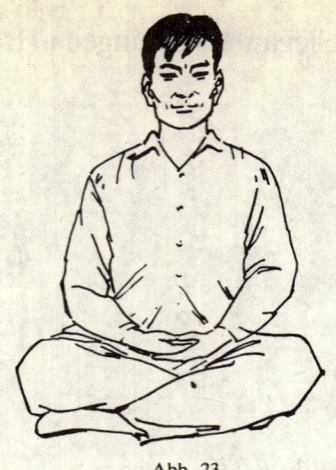

Abb. 23

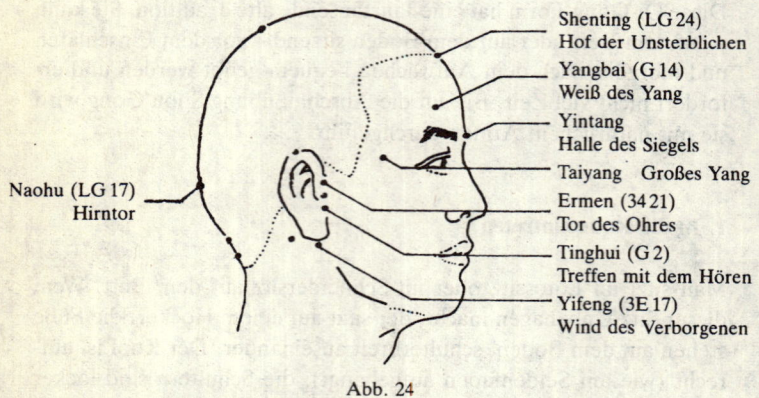

Shenting (LG 24)
Hof der Unsterblichen

Yangbai (G 14)
Weiß des Yang

Yintang
Halle des Siegels

Taiyang   Großes Yang

Ermen (34 21)
Tor des Ohres

Tinghui (G 2)
Treffen mit dem Hören

Yifeng (3E 17)
Wind des Verborgenen

Naohu (LG 17)
Hirntor

Abb. 24

2. Kun Lun, der «Weltenberg»

Einatmen: Hände verschränkt aus dem Schoß heben bis über den Kopf.

Ausatmen: Handflächen verschränkt so gegen den Hinterkopf legen, daß die Zeigefingergrundgelenke auf dem Akupunkturpunkt Hirntor (Naohu, s. Abb. 24) liegen (Abb. 25).

Einatmen:	Den Oberkörper etwas recken und den Kopf gegen die Handflächen pressen.
Ausatmen:	Druck lockern.
Wiederholung:	Die Übung wird 15mal wiederholt. Beim Einatmen massieren die Zeigefingergrundgelenke leicht den Akupunkturpunkt Naohu.
Wirkung:	Günstig bei Kopf- und Augenschmerzen, Nackenschmerzen und Schwindel.

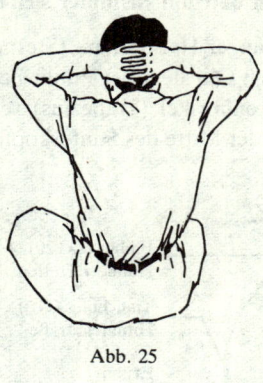

Abb. 25

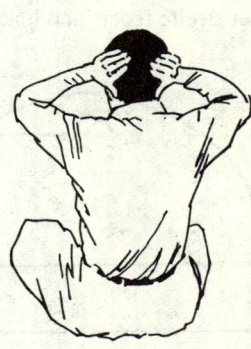

Abb. 26

3. Auf den Punkt «Jadekissen» klopfen

Rechts und links von dem Punkt Naohu fühlt man jeweils einen Knochenvorsprung. Auf diesem liegt der Punkt «Jadekissen» (Yuzhen, s. Abb. 24).

Einatmen:	Die Handflächen auf die Ohrmuschel legen, die Finger gestreckt über dem Hingerkopf, die Mittelfingerspitzen berühren sich.
Ausatmen:	Zeigefinger auf die Mittelfinger legen.
Einatmen:	Bewegungspause.

103

| Ausatmen: | Den Zeigefinger schnippend nach abwärts gleiten lassen, dadurch klopft er auf den Punkt «Jade-kissen». |
| Einatmen: | Zeigefinger wieder auf Mittelfinger legen. (Abb. 29). |

| Wiederholung: | 15mal. |
| Wirkung: | Einfluß auf Augen- und Hirndurchblutung. |

4. Die Fünf Kümmernisse und Sieben Betrübnisse hinter sich lassen

An der Ansatzstelle des Muskels «Langer Halsdreher» (Sternoklei-domastoideus) am Schädel hinter dem Ohr liegt der Punkt Fengchi (Windteich, s. Abb. 27). Der Nackenmuskel (Trapezius) setzt in größerer Breite rechts und links von der Mitte des Hinterkopfes an.

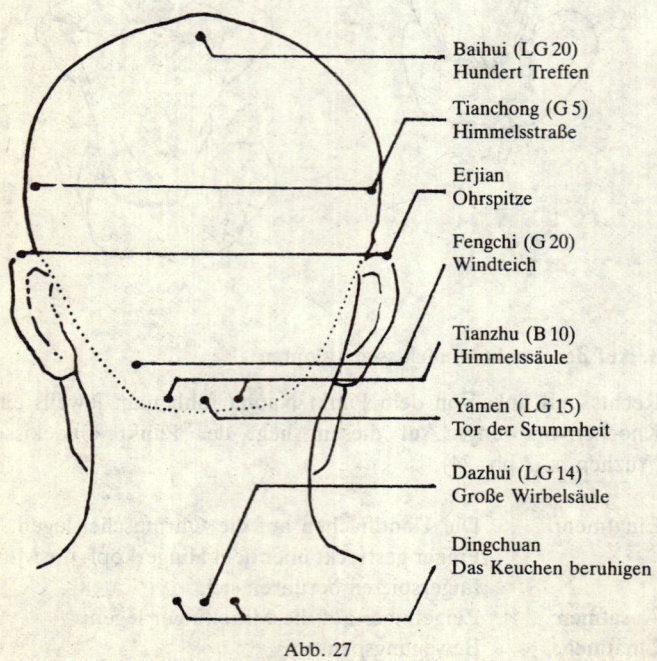

Baihui (LG 20)
Hundert Treffen

Tianchong (G 5)
Himmelsstraße

Erjian
Ohrspitze

Fengchi (G 20)
Windteich

Tianzhu (B 10)
Himmelssäule

Yamen (LG 15)
Tor der Stummheit

Dazhui (LG 14)
Große Wirbelsäule

Dingchuan
Das Keuchen beruhigen

Abb. 27

In der Mitte der Ansatzlinie liegt der Punkt Yamen (Tor der Stumm-heit, Abb. 27). Rechts und links vom Yamen liegt je der Punkt Himmelssäule (Tianzhu, Abb. 27). Man übt im Sitzen, wie auf Abb. 28 dargestellt, die Hände liegen im Schoß. Das Kinn ist gering zur Brust geneigt.

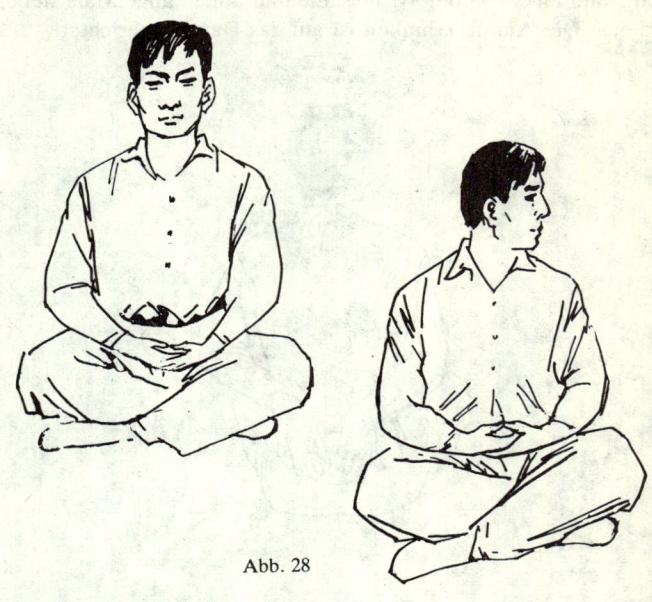

Abb. 28

Einatmen:	Den Kopf weit nach links drehen.
Ausatmen:	Den Kopf zurück zur Mittelstellung.
Einatmen:	Den Kopf weit nach rechts drehen.
Ausatmen:	Den Kopf zur Mitte zurück.

| Wiederholung: | Je 20mal. |
| Wirkung: | Beim Drehen des Kopfes nach links und nach rechts werden die genannten Akupunkturpunkte wie bei einer Akupressur massiert. Dies wirkt sich günstig auf Augenleiden, aber auch auf Halswir-belsäulen-Erkrankungen aus. |

5. Die Nierenpunkte (Shenshu, B 23) massieren

Diese Punkte liegen links und rechts von der Lendenwirbelsäule neben dem Punkt «Lebenstor», also in Höhe des Zwischenraums zwischen 2. und 3. Lendenwirbel auf dem inneren Blasenmeridian. Man lege die Handflächen mit den Fingerspitzen nach unten parallel rechts und links von der Wirbelsäule und atme einige Male tief ein und aus. Die Aufmerksamkeit ist auf das Dantian gerichtet.

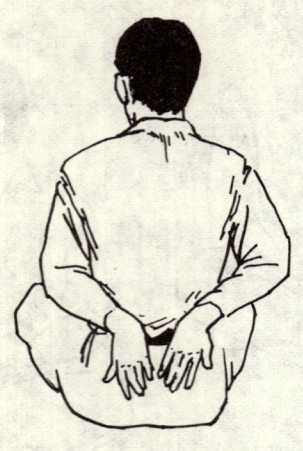

Abb. 29

Ausatmen:	Die Hände vor den Bauch holen und sie dort kräftig reiben.
Einatmen:	Die Hände wie vorher beschrieben auf die Nierenpunkte legen und kräftig massieren. Dabei die Aufmerksamkeit nicht vom Dantian lösen (Abb. 29).

Wiederholung:	20mal.
Wirkung:	Günstig auf Erkrankungen des Urogenitalsystems, aber auch bei Schlafstörungen, Gedächtnisschwäche, Kreuz- und Beinschmerzen.

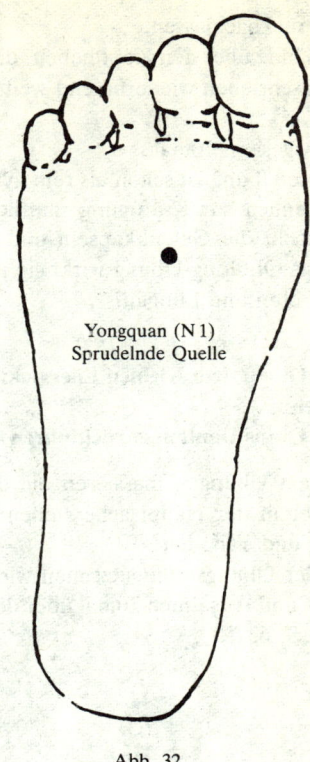

Yongquan (N 1)
Sprudelnde Quelle

Abb. 32

Ausatmen:	Den gestreckten Oberkörper im Hüftgelenk nach vorne beugen (Kreuz gestreckt!), mit beiden Händen die Zehenspitzen umgreifen, so daß die Mittelfingerspitzen den Punkt «Sprudelnde Quelle» (Yongquan, N 1) berühren (Abb. 31 und 32). In diesem Punkt beginnt der Nieren-Yin-Meridian.
Einatmen:	Oberkörper aufrichten.
Ausatmen:	Die verschränkten Handrücken auf den Scheitel legen.
Einatmen:	Kopf hochrecken, Handrücken gegen den Scheitel drücken.

109

| Ausatmen: | Drucknachlassen. |
| Einatmen: | Hände über den Kopf heben, die Übung wie oben beschriebend wiederholend weiterführen. |

| Wiederholung: | Insgesamt 10mal. |
| Wirkung: | Die Übung ist schon als rein gymnastische Übung dienlich zur Kräftigung sämtlicher Muskeln und macht die Gelenkkapseln und -bänder elastisch. Als Qi-Gong-Übung wirkt sie positiv auf Augen, Nieren und Lungen. |

8. Shou Gong: Das Qi auf dem Kleinen Energiekreislauf zirkulieren lassen
Das Qi ins Dantian zurückführen

Die vorangegangenen Übungen massieren die dargestellten Akupunkturpunkte, aber in der Hauptsache stellen sie das Gleichgewicht zwischen Yin und Yang her.

Zum Abschluß der Übungsreihe sitzt man wie auf Abb. 33 und läßt das Qi mit Ein- und Ausatmen 20mal über den «Kleinen Kreislauf» zirkulieren (s. S. 63 ff.).

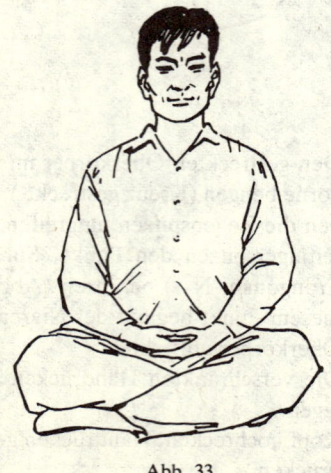

Abb. 33

Dem Anfänger wird das noch nicht gelingen. Er legt statt dessen die Hände aufs Dantian und atmet mit geschlossenen Augen durch die Nase ein und durch den Mund aus (20mal).

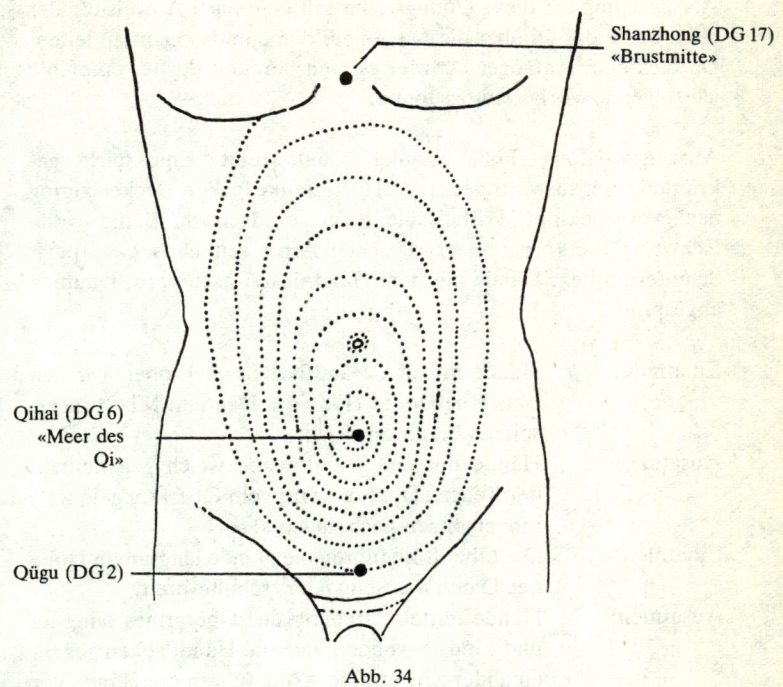

Shanzhong (DG 17)
«Brustmitte»

Qihai (DG 6)
«Meer des Qi»

Qügu (DG 2)

Abb. 34

Danach legen Männer die linke und Frauen die rechte Handfläche auf den Punkt «Meer des Qi» (Qihai, Abb. 34); darüber legt man die andere Hand und läßt die Hände in größer werdenden spiraligen Bewegungen im Uhrzeigersinn kreisen. Nach der Auswärtsspirale kehrt man die Bewegung um und läßt die Hände wieder nach innen kreisen (Abb. 34). Beim Hochführen der Hand ein-, beim Senken ausatmen. Nun atmet man noch einige Male mit geschlossenen Augen und öffnet sie dann langsam. Es ist ratsam, noch einige Minuten liegend zu ruhen.

111

B. Übungsreihe im Stehen

Vorbereitungsübung (Jie Gong)

Als Jie Gong für diese Übungsreihe soll man nach Anweisung der alten Texte das Qi über die Nierenmeridiane in das Dantian leiten. Da dies dem Anfänger Schwierigkeiten bereiten dürfte, empfehle ich folgende Vorbereitungsübung:

Ausgangsstellung: Füße parallel, schulterbreit, Knie leicht gekrümmt nach auswärts gedrängt. Hüftgelenke locker, Becken gering nach vorn gekippt, Wirbelsäule steigt gerade hoch. Beine «voll» (schwer) Oberkörper «leer» (leicht). Arme seitlich des Körpers, Schultern fallen. Hände mit dem Handrücken nach vorn, Daumen abgespreizt.

Einatmen:	Hände mit den Handflächen nach oben vor den Bauch heben, in Höhe des Dantian. Mittelfingerspitzen berühren sich.
Ausatmen:	Hände mit den Handrücken weich gegeneinanderdrehen (Drehung wird vom Oberarm geleitet). Fingerspitzen nach abwärts.
Einatmen:	Die Oberarme führen die Hände langsam in Höhe des Dantian auseinander, schulterbreit.
Ausatmen:	Hände mittels Drehung des Oberarmes langsam und rund so wenden, daß die Handflächen gegeneinander zeigen. Die Arme führen die Hände vor dem Bauch so zusammen, daß die Handflächen ca. 10 cm voneinander entfernt stehen.
Einatmen:	Handflächen nach aufwärts drehen, Hände vor dem Körper hochführen bis zum Punkt «Brustmitte» (auf dem Brustbein in Höhe der 5. Rippe).
Ausatmen:	Hände mit den Handflächen zum Körper, Fingerspitzen zeigen nach oben, Hände heben, bis die Handwurzeln sich in Stirnhöhe (Yintang) befinden.
Einatmen:	Hände wenden, daß die Handrücken zum Kopf zeigen. Die Arme führen die Hände zu beiden

	Seiten auseinander. Dabei drehen sich die Hand-flächen seitlich nach außen, etwas weiter als schulterbreit.
Ausatmen:	Handflächen wieder gegeneinander drehen, die Arme führen sie vor die Stirn.
Einatmen:	Handflächen zeigen wieder zum Gesicht, senken sich zur Brust und stehen hier waagerecht mit den Handflächen zur Brust. Mittelfingerspitzen berühren sich.
Ausatmen:	Hände mit den Handflächen nach unten bis vors Dantian senken.
Wiederholung:	Dreimal.
Beachten:	Menschen mit niedrigem Blutdruck senken die Hände nicht vor dem Gesicht, sondern rechts und links seitlich des Kopfes. Beim weiteren Senken zum Dantian zeigen die Handflächen nach oben.

Nach der Vorbereitung stehe man in Ausgangsstellung, Hände (mit den Handrücken nach vorn) hängen bei entspannten, fallenden Schultern neben den Oberschenkeln. Der Baihui ist der höchste Punkt.

1. Mit beiden Händen den Himmel tragen (Abb. 35)

Einatmen:	Hände im Handgelenk um 90 Grad nach oben biegen. Fingerspitzen zeigen nach vorn.
Ausatmen:	Arme im Schultergelenk so drehen, daß die Fingerspitzen rechts und links nach außen zeigen.
Einatmen:	Die Hände vor den Bauch führen, so, daß die Handflächen nach oben zeigen und die Mittelfingerspitzen sich berühren.
Ausatmen:	Hände verschränken, mit den Handflächen nach unten wenden.
Einatmen:	Die verschränkten Hände mit gestreckten Armen bis hoch über den Kopf führen. In Gedanken Kraft in die Handflächen schicken, Nacken recken. Einen Moment so verharren.

| Ausatmen: | Nacken, Arme entspannen, Verschränkung lösen, Arme seitlich auseinanderführen. |
| Einatmen: | Arme weiter seitlich senken, die Hände mit abgespreiztem Daumen wieder vor dem Bauch so zusammenführen, daß die Handflächen nach aufwärts zeigen und die Mittelfingerspitzen sich berühren. |

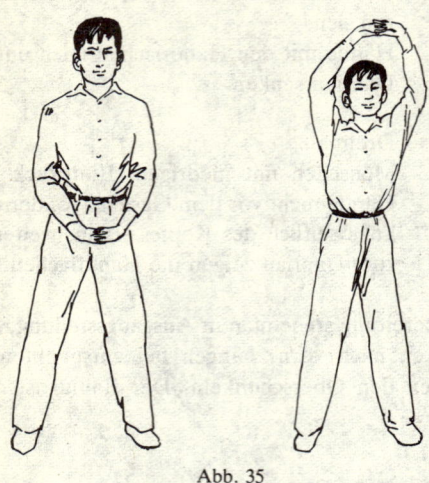

Abb. 35

| Ausatmen: | Finger verschränken, Handflächen nach abwärts wenden. |
| Wiederholung: | 15mal. |

2. Mit dem Bogen auf den großen Vogel schießen (Abb. 36)

Beim letzten Senken der Arme im vorigen Bild führt man die Hände zur Ausgansstellung neben die Oberschenkel und atmet dreimal langsam tief ein und aus. Nun setzt man den linken Fuß einen Schritt zur Seite, beugt die Knie und steht so in etwas breiterer Grätsche. Man drücke die Knie leicht nach einwärts, als sitze man auf einem Pferderücken.

114

Einatmen:	Die Hände zu lockeren Fäusten schließen, so, als umgreife man einen zylindrischen Gegenstand. Daumen auf dem Zeigefingerendglied. Beide Hohlfäuste vor die Brust heben, Hände etwas höher als die Ellbogen.
Ausatmen:	Rechten Ellbogen in Schulterhöhe, rechte Hohlfaust und rechter Ellbogen auf einer Horizontalen. Gleichzeitig linken Arm horizontal zur linken Körperseite strecken. Daumen, Zeige- und Mittelfinger gestreckt, die beiden anderen Finger in die Handfläche gebeugt. Die Handfläche zeigt nach vorn. Den Kopf nach links wenden (90°), in Gedanken die ganze Kraft in die rechte Fußsohle schicken.

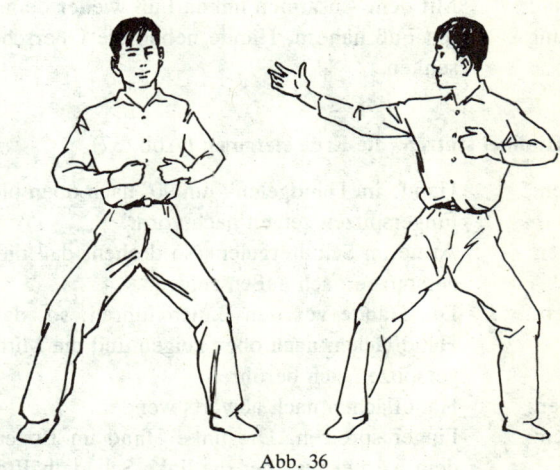

Abb. 36

Beachten:	Beim Ausstrecken des Armes und Wenden des Kopfes bleibt der Oberkörper senkrecht. Das Körpergewicht ruht gleichmäßig auf beiden Beinen.
Einatmen:	Linke Pfeilhand wieder zur Hohlfaust formen, und diese vor die Brust führen. Rechten Ellbogen etwas senken, Kopf zurück in Mittelstellung.

115

Ausatmen:	Linken Ellbogen in die Horizontale heben, rechten Arm zur rechten Seite ausstrecken, dabei nun rechts die Pfeilhand bilden. Die ganze Kraft in die linke Fußsohle schicken. Beim Ausstrecken des Armes wurde der Kopf um 90° nach rechts gewendet.
Einatmen:	Rechte Hand vor die Brust, dabei die Pfeilhand zur Hohlfaust formen, linken Ellbogen senken, Kopf zurück zur Mitte drehen.
Beachten:	Beim Wenden des Kopfes zur Seite schauen die Augen dem Pfeilfinger nach in die Weite.
Wiederholung:	Je 5mal rechts und links.
Beenden der Übung 2:	Mit dem Ausatmen linken Fuß wieder dem rechten Fuß nähern, Hände neben die Oberschenkel senken.

3. Den Himmel stützen, die Erde stemmen (Abb. 37)

Einatmen:	Hände im Handgelenk um 90° nach oben biegen. Fingerspitzen zeigen nach vorn.
Ausatmen:	Arme im Schultergelenk so drehen, daß die Fingerspitzen nach außen zeigen.
Einatmen:	Die Hände vor den Bauch führen, so, daß die Handflächen nach oben zeigen und die Mittelfingerspitzen sich berühren.
Ausatmen:	Handflächen nach abwärts wenden.
Einatmen:	Finger spreizen. Die linke Hand im Bogen vor dem Körper bis über die linke Schädelhälfte führen, Handfläche nach oben. Gleichzeitig rechten Ellbogen strecken und dabei die Hand stemmend neben den rechten Oberschenkel führen.
Ausatmen:	Handflächen mit Kraft (die linke nach oben, die rechte abwärts) stemmen, so einen Augenblick verharren.
Einatmen:	Linke Hand bei fast gestrecktem Ellbogen vor dem Körper senken (Handfläche zeigt nach vorn),

	gleichzeitig rechte Hand heben. Beide Hände treffen sich (Handfläche nach oben) vor dem Bauch, Mittelfingerspitzen gegeneinander.
Ausatmen:	Handflächen um 180° nach unten wenden.

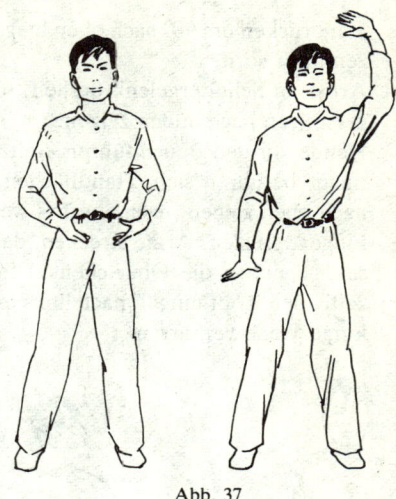

Abb. 37

Einatmen:	Finger spreizen. Nun die rechte Hand im Bogen vor dem Körper bis über die rechte Schädelhälfte hochführen, die linke neben den linken Oberschenkel abgestemmt senken.

Man verfahre weiter, wie vorhin beschrieben, nur links statt rechts und rechts statt links.

Wiederholung:	Im Wechsel je 8mal.
Beachten:	Beim Ausatmen Gedanken auf Dantian richten.
Wirkung:	Bei Magen- und Milzerkrankungen.

Zum Abschluß der Übung senke man die Hände rechts und links neben die Oberschenkel. Nun steht man wieder in Ausgangsstellung.

117

4. Auf die Fünf Kümmernisse und Sieben Betrübnisse zurückblicken (Abb. 38)

Ausgangsstellung wie beschrieben. Den Körperschwerpunkt in Gedanken in die Erde schicken wie der Baum seine Wurzeln.

Einatmen: Handrücken um 90° nach oben biegen, Fingerspitzen nach vorn.

Ausatmen: Arme im Schultergelenk drehen, so daß die Fingerspitzen nach außen zeigen.

Einatmen: Hände vor den Bauch führen, Spitzen der Mittelfinger berühren sich, Handflächen, die zunächst nach oben zeigen, nach abwärts wenden.

Ausatmen: Finger spreizen, Arme strecken, dabei die Hände seitlich neben die Oberschenkel führen. Gleichzeitig den Kopf um 90° nach links drehen. So eine kurze Weile verharren.

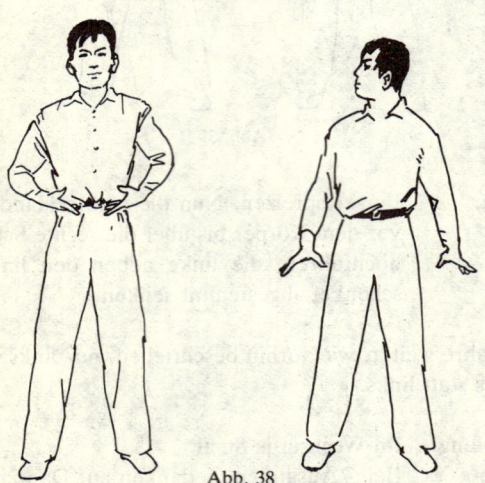

Abb. 38

Einatmen: Hände im Handgelenk abwärts bewegen, Handrücken nach vorn, Kopf wieder zur Mitte drehen.

Ausatmen: In Ausgangsstellung verharren, noch zweimal ein- und ausatmen.

Wiederholung der gleichen Bewegung, nur diesmal den Kopf nach rechts drehen.

Wiederholung: Nach links und rechts je 10mal.

Beachten: Bei der ganzen Übung stelle man sich seine Fußsohlen vor, wie sie auf dem Boden stehen. Zusammenführen der Hände in Höhe des Dantian, beim Abwärtswenden die Hände etwas senken.

5. Den Kopf wiegen, mit dem Schwanz wedeln (Abb. 39)

Einatmen: Das linke Bein einen Schritt seitwärts stellen, Knie beugen zum tiefen Reitersitz.

Ausatmen: Mit den Händen den Oberkörper auf den Oberschenkeln abstützen, so daß vier Finger auf der Innenseite und die Daumen auf der Außenseite der Oberschenkel liegen.

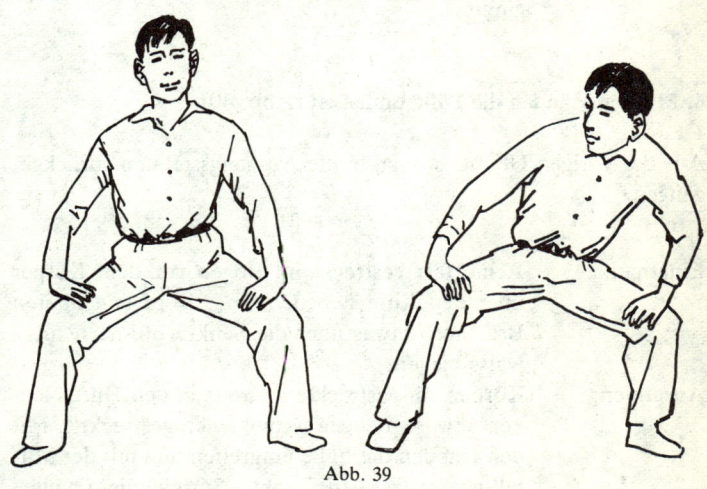

Abb. 39

Einatmen: Schultern nach links drehen, dabei die Brustwirbelsäule als Drehachse benutzen, gleichzeitig den Kopf nach rechts wenden, ihn abwärts neigen und über die rechte Schulter auf die rechte Fußspitze schauen.

119

Ausatmen:	In dieser Stellung verharren.
Einatmen:	Schultern und Kopf wieder in Mittelstellung.
Ausatmen:	Körper aufrichten, linken Fuß zur Grundstellung zurück, Hände hängen neben den Oberschenkeln.

Nun die gleiche Bewegung in entgegengesetzter Richtung. Beim Einatmen stelle man den rechten Fuß zur Seite usw., wie beschrieben.

Wiederholung:	Rechts und links je 15mal.
Beachten:	Qi ins Dantian, beim Einatmen über den Nierenmeridian, beim Ausatmen über das Lenkergefäß. Die Augen blicken weit geradeaus, ohne zu starren. Die Füße wie Baumwurzeln. Einatmen am Punkt «Sprudelnde Quelle» (s. Abb. 32) beginnen.

6. Mit den Händen die Füße umfassen (Abb. 40)

Aus der vorigen Übung ist man in die Ausgangsstellung zurückgegangen.

Einatmen:	Arme fast gestreckt im Bogen vor dem Körper über den Kopf heben. Arme, Kopf und oberen Brustkorb etwas über die Senkrechte nach rückwärts biegen.
Ausatmen:	Körper mit gestrecktem Kreuz in den Hüftgelenken abwärts beugen (Kniekehlen gestreckt!). Mit den Händen die Füße umgreifen und mit der Mittelfingerspitze den Punkt «Sprudelnde Quelle» (N 1, s. Abb. 32) pressen.
Einatmen:	Körper aufrichten. Im Rumpf etwas überstreckt nach rückwärts biegen.

Wiederholung:	Strecken und Beugen je 15mal.

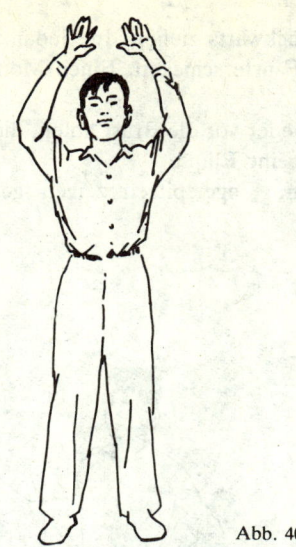

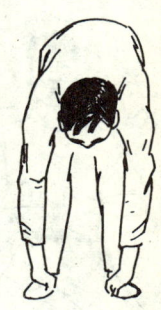

Abb. 40

7. Durch Ausstrecken der Faust die Kraft des Qi vermehren (Abb. 41)

Zu Beginn ruhig und gelassen in Ausgangsstellung stehen.

Einatmen:	Das linke Bein einen Schritt zur Seite stellen.
Ausatmen:	Körper zum tiefen Reitersitz senken (Körperschwerpunkt im etwas vorgeschobenen Becken). Oberschenkel (Adduktoren) etwas einwärts drücken.
Einatmen:	Hände zu Hohlfäusten geformt vor die Brust heben. Die Fäuste stehen ca. 30 cm vor der Brust und ca. 15 cm von einander entfernt. Arme und Brust bilden eine Ellipse. Faustauge (Daumen und Zeigefinger) nach oben.
Ausatmen:	Den linken Arm schräg nach vorn links ausstrecken. Den Kopf etwas nach links, die Augen folgen der Faust und blicken darüber hinaus in die Weite. Rechte Faust etwas senken, den rechten Ellbogen

etwas nach rückwärts ziehen. In Gedanken alle Kraft in die Fäuste schicken. Einen Moment so verharren.

Einatmen: Die Fäuste wieder vor die Brust holen, die Arme bilden wieder eine Ellipse.

Ausatmen: Fäuste öffnen, Fingerspitzen zeigen gegeneinander.

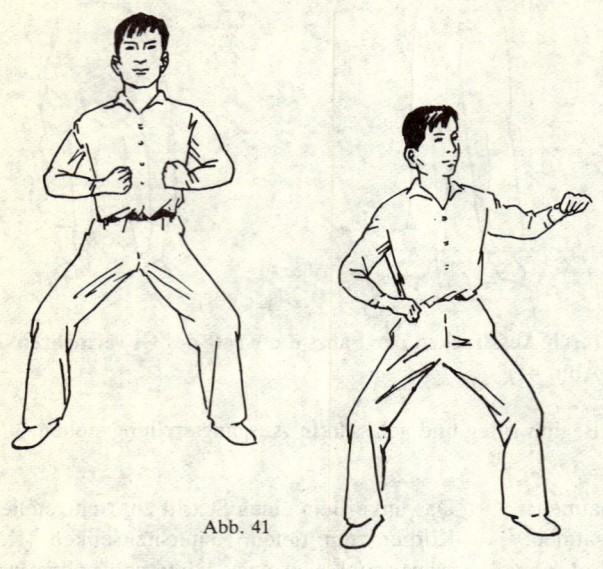

Abb. 41

Einatmen: Die Arme langsam vor dem Körper bis hoch über den Kopf heben.

Ausatmen: Die Arme im Bogen seitlich vom Körper abwärts führen. Unten angekommen, die Handrücken nach oben abknicken.

Einatmen: Hände zu Hohlfäusten geformt vor die Brust führen wie oben beschrieben. Die Übung seitenverkehrt ausführen.

Wiederholung: Rechts und links je 15mal.

8. Die Sieben Betrübnisse und Hundert Krankheiten vernichten
   (Abb. 42)

Einatmen:	Körper aus der vorigen Stellung aufrichten.
Ausatmen:	Das linke Bein an das rechte stellen. Die Fersen berühren sich, die Spitzen stehen im Winkel von 60° auseinander. Der Körper ist straff gespannt, die Arme hängen seitlich herunter.
Einatmen:	Bei gestreckten Armen Hände um 90 Grad nach oben abbiegen, Fingerspitzen zeigen nach vorn. Gleichzeitig den Körper hochrecken, auf Fußballen hochgehen.

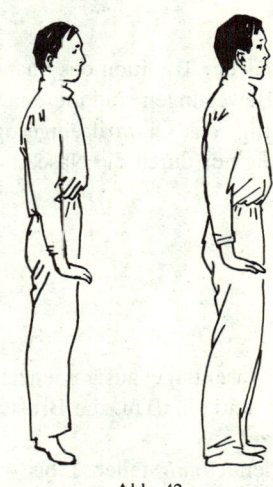

Abb. 42

Ausatmen:	Körper lockern, Fersen senken (auf die Fersen fallen lassen). Hände hängen locker herab.
Wiederholung:	15mal.
Zum Abschluß:	Die Gedanken auf die Magengrube (Solarplexus), als habe sich hier etwas zu entspannen.

3. Der Atem des Drachen

Dies ist eine Übung aus der Tradition des Shao-Lin-Klosters in der Provinz Henan. Die Bewegungen sind die eines Kriegers. Das Atmen ist kraftvoll, heftig, das Qi wird eingesogen und dann nach außen geleitet. Atmung nur durch die Nase.

Vorbemerkungen

Einatmen:	Die Nasenflügel zusammenziehen; der Atem geht vom unteren Bau zur Brust, bis in die höchste Spitze.
Ausatmen:	In den Übungsteilen 1 bis 4 langsam, kraftvoll, tonlos, oder aber mit einem SE ..., gebildet an der Rückwand der Kehle (Kehlkopf).
	In den Teilen 5 bis 8 kurz, scharf, wie ein Ausschneuzen durch die Nase.

Übungsteile 1 bis 3 je 7mal wiederholen; dabei folgendes beachten:
Beim Einatmen stößt man sich ab im Punkt «sprudelnde Quelle» unter den Fußsohlen, man gehe auf Fußspitzen, strecke die Knie, der Körper hebt und streckt sich während der ganzen Phase des Einatmens.

Beim Ausatmen senkt man allmählich die Fersen, die Knie beugen sich tief. Der Körper sinkt während der ganzen Phase.

Hände: Yang, d. h. offen, die Finger liegen gestreckt nebeneinander.

1. Das innere Feuer heben

Einatmen:	Die Hände (Handflächen aufwärts) heben bis zur oberen Brust. Schultern und Nacken dürfen nicht gespannt sein. Körper zum Stand auf Fußballen heben.
Ausatmen:	Handflächen abwärts wenden, Hände langsam und kraftvoll nach unten führen bis unters Dantian. Fersen senken.
Wiederholung:	3mal.

2. Dantian und das «Haus des Feuers» öffnen

Einatmen:	Handflächen aufwärts, Hände heben von Dantian bis «Haus des Feuers» (Punkt «Brustmitte»); von hier schiebt man die Hände (Handflächen nach vorn) nach vorn bis zu fast gestreckten Armen. Man kann den Atem anhalten oder schon mit dem Ausatmen beginnen. Beim Einatmen auf Fußballen hochgehen.
Ausatmen:	Hände zu beiden Seiten des Körpers auf Kreisbogen abwärts und vor dem Dantian wieder zusammenführen. Fersen senken.

3. Das Qi zum Himmel führen, zur Erde leiten

Einatmen:	Handflächen vor dem Körper heben, so daß die Mittelfingerspitzen sich fast berühren; Hände vor dem Bauch, der Brust, dem Gesicht hochführen, Handflächen um 180° wenden, gegen den Himmel (drückend) führen, Handrücken zeigen gegen den

	Punkt «Hundert Versammlungen» (Baihui, Abb. 20). Auf Fußballen hochgehen.
Ausatmen:	Hände zu beiden Seiten des Körpers (Arme gestreckt, Handflächen nach auswärts) herabführen, so daß die Handflächen ab Hüfthöhe gegen die Erde (mit Kraft) gewendet sind; sie unterhalb des Dantian wieder zusammenführen. (Sind die Hände in Schulterhöhe, gehen die Fersen wieder zu Boden.)

4. Auf den Tiger schießen

Einatmen:	Füße zum breiten Reitersitz auseinander. Hände zu beiden Seiten in Schulterhöhe heben, Handflächen einwärts, die gestreckten Finger zeigen zum Himmel; Ringfinger (3. Finger) jeder Hand im Grundgelenk gestreckt einwärts gebeugt.
Ausatmen:	Das Qi vom Dantian zur rechten Seite leiten, rechtes Knie beugen, Körpergewicht auf rechtes Bein verlegen. Rechten Arm diagonal nach vorn, parallel zum rechten Oberschenkel ausstrecken, Handflächen aufrecht, zeigen diagonal nach außen. Augen blicken über die rechte Hand.
Einatmen:	Rechte Handfläche aufwärts, die Hand zur rechten Schulter in Ausgangsstellung zurückziehen, gleichzeitig Körpergewicht bei gebeugt bleibenden Knien auf das linke Bein verlegen, linke Hand diagonal nach auswärts wenden, fertig für die Armbewegung zum «Schuß» nach links. (Bewegungen gehen fließend ineinander über.)

Wiederholung:	10mal.

5. Das Feuer anfachen

Wichtig: Während der gesamten Übung bleibt der Rumpf senkrecht, der Kopf mit Baihui als höchstem Punkt.

126

Einatmen:	Arme gestreckt, senkrecht nach oben, Kopf zwischen den Oberarmen, Augen geradeaus.
Ausatmen:	Arme senkrecht nach unten schleudern, gleichzeitig in tiefen Reitersitz (Knie stark gebeugt); gleichzeitig scharfes, hartes, hörbares Ausatmen durch die Nase. Hände zu Fäusten, liegen an den inneren Oberschenkeln.

Wiederholen:	5mal, 7mal oder 10mal. Beim letzten Ausatmen fällt der Körper ganz zu Boden, d. h. der Rumpf und Kopf bleiben senkrecht. Niederknien mit weit gespreizten Knien, Fersen zusammen. Man sitze auf den Fersen.

6. Den Himmel ins «Meer des Qi» ziehen

Einatmen:	Arme gestreckt senkrecht nach oben. Blick nach oben.
Ausatmen:	Arme vor die Innenseiten der Oberschenkel schleudern, dabei Fäuste bilden. Kopf und Nakken fallen mit herunter, Rücken beugt sich leicht, aber der Rumpf kollabiert nicht. Gefühl, als ziehe man den ganzen Himmel in das «Meer des Qi» (Qihai, s. Abb. 34).

Wiederholung:	5mal, 7mal oder 10mal.

7. Den Wind fangen

Einatmen:	Hände in Schulterhöhe, Handflächen stehen einander gegenüber; Fingerspitzen aufrecht, Blick nach rechts.
Ausatmen:	Rechten Arm plötzlich horizontal zur Seite schleudern, im letzten Moment (also bei weitestem Streckungsgrad) greifende Faust bilden.
Einatmen:	Faust aufwärts drehen, sanft öffnen, Handfläche nicht straff gestreckt. Blick auf die Fingerspitzen,

Arm langsam beugen und Handfläche in Ausgangsposition neben rechte Schulter führen. Kopf nach links wenden.

Ausatmen: Das gleiche mit der linken Hand.

Wiederholung: 6mal bis 10mal.

8. Drache und Tigerhöhle bringen den Himmel zur Erde

Einatmen: Linke Hand (Handfläche nach oben) ruht auf dem linken Oberschenkel. Blick auf die rechte Hand, diese hebt sich auf großem Kreisbogen (Handfläche immer zu den Augen) hoch über die rechte Seite des Schädels.

Ausatmen: Rechte Hand schlägt schnell herunter auf die Erde vor das linke Knie, Blick folgt der Hand, Kopf und Oberkörper fallen herunter.

Einatmen: Rechte Hand (Handfläche nach oben) auf den rechten Oberschenkel legen; die Augen folgen der linken Hand, die sich zur linken Seite hoch über den Kopf hebt.

Abschluß der Übungsreihe:

Einatmen:
(sanft und langsam) Hände zum Himmel erheben, Handflächen nach oben, Blick zum Himmel, seine Macht anerkennen.

Ausatmen: Handflächen zur Erde senken, die Stirn die Erde berühren lassen, die Kraft der Erde anerkennen.

4. Jingang Qi Gong («Demantene Übungsreihe»)

Das Jingang Qi Gong ist eine der großen mit dem Buddhismus überlieferten Qi-Gong-Formen. Sie soll «alle Qi's zusammenschmelzen, damit Muskeln und Sehnen ein Übermaß an Kraft gewinnen». Der Legende nach hat der Erste Patriarch des Chan-(Zen-)-Buddhismus in China, Bodhidharma, der sich aus Indien kommend im Shao-Lin-Kloster niederließ, diese Methode geschaffen. Besonders in der Provinz Hunan wurde sie in den Klöstern gelehrt, nicht nur zur Stärkung der Verteidigungskräfte der Bauern (gegen Räuberüberfälle z. B.); die Mönche gaben sie auch als medizinische Lehre weiter und behandelten mit ihr Krankheiten wie Bluthochdruck, Herz- und Lungenkrankheiten sowie nächtlichen Samenerguß und Bettnässerei, um nur einige zu nennen.

Die Tradition blieb bis heute erhalten. So wird die Methode heute noch in Changsha, der Hauptstadt der Provinz Hunan, von Yang Shao-qing, einem nun schon über 90jährigen Qi-Gong-Meister gelehrt. Seine Lehrmethoden und -angaben wurden von Sun Zhi-gao schriftlich festgehalten und 1980 von der Sporthochschule Hunan in Changsha herausgegeben. Diese Broschüre dient der folgenden Darstellung als Quelle.

Auch bei dieser Übung sind Meditation, Atem- und Körperbewegung koordiniert. Der Geist gelangt in äußerste, ruhige Wachsamkeit. Die Ruhe der Gedanken fließt in die Bewegungen, die ruhigen Bewegungen unterhalten die Ruhe der Gedanken. Die Aufmerksamkeit ist nur auf das Qi gerichtet mit der Absicht, möglichst viel

Qi in die Organe, in alle Zellen und über alle Meridiane ins Dantian zu leiten. Wie bei allen Übungen mit körperlicher Bewegung wird auch hier das Qi gehoben und gesenkt, von außen nach innen und von innen nach außen geleitet.

Der Zweck dieser Qi-Gong-Methode ist der gleiche wie bei allen anderen Methoden: den Körper gesund zu erhalten, ihn vor Krankheiten zu schützen, oder aber – wenn der Mensch erkrankt ist – die Krankheiten zu bekämpfen, den Menschen zu heilen. In der Form jedoch gibt es Unterschiede gegenüber anderen Qi-Gong-Arten.

Der auffallendste Unterschied ist die *Atemmethode* beim Jingang-Qi Gong. Natürliches Atmen und Tiaoxi-Atmen (reguliertes Atmen, s. S. 45) wechseln einander ab; auch sind die Bewegungen nicht immer fließend. Mit kurzen Tiaoxi-Stößen zum Beispiel «schießt» man das Qi in die Kanäle, mit langem, tiefem natürlichem Atmen läßt man das Qi steigen oder fallen, in die Extremitäten oder zurück zum Dantian fließen. Das kurze Ausatmen wird auch von kurzen, heftigen Armbewegungen begleitet. Die langsamen, tiefen natürlichen Atemzüge sind begleitet von langsamen, fließenden Armbewegungen.

Es gibt noch eine Besonderheit: Das kurze Ausatmen durch die Nase ist hörbar; dagegen ist das darauf folgende langsame weitere Ausatmen nicht hörbar und gibt dem Übenden die Sicherheit, daß es noch lange nicht zu Ende ist mit dem Strom des Ausatmens. Das kurze Ausatmen muß ebenso locker geschehen wie das lange, langsame Ausatmen. Die eben beschriebene Atemform vergrößert die Lungenkapazität. Es wird mehr Luftvolumen abgegeben als beim natürlichen, alltäglichen Atmen, es ist also mehr Platz für neue Luftzufuhr, an die wieder frisches Qi gebunden ist. Das kann zum Beispiel bei Emphysematikern nicht hoch genug geschätzt werden. Wenn man nicht mit kurzem, kräftigem Ausatmen beginnt, kann leicht ein Luftstau entstehen. Würde man das Ausatmen nicht kurz und kräftig beginnen und dann die Restluft langsam und weich, ohne Anspannung der Atemmuskulatur von sich geben, würde man ein Emphysem nur unterstützen.

Eine wichtige Bewegung in dieser Form ist der Faustschluß. Damit erreicht man nicht nur die Kräftigung der Hand- und Armmuskulatur, auch die Qi-Bewegung in den inneren Organen wird üppiger. Das allein ist schon ein Schritt zur Gesundung. Man benutzt eine Art «innerer Kraft» in der Lockerheit der Muskulatur. In der Lockerheit (in der Entspannung) liegt Spannung, in der Weichheit ist Stahl. Weichheit und Kraft schließen einander nicht aus.

Bevor man anfängt zu üben, soll man folgendes beachten: Leichte Mahlzeiten, genügend Pausen zwischen der Arbeit. Früh aufstehen und früh zu Bett gehen. Die Lockerheit der eigenen Bewegungen bei der Alltagsarbeit immer wieder überprüfen. Arbeit mit gespannter Muskulatur und verkrampften Gelenken so ändern, daß jede Spannung (auch psychische) vermieden wird.

Vor Beginn des Trainings einige Minuten ruhig stehen (Abb. 19). Dadurch wird der Geist ruhig, Muskeln und Gelenke können sich besser entspannen. Es entsteht Harmonie zwischen Körper und Geist.

Beim heftigen kurzen Atemstoß Bauchdecken anspannen, dann bei weiterem langsamem Ausatmen Bauchdecken entspannen, die Bauchdecken bewegen sich «wellenförmig». Dadurch wird nicht nur die Atemmuskulatur gestärkt, auch die Elastizität der Bronchien und Alveolen nimmt zu; mehr Sekret wird ausgeschieden.

Das hier dargestellte Jingang Qi Gong hat 15 Formen mit insgesamt 120 Figuren. Bei regelmäßigem Training kann man pro Woche eine Form lernen, vielleicht auch zwei, so daß man nach 8 bis 10 Wochen alle Figuren beherrscht. Bei Fortsetzung des Trainings braucht man dann nicht mehr auf die Bewegungsform zu achten; man kann sich mehr der Lockerheit und dann später nur noch dem Qi und dem Dantian widmen. Die erlangte Geistes- und Körperhaltung wird noch den ganzen Tag nachwirken.

Man vertraue sich nun dem Leitfaden durch die Übungsbilder an, übe stetig und unermüdlich, jeden Tag morgens und abends je eine Stunde oder, wenn die Verhältnisse das nicht erlauben, eine halbe Stunde. Man strebe nicht nach Schönheit und Eleganz der Bewegung, nur nach Lockerheit und Sammlung in der Bewegung. Nach einiger Zeit konsequenten Trainings wird sich der Gesunde noch frischer, der Schwache kräftiger und der Kranke besser fühlen.

Erste Form: Vorbereitung (Jie Gong) und Abschluß (Shou Gong)

Jie Gong und Shou Gong werden in dieser Tradition als eine der insgesamt fünfzehn Formen verstanden. Wenn die anderen Formen einzeln geübt werden, sollten sie jeweils mit dem hier beschriebenen Jie Gong und Shou Gong eingeleitet beziehungsweise abgeschlossen werden. Übt man mehrere Formen in Reihe, so beginnt man die Reihe mit dem Jie Gong und schließt sie mit dem Shou Gong ab, ohne jedoch jede einzelne Form der Reihe derart zu beginnen und abzuschließen. Die Handbewegungen sollten langsam, rund und rhythmisch ablaufen, Finger- und Fußspitzen immer leicht gespannt.

Vorbereitungsübung (Jie Gong)

Ausgangsstellung: Die Füße stehen parallel, schulterbreit auseinander. Fußspitzen leicht nach innen, Knie und Kreuz locker, Oberkörper und Kopf aufrecht gestreckt. Hände in der Taille, Daumen nach hinten, die anderen Finger gestreckt nach vorn (Abb. 43).

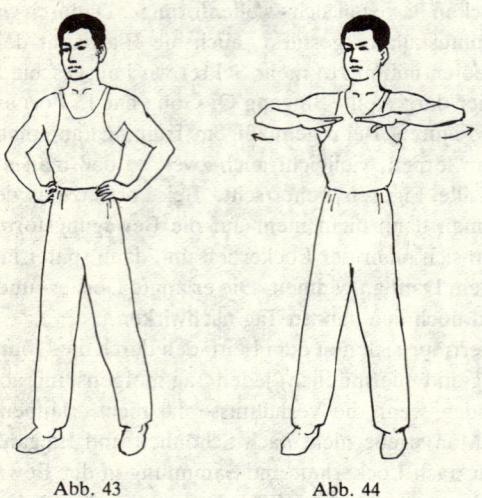

Abb. 43   Abb. 44

Die Augen sind geöffnet und sehen geradeaus. Die Lippen liegen locker aufeinander. Mehrmals natürlich atmen, das heißt, nicht besonders langsam, nicht besonders tief – Bauchatmung.

Arme in kleiner Kreisbewegung so vor die Brust führen, daß die Mittelfingerspitzen sich berühren. Handflächen abwärts (Abb. 44).

Einatmen:	Arme seitlich ausstrecken, daß sie eine Gerade bilden (Abb. 45). Hände um 90 Grad wenden und Daumen abspreizen, so daß Daumen zum Boden zeigt (Abb. 46).

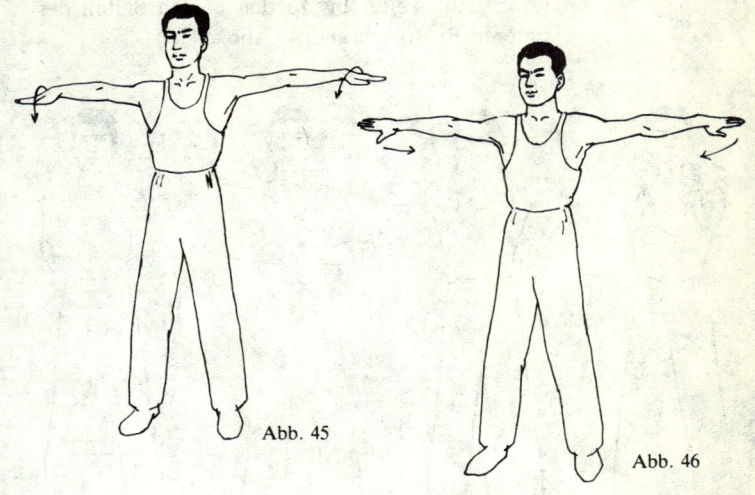

Abb. 45

Abb. 46

Ausatmen:	Gestreckte Arme nach vorn zusammenführen, bis sich die Handrücken berühren (Abb. 47).

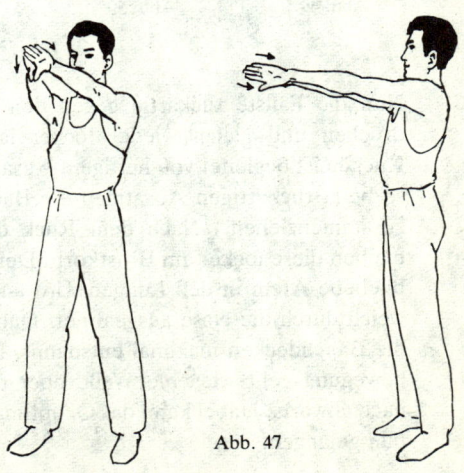

Abb. 47

133

Einatmen:	Hände zur Faust formen (Abb. 48), in fließender Bewegung die Hände so drehen, daß das Faustherz zum Gesicht gewendet ist (Abb. 49). Mit Einatmen die Fäuste vor den Brustkorb führen (Abb. 50), weiter bis zu den beiden Seiten des unteren Brustkorbrandes (Abb. 51).

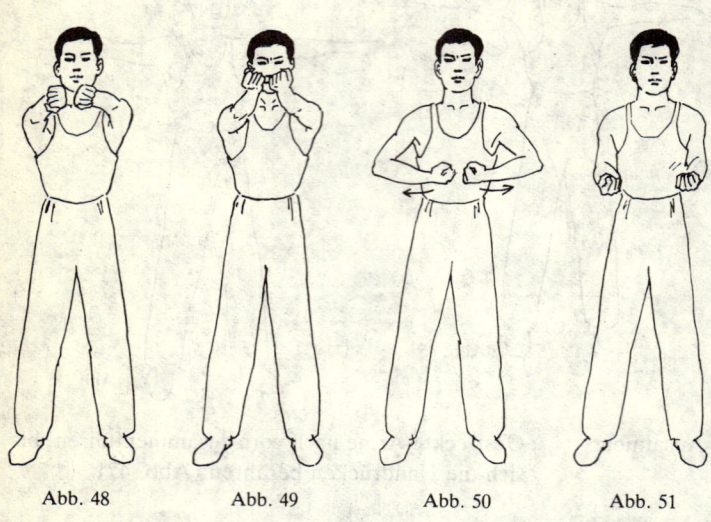

Abb. 48   Abb. 49   Abb. 50   Abb. 51

Ausatmen:	Nun die Fäuste ruckartig gegen den Brustkorb drücken und gleich wieder locker lassen. Das Rucken ist begleitet von heftigem Ausatmen. (Also beim ruckartigen Ausatmen die Bauchdecken zusammenziehen.) Nach dem Ruck der Hände bleiben diese locker am Brustkorb. Der noch verbliebene Atem in den Lungen wird langsam und weich durch die Nase ausgeatmet. Dabei werden die Bauchdecken maximal entspannt. Die Atembewegung geht wie eine Welle über den Bauch nach abwärts. Dabei kann das Qi optimal ins Dantian gelangen.

Beachten:	Die erste Phase bei diesem Ausatmen ist heftiges, kurzes Ausatmen mit maximaler Anspannung der Bauchdecken. In der zweiten Phase löst sich die Spannung der Bauchdecken, der Bauchraum weitet sich, das Qi gelangt mühelos ins Dantian.
Einatmen:	Den linken Arm seitlich des Brustkorbs liegen lassen, Faust geschlossen, rechte Faust öffnen. Handfläche parallel zur Körperfront stellen, einatmen (Abb. 52).
Ausatmen:	Die rechte Hand vor der Brust zur linken Seite führen, Handflächen nach links (Abb. 53).

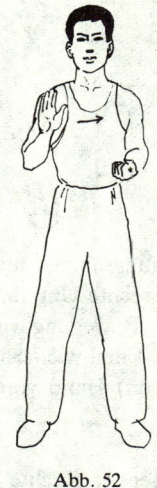 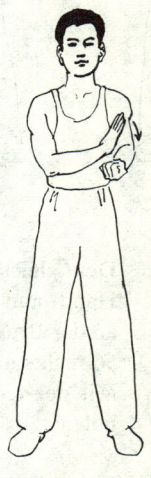

Abb. 52   Abb. 53

Einatmen:	Nun mit der rechten Hand nach Kraft greifend, diese mit gleichzeitigem Einatmen wieder an die rechte Seite führen (Abb. 54, 55, 56).
Ausatmen:	Nun wieder kurzes ruckartiges Drücken der Fäuste gegen den Brustkorb, gleichzeitig kurzes, ruckartiges Ausatmen, darauf langsames, tiefes, locke-

135

res reguliertes Ausatmen, d. h. die Bauchdecken entspannen sich, das Bauchvolumen vergrößert sich wellenförmig, Qi ins Dantian.

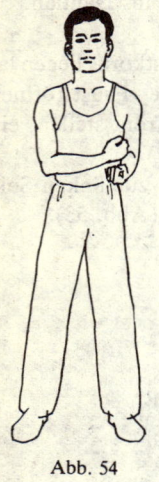 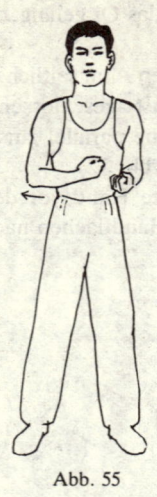 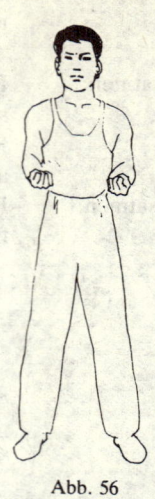

Abb. 54   Abb. 55   Abb. 56

Wiederholung: Den gleichen Bewegungsablauf mit der linken Hand, nun bleibt der rechte Unterarm gekrümmt an der Brustkorbseite. Bewegung wie Abb. 52 bis 56 rechts und links je 4 mal wiederholen.

Mit der rechten (linken) Hand von unten Kraft holen:

Einatmen: Linke Faust bleibt liegen. Rechte Faust öffnet sich. Hand hebt sich, Handfläche zeigt nach vorn.

Ausatmen: Rechte Hand im Bogen neben die linke Faust, weiter im Bogen vor die rechte Leiste (Abb. 57, 58, 59).

Einatmen: Mit Faustschluß und Einatmen Faust vor die linke Leiste und auf derselben Linie wie bei der Abwärtsbewegung vor die linke Brust zur rechten Seite des Brustkorbes führen (Abb. 60, 61, 62).

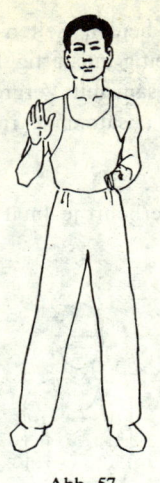

Abb. 57

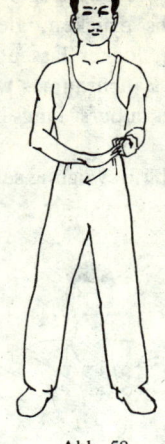

Abb. 58

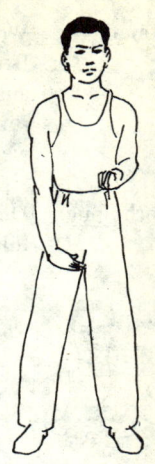

Abb. 59

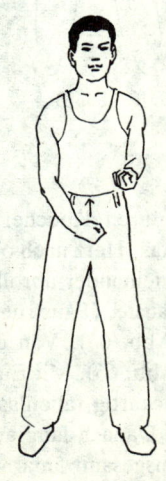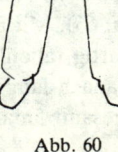

Abb. 60

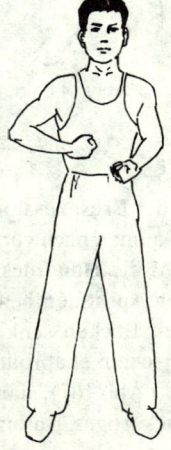

Abb. 61

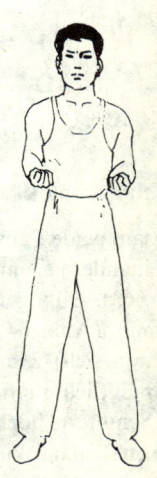

Abb. 62

Ausatmen:	Wieder ruckartig gegen die beiden Seiten des Brustkorbs drücken, gleichzeitig ruckartig kurz ausatmen, locker lassen, langsam mit Vergrößerung des Bauchraumes weiter ausatmen. Armbewegungen äußerst langsam.
Wiederholung:	Die gleiche Bewegung seitenverkehrt je 4mal ausführen.

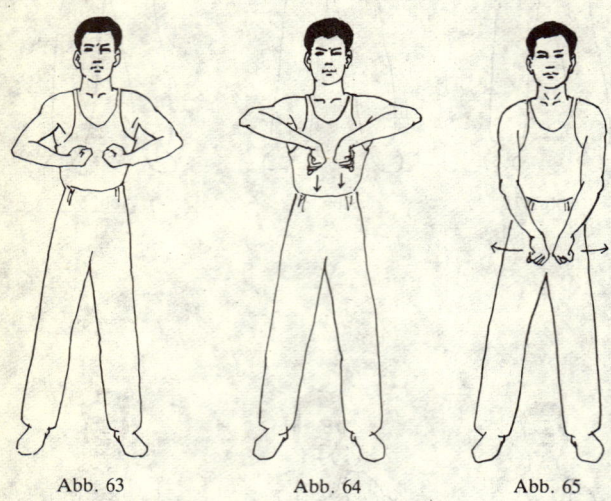

Abb. 63   Abb. 64   Abb. 65

Abschlußübung (Shou Gong)

Langsam beide Fäuste vor der Brust zusammenführen, Knöchel stehen einander gegenüber, Daumen nach vorn, Faust-Herz nach oben (Abb. 63). Ellbogen heben, die Handrücken aneinander abrollen, einatmen (Abb. 64). Unter Ausatmen beide Fäuste, (Faustrücken berühren sich) zum kleinen Becken senken (Abb. 65). Von dort kontinuierlich um die Oberschenkel abrollen (Abb. 66). Mit Einatmen Schultern hochziehen (Abb. 67), dann ruckartig fallenlassen (Abb. 68), dann kurzes ruckartiges Ausatmen. Danach langsames Ausatmen, wie bisher mehrfach beschrieben. Insgesamt 5mal wiederholen.

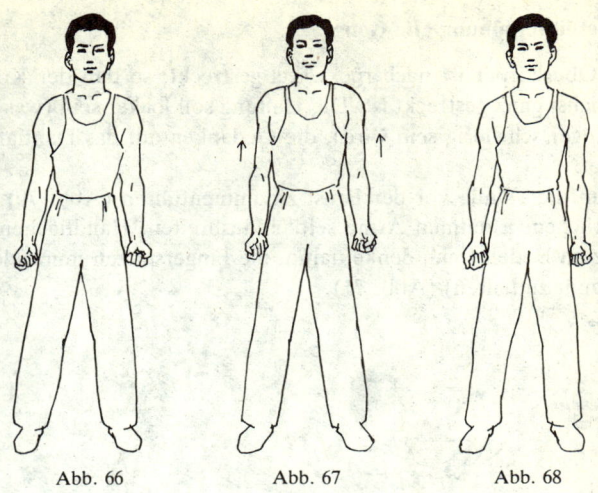

| Abb. 66 | Abb. 67 | Abb. 68 |

Zweite Form: Vorbereitung und Abschluß (Variante im Sitzen)

Der Inhalt der Übung ist derselbe wie in der ersten Form. Die Übung wird diesmal im Sitzen ausgeführt.

Man benutze einen Hocker, der ebenso hoch ist, wie die Unterschenkel lang sind. Man sitzt auf der Kante, die Beine gerade nach vorn ausgestreckt, etwa im Winkel von 45 Grad zum Boden. Die Fußsohlen stehen ganz auf dem Boden, die Spitzen etwas nach einwärts, hüftbreit auseinander. Die Hände in der Taille, die Daumen nach rückwärts (Abb. 69).

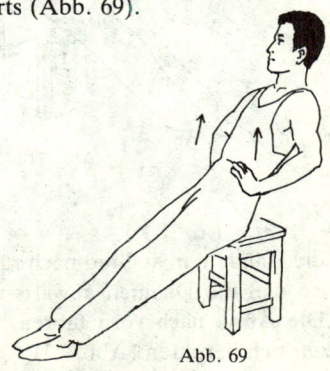

Abb. 69

Vorbereitungsübung (Jie Gong)

Der Oberkörper ist nach rückwärts gestreckt, so daß der Körper möglichst ganz gestreckt ist. Die Haltung soll locker sein (was dem Anfänger schwierig sein wird), die Gedanken auf das Dantian gerichtet.

Nun die Hände vor der Brust zusammenführen (Abb. 70). Mit natürlichem Einatmen Arme seitlich ausbreiten, Handflächen zeigen zum Boden (man denke daran, die Fingerspitzen immer leicht gespannt zu halten) (Abb. 71).

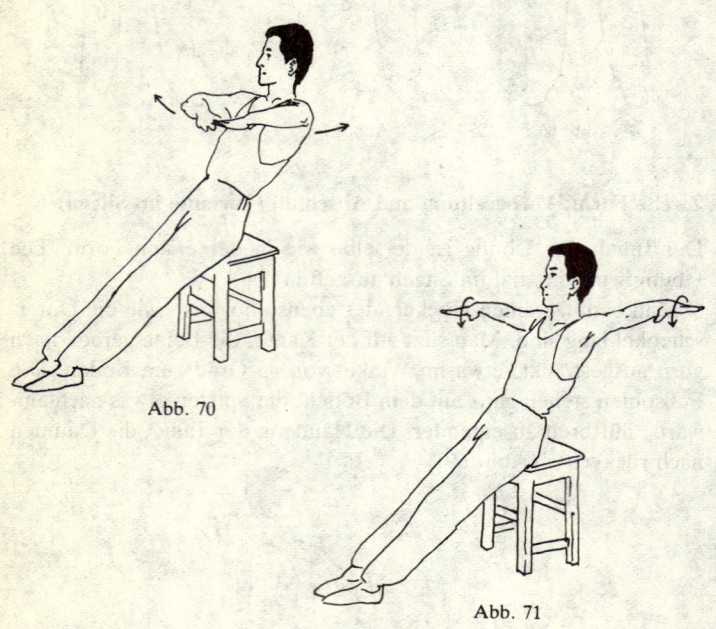

Abb. 70

Abb. 71

| Ausatmen: | Nun die Hände um 90 Grad nach rückwärts wenden, so daß die Daumen abwärts zeigen (Abb. 72). Die Arme nach vorn führen, bis die Handrücken sich berühren (Abb. 73). |

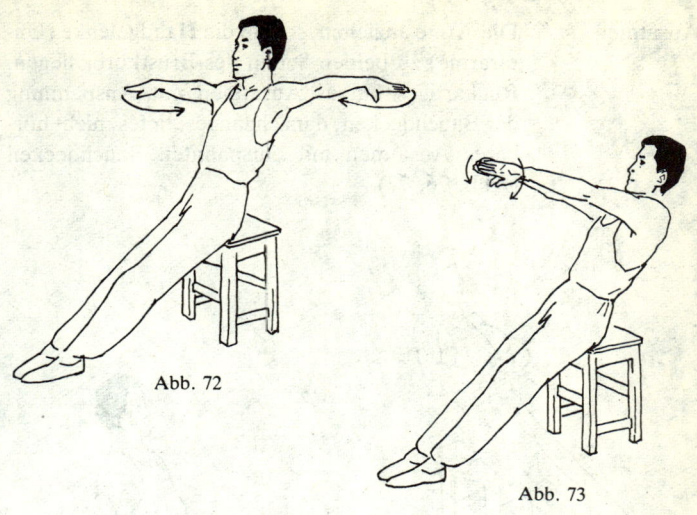

Abb. 72

Abb. 73

Einatmen: Hände zu Fäusten formen. Die Fäuste umwenden, so daß das Faustherz zum Gesicht gewandt ist (Abb. 74, 75).

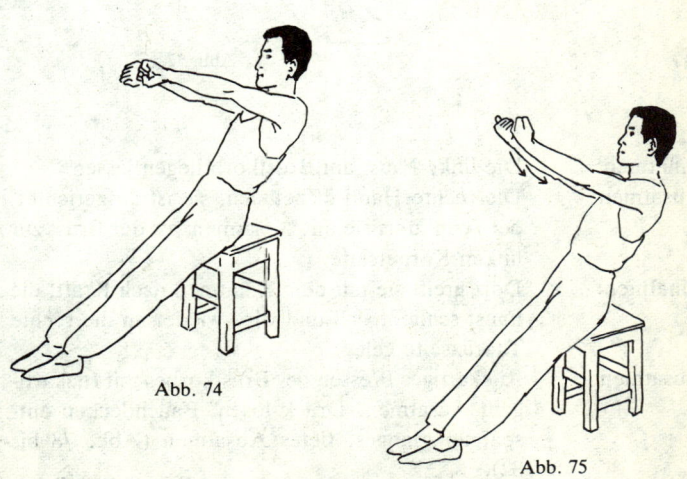

Abb. 74

Abb. 75

141

| Ausatmen: | Die Arme anziehen, so daß die Handgelenke (Unterarme) zu beiden Seiten des Brustkorbs liegen. Ruckartiges kurzes Ausatmen mit Anspannung der Bauchdecken, danach langes, tiefes, nicht hörbares Ausatmen mit entspannten Bauchdecken (Abb. 76, 77). |

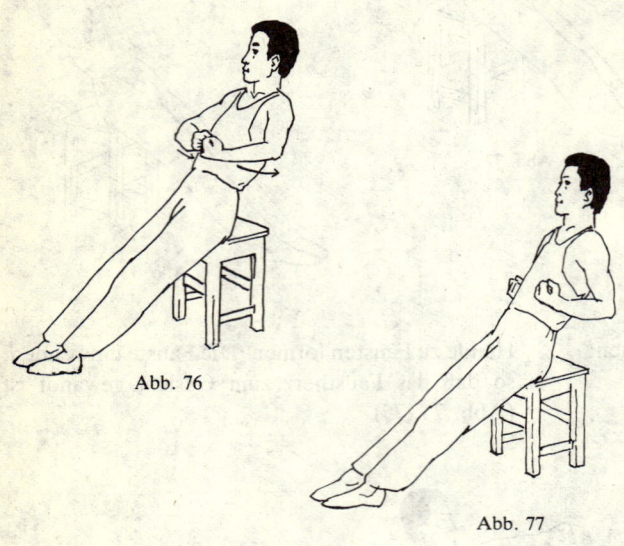

Abb. 76

Abb. 77

Einatmen:	Die linke Faust am Brustkorb liegen lassen.
Ausatmen:	Die rechte Hand öffnet sich, sie ist aufgerichtet, der Arm führt sie mit Ausatmen vor der Brust zur linken Körperseite.
Einatmen:	Dort greift sie mit dem Einatmen nach Kraft, die Faust schließt sich und wird wieder an die rechte Thoraxseite gelegt.
Ausatmen:	Ruckartiges Pressen des Brustkorbes mit ruckartigem Ausatmen. Druck lösen, Bauchdecken entspannen, langes, tiefes Ausatmen (Abb. 78 bis 82).

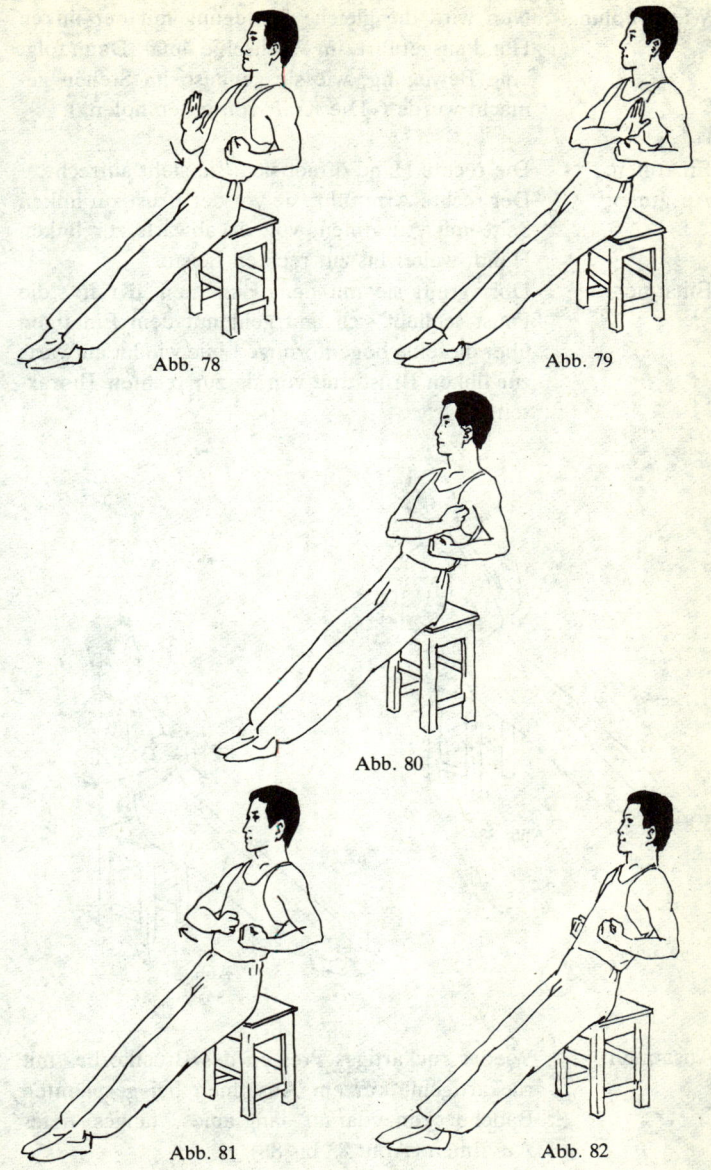

Abb. 78

Abb. 79

Abb. 80

Abb. 81

Abb. 82

Wiederholung:	Nun wird die gleiche Bewegung mit der linken Hand ausgeführt, im Wechsel je 4mal. Dann folgt eine Bewegung, wie sie genauso im Stehen gemacht wurde («Die Kraft von unten holen»):
Einatmen:	Die rechte Hand öffnet sich, sie steht aufrecht.
Ausatmen:	Der rechte Arm führt sie vor der Brust zur linken Seite mit Ausatmen, von da abwärts zur linken Hand, weiter bis zur rechten Leiste.
Einatmen:	Dort greift sie mit dem Einatmen «Kraft», die Faust schließt sich und geht mit dem Einatmen über dieselbe bogenförmige Linie wieder aufwärts zur linken Brust und von da zur rechten Thoraxseite.

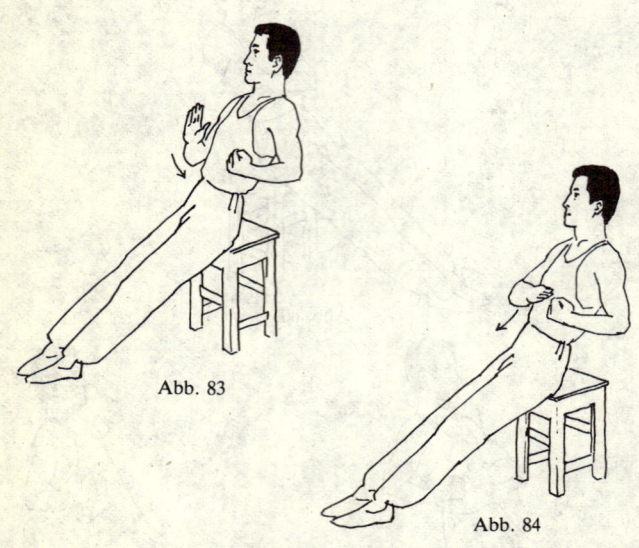

Abb. 83

Abb. 84

Ausatmen:	Wieder ruckartiges Pressen des Brustkorbes mit ruckartigem, kurzem Ausatmen bei gespannten Bauchdecken, darauf langsames, langes tiefes Ausatmen (Abb. 83 bis 88).

144

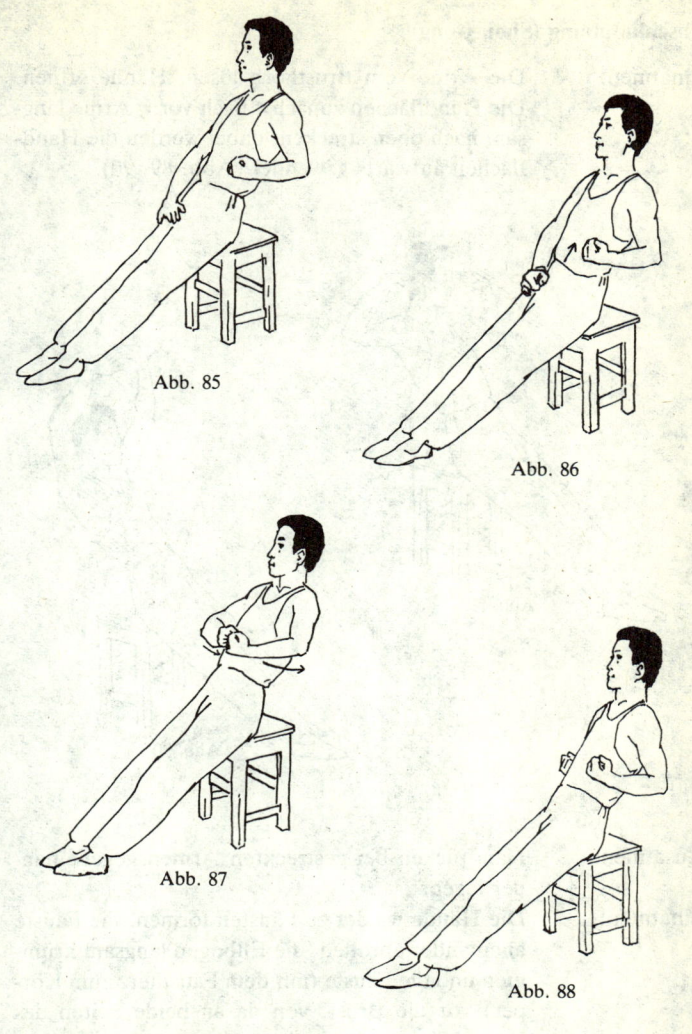

Abb. 85

Abb. 86

Abb. 87

Abb. 88

Wiederholung: Diese Bewegung seitenverkehrt im Wechsel je 4mal ausführen.

Abschlußübung (Shou Gong)

Einatmen: Die Arme vom Brustkorb lösen, Hände öffnen. Die Handflächen zunächst nach vorn, Arme langsam nach oben strecken, dabei werden die Handflächen aufwärts gewendet (Abb. 89, 90).

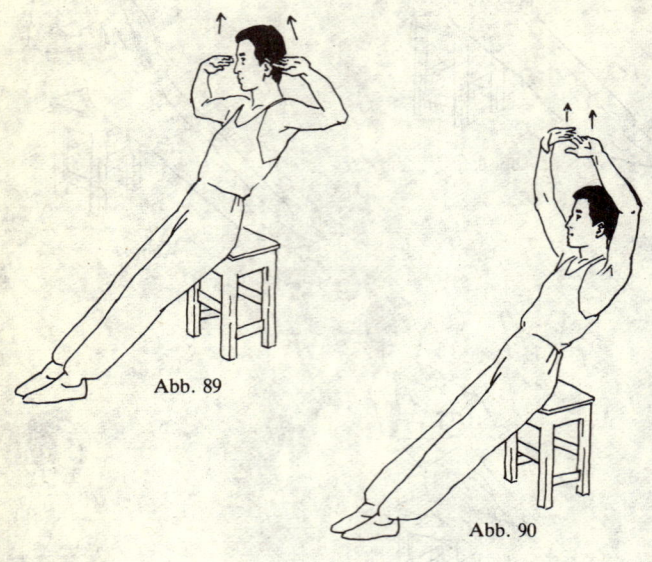

Abb. 89

Abb. 90

Ausatmen: Handrücken bei gestreckten Armen gegeneinander legen.

Einatmen: Die Hände wieder zu Fäusten formen, die Fäuste aneinander abrollen, die Ellbogen langsam krümmen und die Fäuste (mit dem Faustherz zum Körper) vor die Brust, von da an beide Seiten des Brustkorbs führen.

Ausatmen: Unter heftigem, hörbarem kurzem Ausatmen die Fäuste gegen den Brustkorbrand rucken, danach langsam weiter ausatmen mit entspannten Bauchdecken (Abb. 91–95).

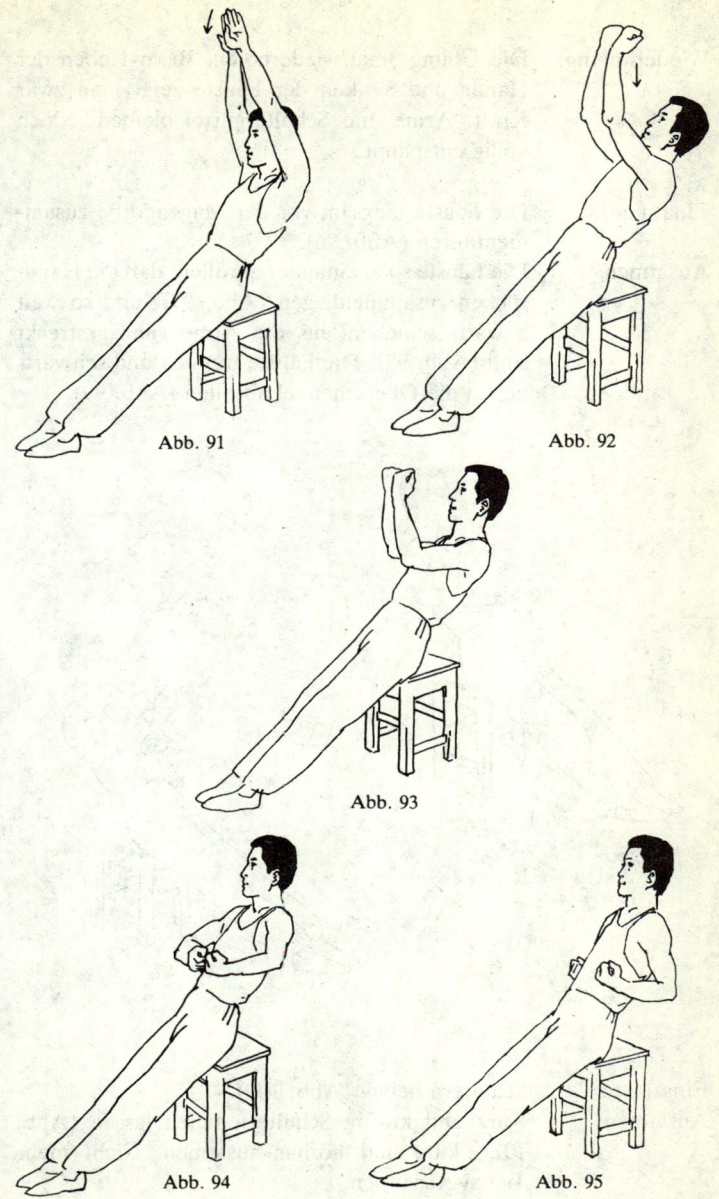

Abb. 91

Abb. 92

Abb. 93

Abb. 94

Abb. 95

Wiederholung:	Die Übung 3mal wiederholen. Beim Heben der Hände und Senken der Fäuste zeigt man zwar Kraft, Arme und Schultergürtel bleiben jedoch völlig entspannt.
Einatmen:	Die Fäuste langsam vor der Magengrube zusammenführen (Abb. 96).
Ausatmen:	Die Fäuste so aneinander abrollen, daß die Handrücken zusammenliegen (Abb. 97), und so weit abwärts schieben, bis die Arme ganz gestreckt sind (Abb. 98). Die Fäuste trennen und seitwärts neben die Oberschenkel abrollen (Abb. 99).

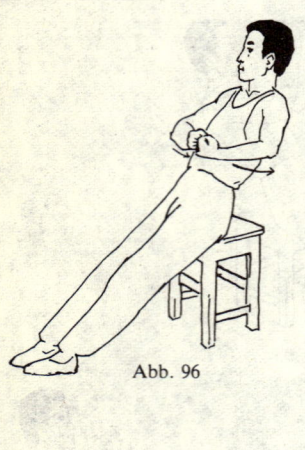

Abb. 96

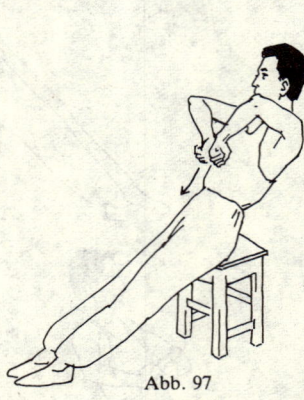

Abb. 97

Einatmen:	Schultern heben (Abb. 100).
Ausatmen:	Kurz und kräftig Schultern fallen lassen (Abb. 101), kurz und hörbar ausatmen. Nicht mehr Tiaoxi-Ausatmen.

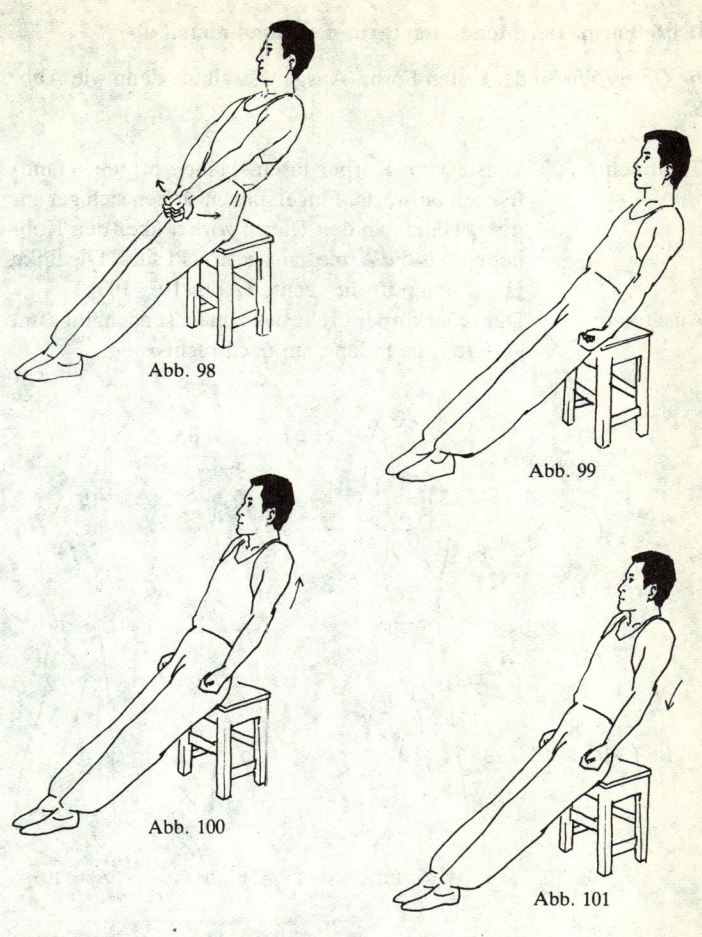

Abb. 98

Abb. 99

Abb. 100

Abb. 101

Dem Anfänger wird die Übung der zweiten Form Schwierigkeiten machen, aber nach längerem Training wird die Bauchdeckenmuskulatur so stark sein, daß sie in völliger Gelöstheit und locker ausgeführt werden kann.

Patienten mit Krampfadern, Hypertonie und Glaukom sollen diese Übung nicht machen.

Dritte Form: Der Mond nimmt zu, der Mond nimmt ab

Jie Gong: Wie in der ersten Form. Ausgangsstellung dann wie Abb. 62.

Einatmen:	Fäuste vom Körper lösen, Hände öffnen, Handflächen aufwärts, Fingerspitzen stehen sich gegenüber. Hände an den Ohren vorbei über den Kopf heben, bis die Arme ganz gestreckt sind. Die linke Hand umgreift die rechte (Abb. 102, 103).
Ausatmen:	Der Oberkörper dreht sich zunächst nach links um 90 Grad, dann langsam nach rechts.

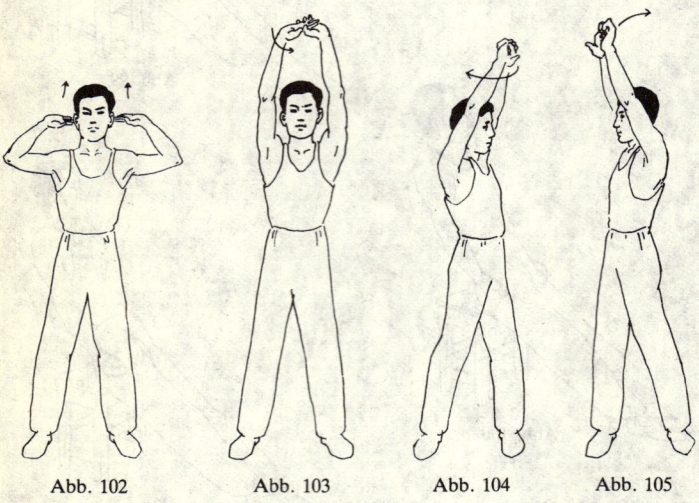

Abb. 102   Abb. 103   Abb. 104   Abb. 105

Beim Seitwärtsdrehen ausatmen, bei der Rückkehr zur Mitte einatmen (Abb. 104, 105). Nach extremer Rechtsdrehung mit Ausatmen den Oberkörper rückwärts beugen mit Einatmen (Abb. 106). Gesicht blickt zum Himmel. Bei weiterem Einatmen den Oberkörper in der Lendenwirbelsäule seitlich nach links biegen. Mit Ausatmen den Oberkörper zur linken Seite fallen lassen, so daß die verschränkten Hände sich neben der linken Fußkante befinden. Die Knie sind gestreckt.

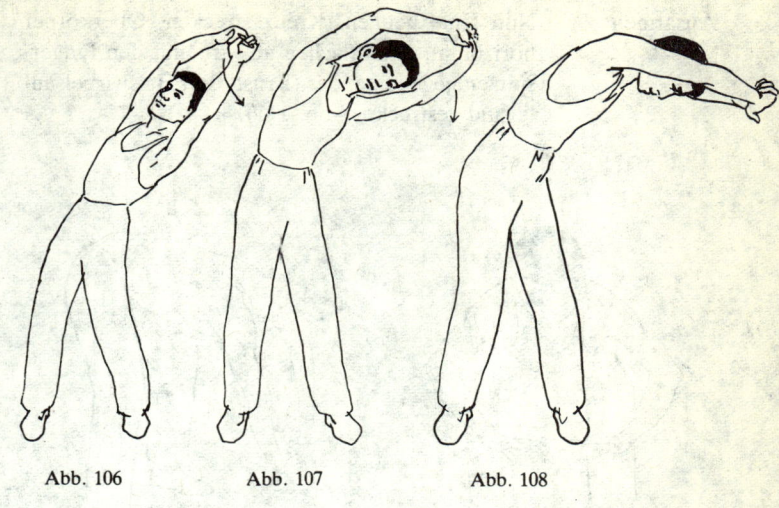

Abb. 106   Abb. 107   Abb. 108

Einatmen: Hände und Arme um den linken Fuß herum zur
              Mitte führen, dabei hat sich der Oberkörper in der
              Lendenwirbelsäule mittig gedreht. Hände stehen
              nun mit der Handfläche abwärts, Mittelfingerspit-
              zen berühren sich (Abb. 108 bis 110).

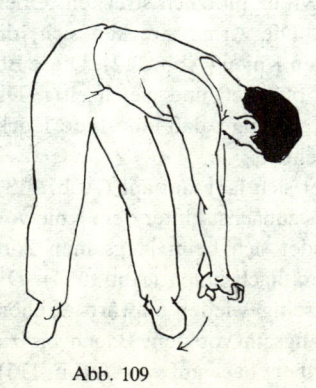

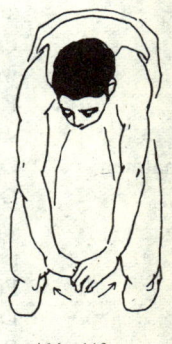

Abb. 109   Abb. 110

Ausatmen:	Nun Knie beugen, Kreuz strecken, Oberkörper horizontal, Handflächen abwärts mit den Fingerspitzen gegeneinander (Brust- und Halswirbelsäule sind gestreckt, Abb. 111).

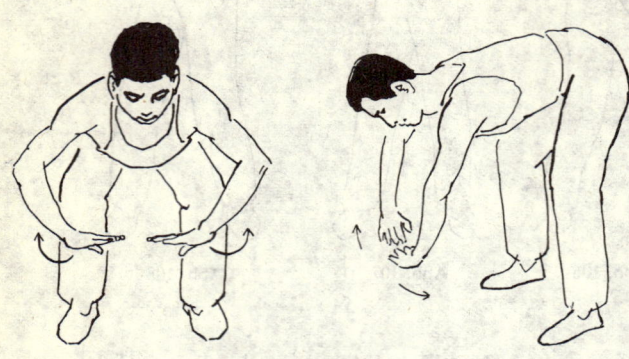

Abb. 111

Einatmen:	Etwas verharren und einatmen.
Ausatmen:	Füße und Knie weit nach außen öffnen, die Fußspitzen gehen nach außen, Füße drehen sich auf den Fersen. Das Kreuz plötzlich strecken. Oberkörper senkrecht. Die Arme strecken sich, die Fäuste hinter beiden Knien (Abb. 112). Diese Bewegung geschieht plötzlich und gleichzeitig. Die Knie sind so weit gebeugt, daß eine tiefe Hocksitz-Haltung entsteht.
Einatmen:	Der Körper richtet sich langsam auf (Abb. 113). Das Faustherz, das zunächst hinter dem Knie vorwärts zeigte, wendet sich beim langsamen Aufrichten des Körpers nach innen (Abb. 114). Die Fußspitzen gleichzeitig wieder einwärts drehen. Die Fäuste nun langsam vor dem Bauch bis zur Brust heben. Faustherz nach aufwärts (Abb. 115).

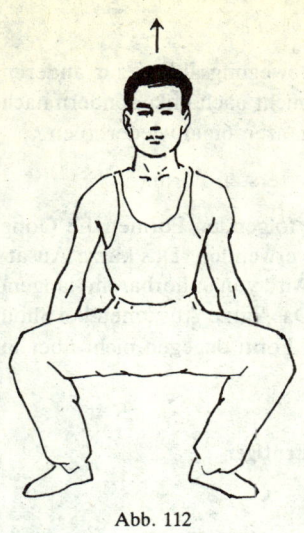

Abb. 112

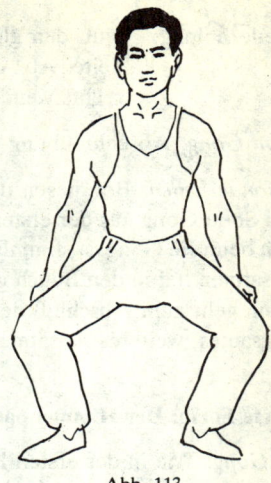

Abb. 113

Ausatmen: Fäuste trennen, nach rechts und links an den unteren Brustkorb führen, einmal kurz gegenrucken, ruckartig ausatmen (Abb. 116).

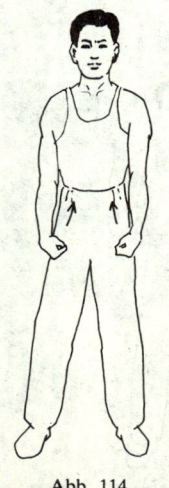

Abb. 114

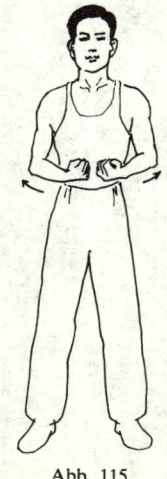

Abb. 115

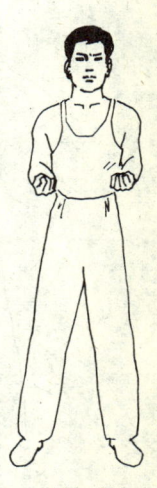

Abb. 116

| Wiederholung: | Nun den gleichen Bewegungsablauf zur anderen Seite. Ab Abb. 103 nicht nach links sondern nach rechts wenden. Im ganzen 6mal wiederholen. |

Shou Gong: Abschlußübung wie in der ersten Form.

Besonderheiten: Bei diesen und allen folgenden Formen Jie Gong und Shou Gong aus der ersten Form verwenden. Das kurze Ausatmen beim Jie Gong ist stimmhaft und wird von unhörbarem, langem Ausatmen tief in den Bauch gefolgt. Das kurze Ausatmen bei Shou Gong geht zum Abschluß der dritten Form dagegen nicht über in langsames, weiteres Ausatmen.

Vierte Form: Der Himmel packt den Erdtiger

Jie Gong: Wie in der ersten Form.

| Einatmen: | Linke Faust bleibt am Brustkorb. Die rechte Faust geht, gleichzeitig sich öffnend, in Schulterhöhe. Nun geht der Ellbogen nach außen, Handfläche nach oben, Fingerspitzen hinter dem Ohr vorbei (Abb. 117). Der rechte Arm streckt sich, der Handrücken steht über dem Kopf (Abb. 118). |

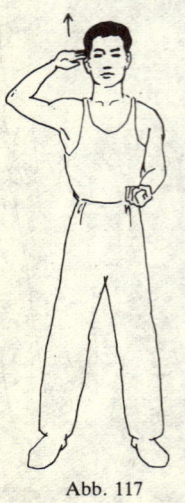

Abb. 117

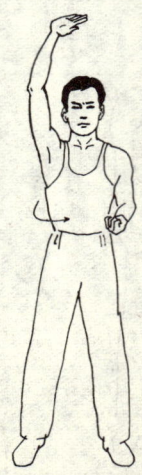

Abb. 118

Ausatmen:	Füße bewegen sich nicht, Oberkörper wendet sich nach links um 90 Grad, Lendenwirbelsäule ist Drehachse, Gesicht sieht nach links (Abb. 119).
Einatmen:	Wenden des Oberkörpers nach rechts (Abb. 120).
Ausatmen:	Nun den Oberkörper in der Lendenwirbelsäule langsam nach links drehen.

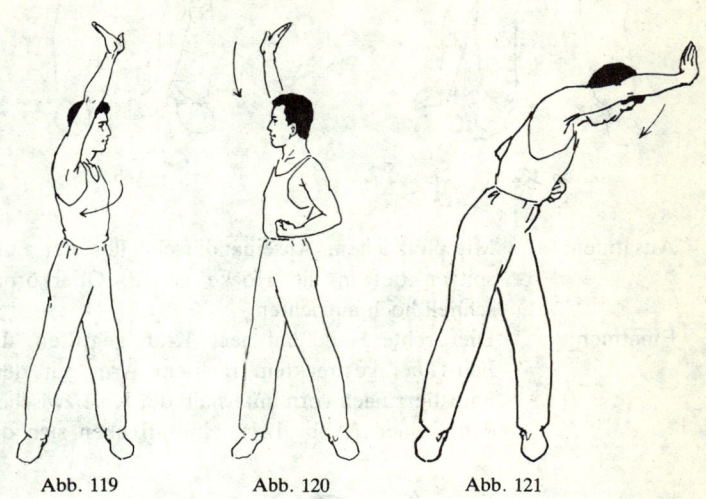

Abb. 119   Abb. 120   Abb. 121

Einatmen:	Oberkörper nach rückwärts neigen, in der Lendenwirbelsäule zur linken Seite kreisen. Nun steht der Oberkörper wieder frontal, aber zur linken Seite geneigt. Die rechte Hand bleibt um 90 Grad überstreckt zum rechten Unterarm. Der Oberkörper dreht sich um die Lendenwirbelsäule zur linken Seite und beugt sich schon etwas nach abwärts (Abb. 121).
Ausatmen:	Oberkörper zur linken Körperseite fallen lassen, die rechte ausgestreckte Hand neben der Außenkante des linken Fußes (Abb. 122).
Einatmen:	Oberkörper in der Lendenwirbelsäule mittig drehen, rechte Hand um die linke Fußspitze (Abb. 123).

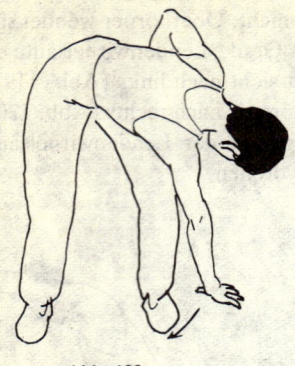

Abb. 122

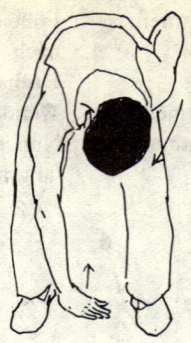

Abb. 123

| Ausatmen: | Mit plötzlichem Auseinanderschnellen der Fuß-spitzen tief in die Hocke gehen, Oberkörper schnell hoch aufrichten. |
| Einatmen: | Die rechte Hand hat nach Kraft gegriffen, die Faust bei gestrecktem rechtem Arm mit dem Faustherz nach vorn unterhalb der Knie zwischen den Beinen (Abb. 124). Nun strecken sich die |

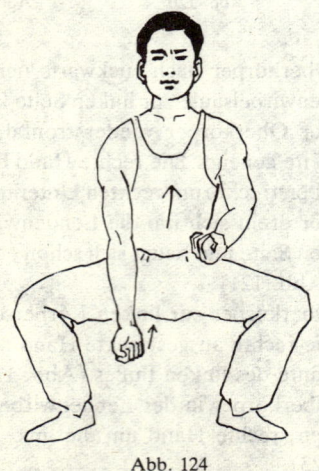

Abb. 124

	Knie, langsam richtet sich der ganze Körper auf, gleichzeitig stellen sich die Füße parallel, die rechte Faust geht sehr langsam vor die Brust (Abb. 125).
Ausatmen:	Die rechte Faust wieder gegen den unteren Brustkorbrand legen, kurzes Rucken der Fäuste gegen den Brustkorb, dabei kurzes ruckartiges Ausatmen (Abb. 126) mit folgendem langsamem Ausatmen.

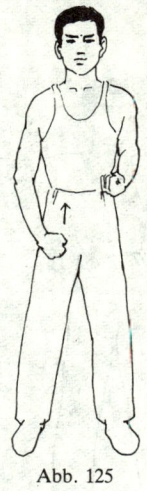 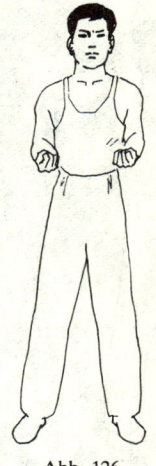

Abb. 125   Abb. 126

Wiederholung:	Die gleiche Bewegung mache man nun mit der linken Hand. Bewegungsrichtung rechts und links umgekehrt. Links und rechts je 3mal ausführen.

Shou Gong: Wie in der ersten Form.

Besonderheiten: Im Gegensatz zur dritten Form ist in dieser Übung das Wenden des Körpers nach links und rechts schnell. Auch das Senken in die Hocke geschieht schnell. Alle anderen Bewegungen sollen langsam, weich und rund sein und konform mit dem Atmen.

Fünfte Form: Das Pferd am Zügel bergauf führen

Jie Gong: Wie in der ersten Form.

Vorübung: Einfache Peitsche

Einatmen: Die am Brustkorb liegenden Fäuste öffnen, Handflächen nach abwärts so vor die Brust führen, daß sich die Mittelfingerspitzen berühren (Abb. 127). Arme seitwärts horizontal ausstrecken (Abb. 128).

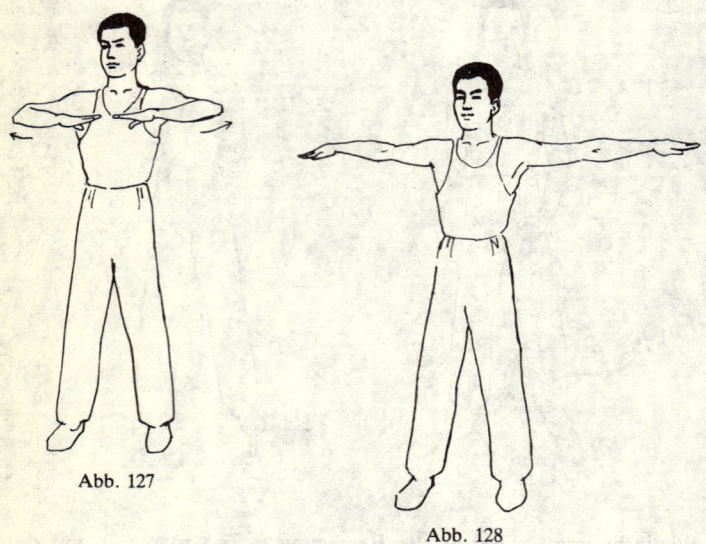

Abb. 127

Abb. 128

Ausatmen: Beide Hände zu Fäusten formen (Abb. 129), Fäuste nach oben drehen (Abb. 130). Ellbogen langsam beugen (Abb. 131). Fäuste langsam vor den Brustkorb führen (132, 133).

Einatmen: Fäuste an die Seiten des Brustkorbes legen (Abb. 134).

Ausatmen: Fäuste ruckartig gegen den Brustkorbrand pressen, dabei ruckartig ausatmen.

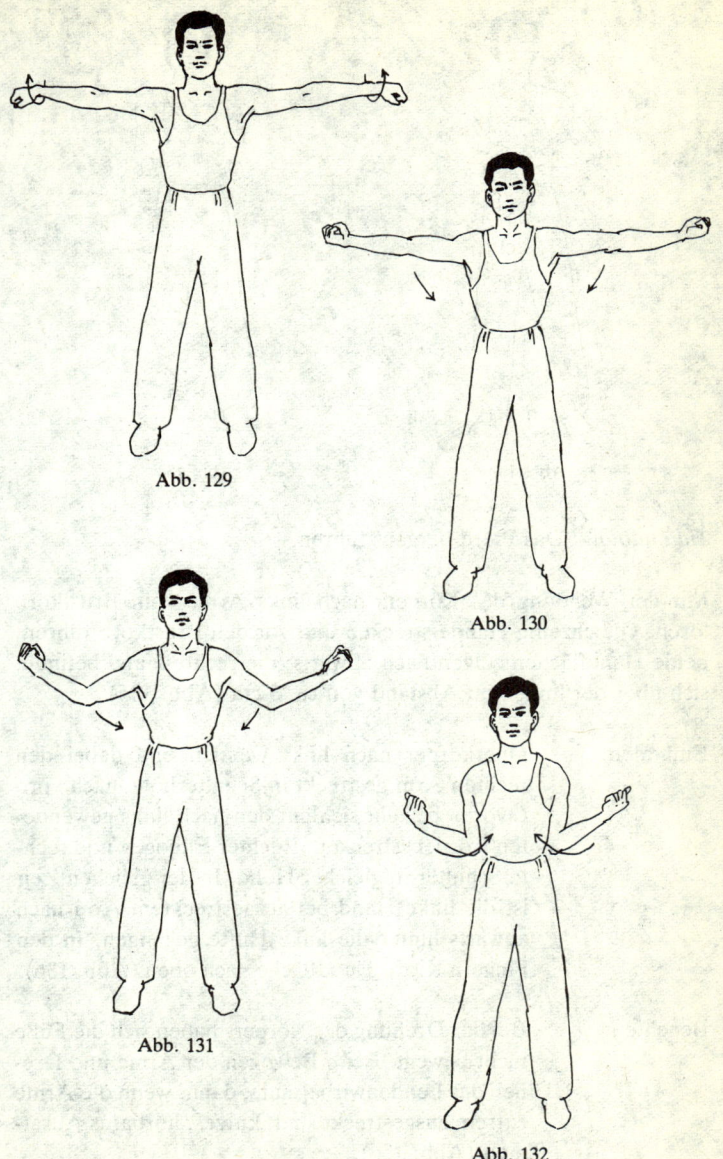

Abb. 129

Abb. 130

Abb. 131

Abb. 132

159

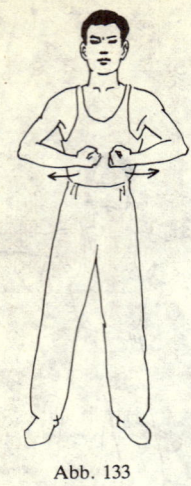

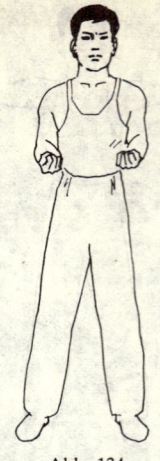

Abb. 133   Abb. 134

Hauptübung: Das Pferd bergauf führen.

Mit der Wendung des Körpers nach links Arme vom Brustkorb lösen. Gleichzeitig Hände strecken und vor den Brustkorb führen, beide Handflächen zeigen nach abwärts, die rechte Hand befindet sich über der linken im Abstand von ca. 3 cm (Abb. 135).

Einatmen: Oberkörper nach links wenden und dabei den rechten Arm gestreckt in Schulterhöhe nach vorn («vorn» bezieht sich auf den nach links gewendeten Körper) strecken. Rechter Ellbogen und rechte Schulter in gleicher Höhe. In der gleichen Zeit ist die linke Hand bei ausgestrecktem Arm nach abwärts hinter die linke Hüfte gegangen. In den Fingern Kraft, Handfläche nach oben (Abb. 136).

Beachten: Bei der Drehung des Körpers haben sich die Füße nicht bewegt. Beim Bewegen der Arme und Drehen der Lendenwirbelsäule, dann, wenn die Arme extrem ausgestreckt sind, kurzes, hörbares Ausatmen (Abb. 136).

Einatmen:	Nun langsam den Oberkörper wieder zur Mitte, beide Arme krümmen; die ausgestreckten Hände sollen sich vor der Brust treffen. Im Laufe dieser Bewegung einatmen (Abb. 137). Die Fingerspitzen – bei nach abwärts gerichteten Handflächen – zeigen gegeneinander, die Mittelfinger berühren sich (Abb. 138).

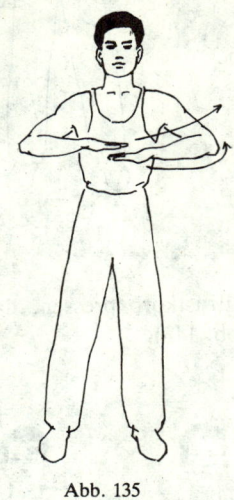

Abb. 135

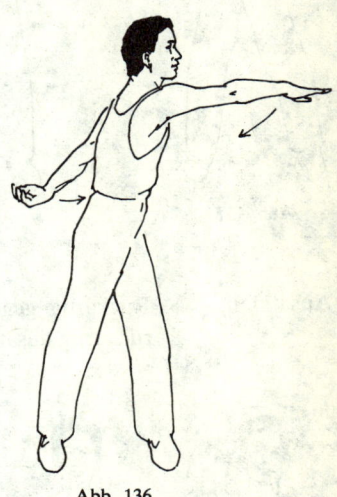

Abb. 136

Ausatmen:	Arme langsam strecken, dabei gehen die gestreckten Hände (Handflächen weiter abwärts) vor dem Bauch bis zu den Leisten. Ellbogen gestreckt (Abb. 139). Hände zur Faust formen (Abb. 140), Fäuste so drehen, daß Faustherz nach aufwärts schaut (Abb. 141).
Einatmen:	Die Fäuste nähern sich einander und werden bis zur Brust gehoben (Abb. 142). Fäuste trennen sich, Unterarme legen sich an beide Seiten des Brustkorbs.

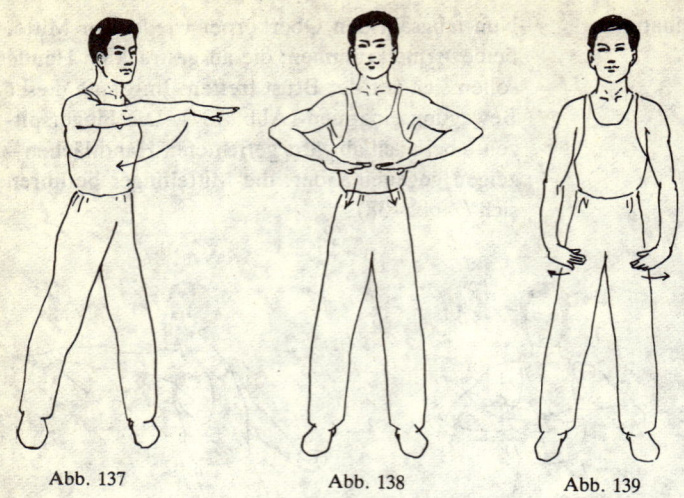

Abb. 137   Abb. 138   Abb. 139

Ausatmen: Ruckartig gegen den Brustkorb pressen, dabei
                 ruckartig ausatmen (Abb. 143).

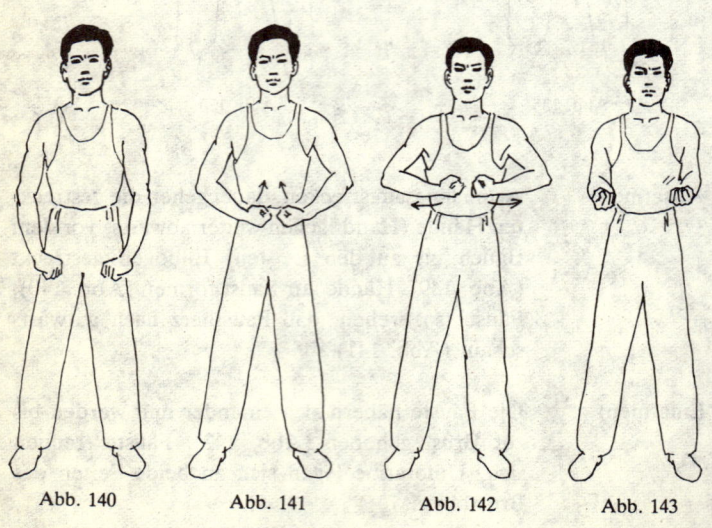

Abb. 140   Abb. 141   Abb. 142   Abb. 143

Wiederholung:	Die gleiche Übung, nur wird der Körper jetzt zur rechten Seite gewendet, der linke Arm wird vorgestreckt, der rechte geht mit Kraft in den Fingern hinter die rechte Hüfte. Zu jeder Seite hin 3mal ausführen.

Shou Gong: Wie in der ersten Form

Besonderheiten: Das Ausstrecken beider Arme bei der Körperwendung geschieht schnell, gleichzeitig schnelles Ausatmen.

Ab der siebten Form wird jeder einzelnen Hauptübung die Übung «Einfache Peitsche» vorangestellt. Beim Wenden des Körpers nach rechts/links Oberschenkel-Innenmuskulatur (Adduktoren) spannen. Die Füße wie festgewurzelt in der Erde.

Sechste Form: Der Phönix schlägt die Flügel zusammen

Jie Gong: Wie in der ersten Form.

Vorübung: Der «Große Bär» (Sieben Sterne)

Einatmen:	Hände vom Brustkorb lösen, ausstrecken, die Daumen stehen sich gegenüber, die Handflächen zeigen nach vorn, nachdem man die Hände vor die Brust gehoben hat (Abb. 144).
Ausatmen:	Nun die Hände sehr langsam nach vorn schieben, bis die Arme ganz gestreckt sind (Abb. 145).
Einatmen:	Nun mit den Händen auswärts greifen, Faust bilden und dann so drehen, daß die Faustherzen aufwärts schauen, Fäuste liegen dicht nebeneinander (Abb. 146). Nun die Fäuste langsam vor die Brust holen. Im Laufe dieser Bewegung die Fäuste so drehen, daß die Fingergrundgelenke gegeneinander stehen (Abb. 147).

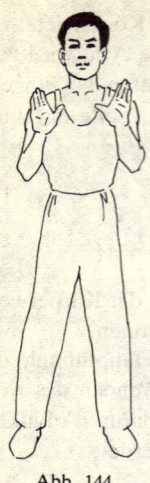

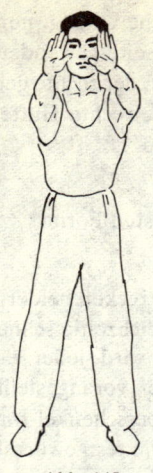

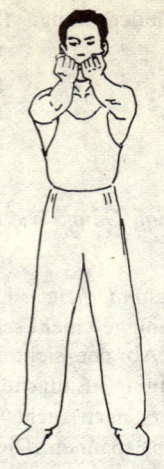

Abb. 144   Abb. 145   Abb. 146

Ausatmen: Nun die Fäuste langsam zu beiden Seiten des
             Brustkorbs führen, unter ruckartigem Pressen
             kurz ausatmen (Abb. 148).

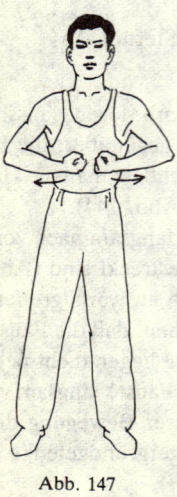

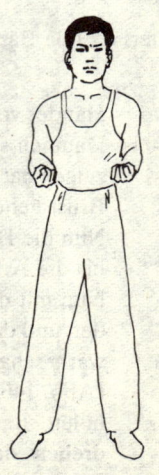

Abb. 147   Abb. 148

Hauptübung: Der Phönix schlägt die Flügel zusammen

Einatmen: Die geöffneten Hände vor der Brust zusammenführen, so daß die Handflächen abwärts- und die
Mittelfingerspitzen zusammenstehen (Abb. 149).
Nun die Arme nach rechts und links langsam weit
ausbreiten, Handflächen abwärts (Abb. 150).

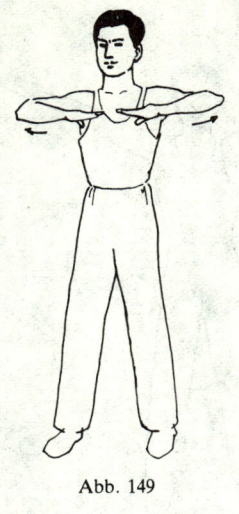

Abb. 149

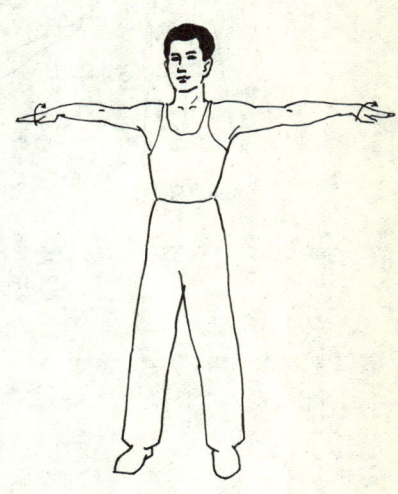

Abb. 150

Ausatmen: Hände drehen, die Handflächen zeigen nun nach
oben (Abb. 151).

Einatmen: Hände und Arme gleichzeitig wie Schwingen heben, so daß die Handflächen auf Scheitelhöhe sind
(Abb. 152).

Ausatmen: Mit kurzem Ausatmen Hände wieder in Schulterhöhe (Abb. 153). Noch zweimal heben und senken, wie oben beschrieben. Die Hände sollen
beim Heben horizontal bleiben, als trügen sie eine
Last.

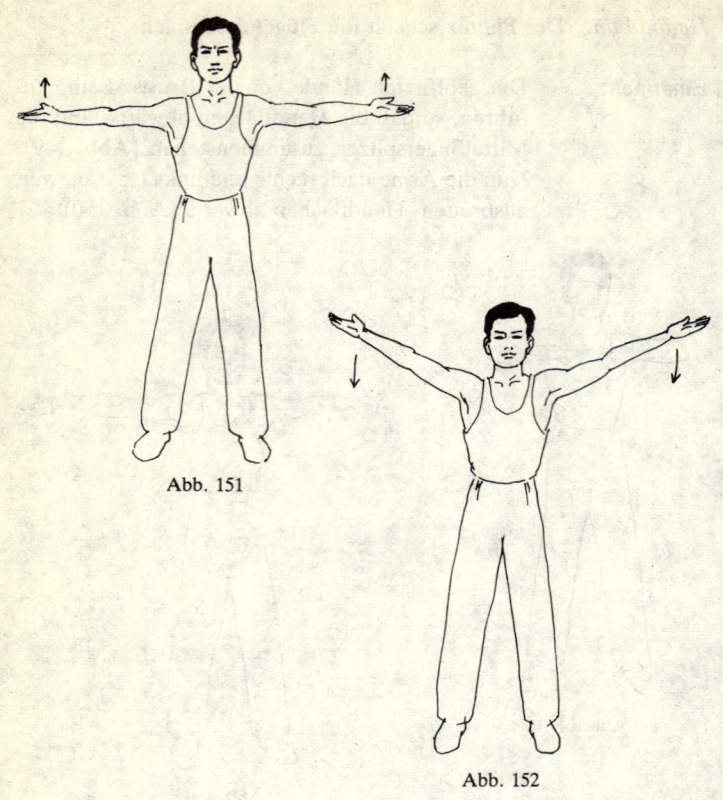

Abb. 151

Abb. 152

Einatmen:	Nach dem dritten Mal Senken der Arme zur Schulterhöhe nun blitzschnell die Arme gestreckt hoch über den Kopf führen, schnell, aber gelöst bei der Bewegung einatmen, gleichzeitig die Hände um 180 Grad wenden, so daß die Handflächen wieder aufwärts zeigen. Die Fingerspitzen berühren sich (Abb. 154).
Ausatmen:	Danach den Oberkörper im Kreuz nach unten beugen, die Handflächen schauen jetzt zum Boden. Das Beugen erfolgt sehr langsam, je tiefer, desto besser (Abb. 155).

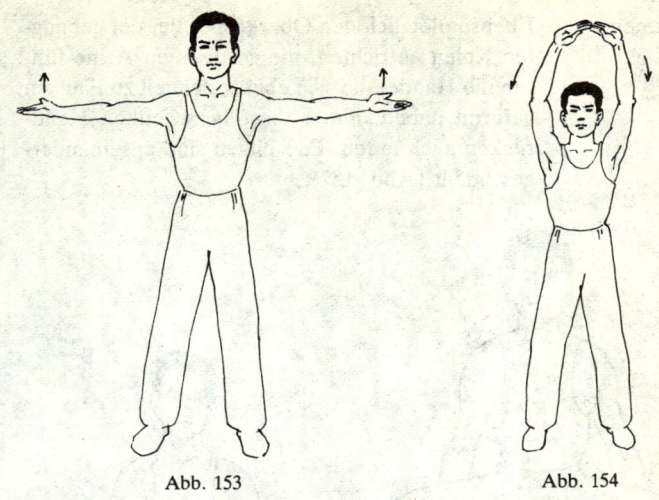

Abb. 153   Abb. 154

Einatmen: Nun den Kopf blitzschnell anheben, die Knie beu-
                   gen sich etwas, ebenfalls die Ellbogen, das Kreuz
                   ist hohl (Haltung des liegenden Frosches). Ge-
                   streckte Hände berühren sich fast (Abb. 156).

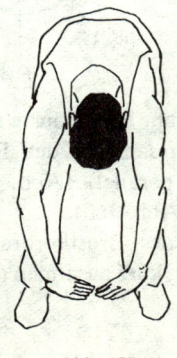

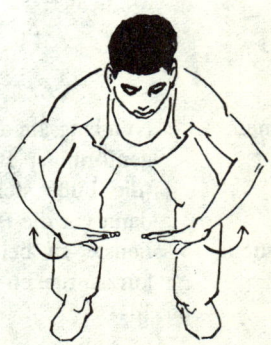

Abb. 155   Abb. 156

Ausatmen:	Ebenso plötzlich den Oberkörper bei tief gebeugten Knien aufrichten, die gestreckten Arme führen die Hände, die sich ebenso schnell zu Fäusten geformt haben, hinter die Oberschenkel. Handrücken nach unten. Fußspitzen sind auseinandergeschnellt (Abb. 157).

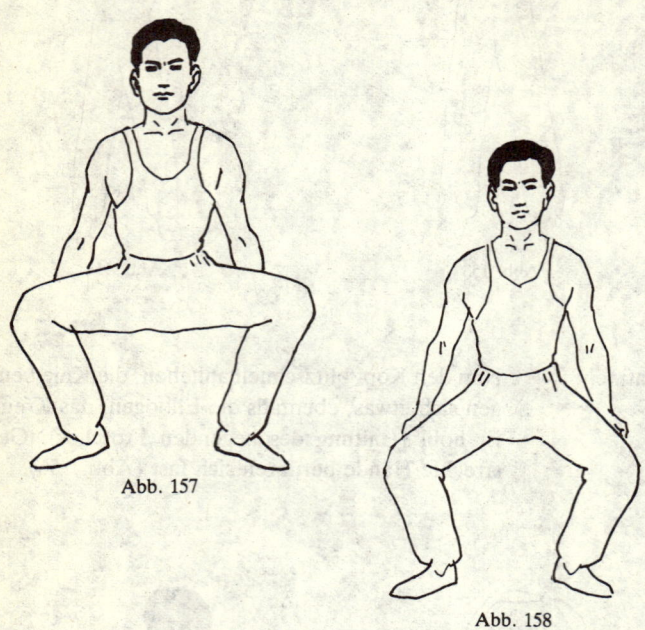

Abb. 157

Abb. 158

Einatmen:	Nun langsam aufrichten (Abb. 158), Fäuste in bogenförmiger Bewegung langsam vor den Bauch (die Füße stehen wieder parallel) (Abb. 159), dann vor die Brust holen (Abb. 160).
Ausatmen:	Fäuste zu beiden Seiten des Brustkorbrandes, kurz anrucken und ruckartig kurz ausatmen (Abb. 161).

Shou Gong: Wie in der ersten Form.

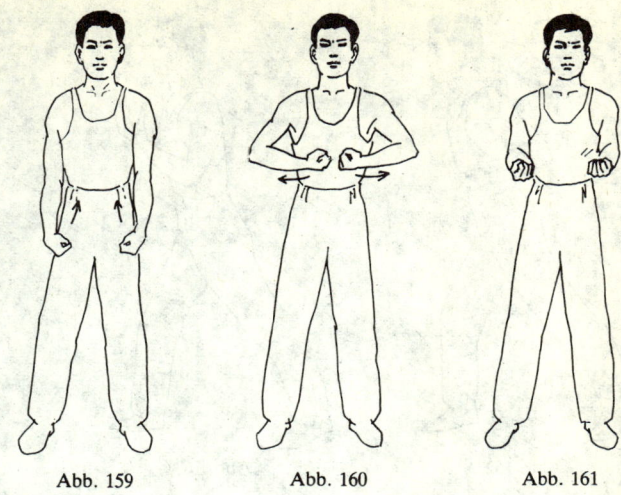

Abb. 159   Abb. 160   Abb. 161

Besonderheiten: Hochheben der Arme (Abb. 152) langsam, Senken der Arme (Abb. 153) schnell.

Von nun an wird jeder Hauptübung das Bild «Der große Bär» vorangestellt.

Siebte Form: Der «Große Bär» schiebt den Berg

Jie Gong: Wie in der ersten Form.

Vorübung 1: Einfache Peitsche (Abb. 127 bis 134).

Vorübung 2: Der «Große Bär» (Abb. 144 bis 148).

Die Hände liegen am Brustkorb, der Körper macht eine rasche Wendung nach links, auch die Füße drehen sich, das rechte Bein ist gestreckt, das linke ist im Knie gebogen (Abb. 162).

Einatmen: Die Fäuste öffnen sich, die Arme führen die Hände so vor die Brust, daß die Handflächen nach vorn zeigen, Fingerspitzen aufwärts (Abb. 163).

169

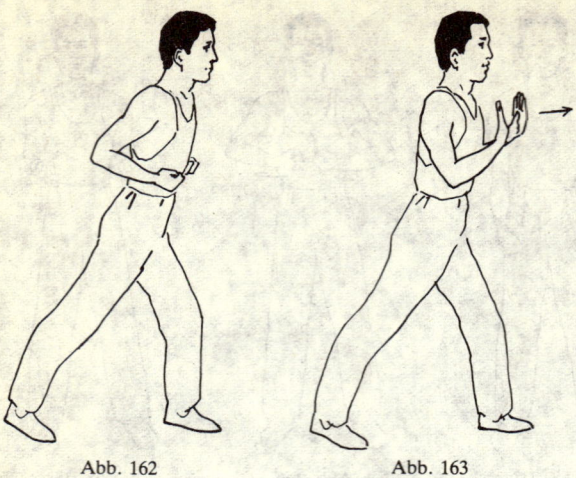

Abb. 162   Abb. 163

Ausatmen: Nun streckt man langsam die Arme aus, die
                 Handflächen schieben mit Kraft nach vorn, bis die
                 Arme ganz gestreckt sind (Abb. 164, 165).

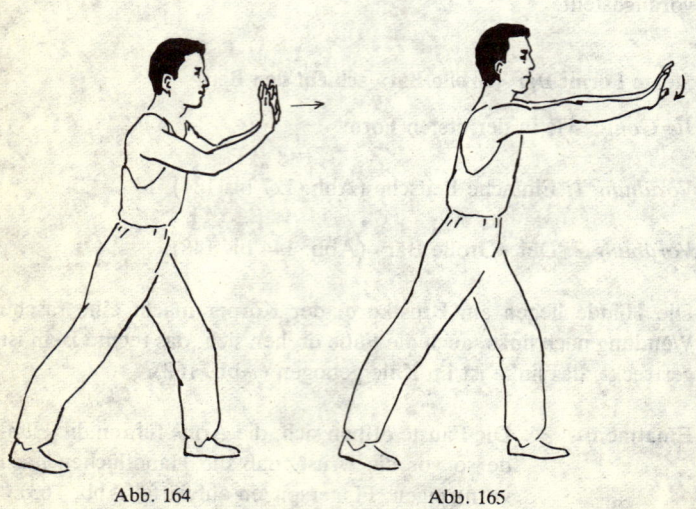

Abb. 164   Abb. 165

Einatmen:	Die Hände formen sich zur Faust, die Fäuste wenden sich mit dem Faustherz aufwärts (Abb. 166). Die Fäuste liegen fest aneinander. Nun die Fäuste vor die Brust holen, sie dabei aneinander abrollen, die Fingerknöchel liegen nun zusammen (Abb. 167). Die Ellbogen nach rückwärts ziehen, Fäuste legen sich an die beiden Seiten des Brustkorbes.
Ausatmen:	Kurz gegenpressen, kurz hörbar ausatmen (Abb. 168).

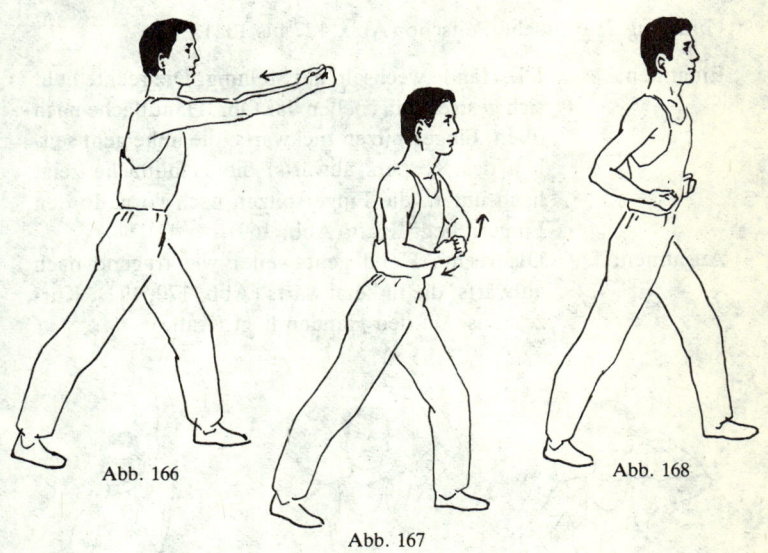

Abb. 166

Abb. 167

Abb. 168

Wiederholung:	Den Körper und die Füße schnell zur rechten Seite wenden, die übrigen Bewegungen wie die vorher beschriebenen.
	Je 7mal nach rechts und nach links wenden. Danach den Körper zur Mitte, der linke Fuß macht einen halben Schritt einwärts, so daß die Füße in der Ausgangsstellung stehen.

Shou Gong: Wie in der ersten Form

Besonderheiten: Das Wenden des Körpers zum rechten und linken Bogenschritt relativ schnell. Die Hände nach vorn schieben, zu Fäusten formen und zurück zum Körper ziehen, geschieht relativ langsam. Beim «Schieben des Berges» haben die Finger viel Kraft.

Achte Form: Scheitel am Himmel, Füße auf der Erde

Jie Gong: Wie im ersten Bild.

Vorübung 1: Der «Große Bär» (Abb. 144 bis 148).

Vorübung 2: Einfache Peitsche (Abb. 127 bis 134).

Einatmen:	Die Hände wechseln die Stellung. Die rechte hebt sich gestreckt bis neben das Ohr, Handfläche nach oben, Fingerspitzen rückwärts, die linke geht seitlich des Körpers abwärts, die Handfläche zeigt nach unten, die Fingerspitzen nach vorn. In den Fingern liegt Kraft (Abb. 169).
Ausatmen:	Die rechte Hand geht weiter wie tragend nach aufwärts, die linke abwärts (Abb. 170, 171). Kurze Pause, in den Händen liegt Kraft.

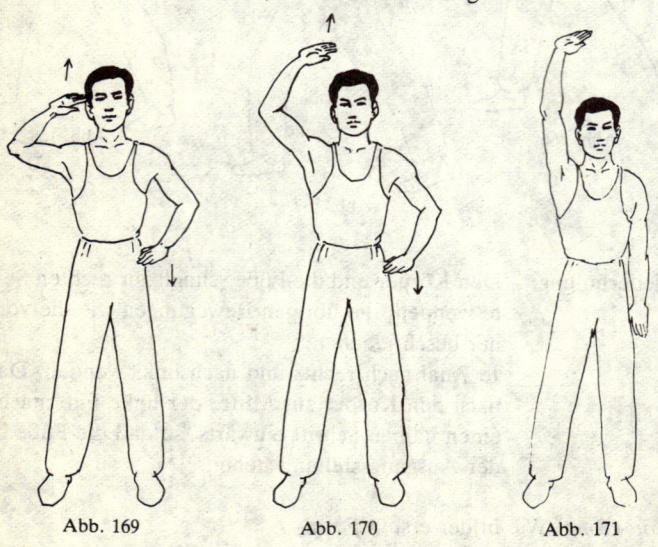

Abb. 169   Abb. 170   Abb. 171

Einatmen:	Hände und Arme lockern, die rechte Hand langsam bis zum Ohr, die linke an der linken Körperseite etwa bis zur Taille führen. Noch zweimal Arme und Hände in gleicher Weise bewegen, beim dritten Senken der rechten Hand geht diese mit nach vorn-innen gewendeter Handfläche vor der rechten Körperseite langsam abwärts. Die linke, die bisher zur Erde hin gestemmt hatte, lockert sich, dreht die Handfläche nach aufwärts und wird vor den rechten Oberbauch geführt (Abb. 172). Die rechte weiter abwärts, bis sich die Fingerspitzen beider Hände gegenüberstehen (Abb. 173). Fäuste bilden (Abb. 174). Diese durch Krümmen der Ellbogen neben den Brustkorb legen.

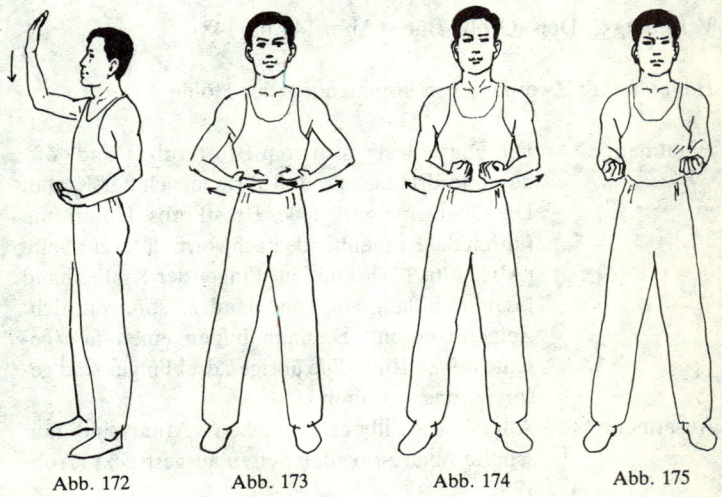

Abb. 172	Abb. 173	Abb. 174	Abb. 175

Ausatmen:	Kurz ruckartig gegen Brustkorb pressen, kurz ruckartig ausatmen (Abb. 175).
Wiederholung:	Nun die gleiche Bewegung seitenverkehrt ausführen, die linke Hand stemmt den Himmel, die rechte drückt abwärts. Links-rechts im Wechsel je 3mal.

Shou Gong: Wie in der ersten Form.

Besonderheiten: Wenn die Hände nach oben tragen, nach unten drücken, soll die Bewegung ein wenig schnell sein. In den Fingerspitzen soll Kraft sein, aber keine steife Starrheit. Das Atmen muß sich dem Tempo der Bewegung anpassen. Beim Zurückführen der Hände, das langsam ausgeführt wird, auch langsamer atmen. Das Wenden der Hände und das Einatmen ein wenig schneller.

Neunte Form: Zwei Drachen kommen aus der Höhle

Jie Gong: Wie in der ersten Form.

Vorübung 1: Einfache Peitsche (Abb. 127 bis 134).

Vorübung 2: Der «Große Bär» (Abb. 144 bis 148).

Hauptübung: Zwei Drachen kommen aus der Höhle

Einatmen:	Die Fäuste lösen sich vom Brustkorb, Hände öffnen und drehen sich und formen sich zur Kralle. Die Oberarme seitlich des Brustkorbs. Unterarme führen die Krallenhände nach vorn, dann zur Seite (Abb. 176, 177). Die fünf Finger der Krallenhand lösen sich langsam voneinander, spreizen sich. Zeigefinger und Daumen bilden einen fast geschlossenen Ring. Die übrigen drei Finger sind gespreizt und gekrümmt.
Ausatmen:	Allmählich Ellbogen strecken, Arme sind nun schulterhoch zu beiden Seiten ausgestreckt (Abb. 178).
Einatmen:	Die Krallenhände langsam zirka 30 Grad vorwärts drehen (Abb. 179). Darauf die Krallenhände und Arme mit Kraft rückwärts drehen; die Hände drehen sich im Handgelenk um zirka 60 Grad.
Ausatmen:	Kurzes ruckartiges Ausatmen (Abb. 180). Das Drehen der Hände und Arme nach rückwärts geschah schnell.

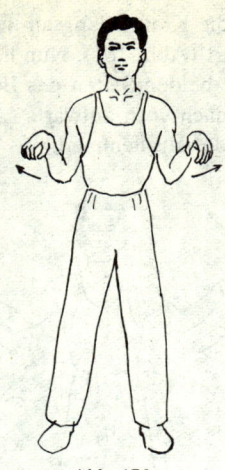
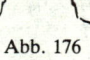

Abb. 176

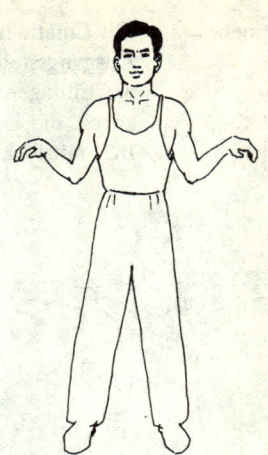

Abb. 177

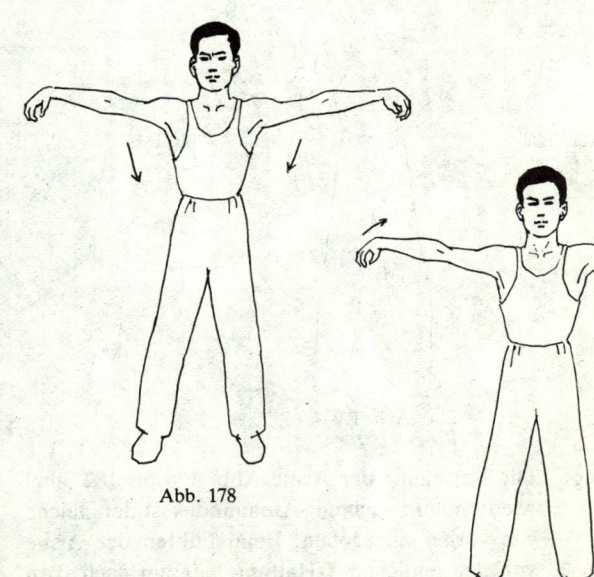

Abb. 178

Abb. 179

| Einatmen: | Mit Einatmen werden die Krallen langsam in die Ausgangsstellung geführt (Abb. 181). Nun liegen die Ellbogen wieder zu beiden Seiten des Brustkorbs, die Unterarme nach vorn aufwärts (Abb. 182) mit locker hängender Krallenhand. |

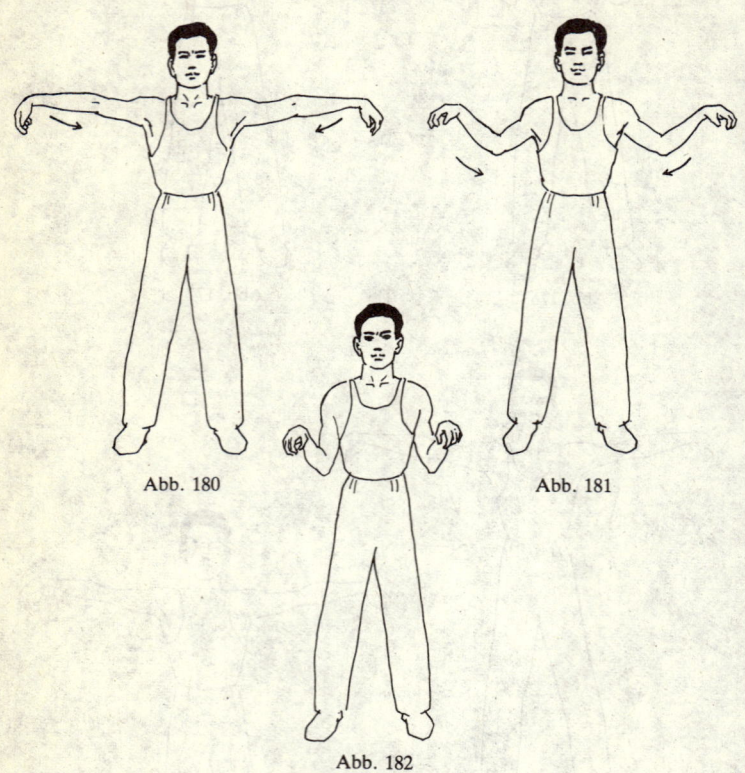

Abb. 180

Abb. 181

Abb. 182

| Wiederholung: | Die Bewegung der Arme Abb. 176 bis 182 3mal wiederholen; auch der Atemmodus ist der gleiche wie vorher angegeben. Beim Führen der Arme von der seitlichen T-Haltung langsam nach vorn auch langsam einatmen, beim Rückwärtsrucken der Hände auch ruckartig ausatmen. |

Nach dem dritten Heben und Rucken der Arme gehen die Hände endgültig vor die Brust, die Krallen formen sich zu Fäusten. Handgelenke langsam an die Brustkorbseiten, ruckartig pressen, ruckartig ausatmen (Abb. 183, 184).

Shou Gong: Wie in der ersten Form.

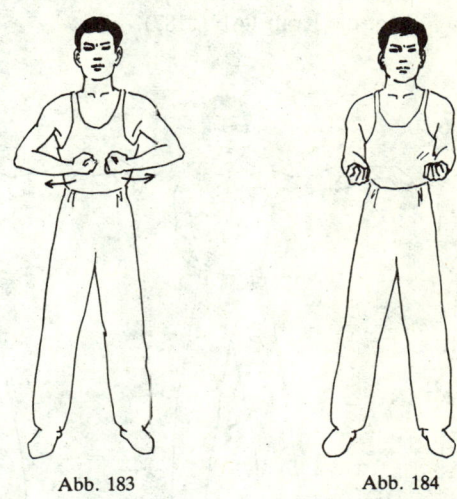

Abb. 183   Abb. 184

Zehnte Form: Der Drache ist allein und streckt die Krallen aus

Jie Gong: Wie in der ersten Form.

Vorübung 1: Der «Große Bär» (Abb. 144 bis 148).

Vorübung 2: Einfache Peitsche (Abb. 127 bis 134).

Die linke Hand bleibt seitlich des Brustkorbs. Die rechte Faust wird zur Kralle, der Unterarm hebt sie nach vorn bis in die Brusthöhe. Rechter Oberarm am rechten Thorax, Handgelenk und Handrücken aufwärts (Abb. 185). Daumen und Zeigefinger bilden einen Halbkreis. Die anderen drei Finger sind nach innen gekrümmt. Aber keine Fingerhaltung gleicht der anderen (Abb. 186). Die rechte Kralle streckt sich zur rechten Seite aus, Armrichtung und Schultern in gleicher Höhe.

Einatmen:	Die rechte Hand dreht sich langsam um 30 Grad nach vorn, langsam einatmen. Im Tigermaul (Halbkreis zwischen Daumen und Zeigefinger) liegt die Kraft (Abb. 187).

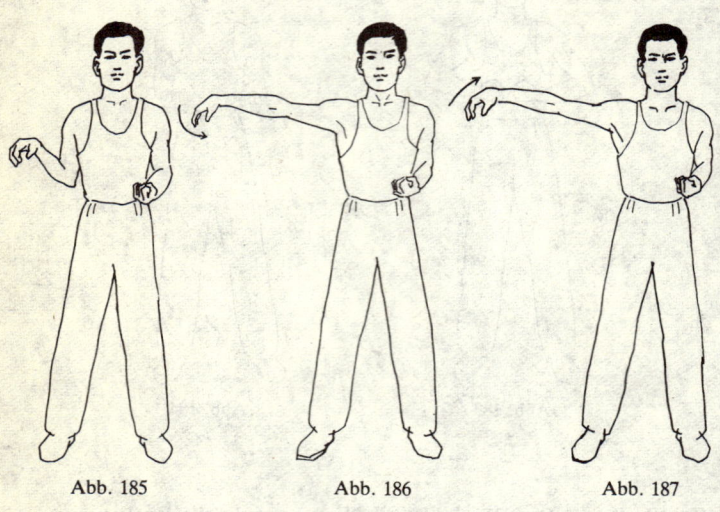

Abb. 185   Abb. 186   Abb. 187

Ausatmen:	Die Hände bei nicht bewegten Armen schnell nach rückwärts drehen, dabei kurz und hörbar ausatmen (Abb. 188).
Einatmen:	Die rechte Hand schnell entspannen, gleichzeitig einatmen (Abb. 189). Der rechte Ellbogen geht langsam herunter, bis er abwärts hängt (Abb. 190). Die rechte Hand vor die Brust zurückholen, eine Faust bilden.

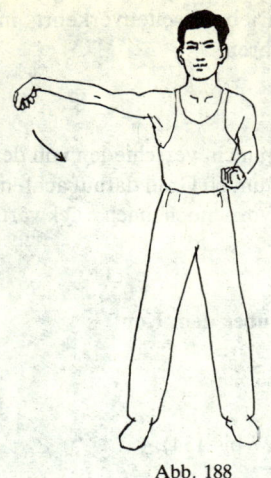

Abb. 188

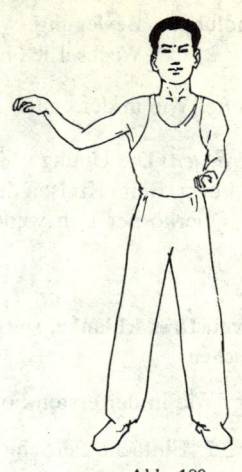

Abb. 189

Ausatmen: Faust an den Brustkorbrand legen, mit kurzem Rucken den Brustkorb pressen, dabei kurz ausatmen (Abb. 191).

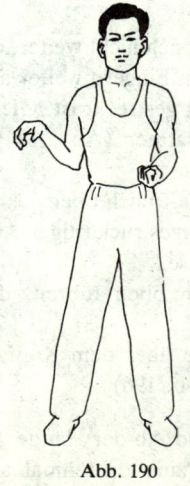

Abb. 190

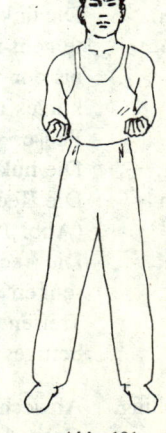

Abb. 191

179

Wiederholung: Bewegung wie beschrieben seitenverkehrt im Wechsel je 3mal ausführen.

Shou Gong: Wie in der ersten Form.

Besonderheiten: Die Übung ist im Prinzip nicht verschieden von der neunten Form. Beim Kreisen der Hände um 60 Grad darauf achten, daß der Oberkörper sich weder nach vorn noch nach rückwärts bewegt.

Elfte Form: Drei schlanke, spitze Dinge über dem Kopf weiterreichen

Jie Gong: Wie in der ersten Form.

Vorübung 1: Einfache Peitsche (Abb. 127 bis 134).

Vorübung 2: Der «Große Bär» (Abb. 144 bis 148).

Einatmen: Die Hände öffnen sich und gehen an beiden Ohren so vorbei, daß die Handfläche aufwärts, die Fingerspitzen zum Ohr zeigen, die Ellbogen in Schulterhöhe nach seitwärts (Abb. 192). Hände weiter heben, bis einige Zentimeter über den Kopf (Abb. 193).

Ausatmen: Die linke Hand bewegt sich nicht weiter, die rechte geht mit Kraft in den Fingern weiter aufwärts, bis der rechte Arm fast gestreckt ist. Gleichzeitig kurzes ruckartiges Ausatmen (Abb. 194). Kurze Pause.

Einatmen: Die linke Hand mit Kraft nach oben.

Ausatmen: Die Rechte senken, kurzes ruckartiges Ausatmen (Abb. 195). Kurze Pause.

Einatmen: Die rechte Hand nach oben führen, die linke senken.

Ausatmen: Treffen sich die Hände über dem Kopf, kurzes, heftiges Ausatmen (Abb. 196).

Wiederholung: Abwechselndes Auf und Ab der Hände, je 3mal. Geht die linke Hand zum drittenmal aufwärts,

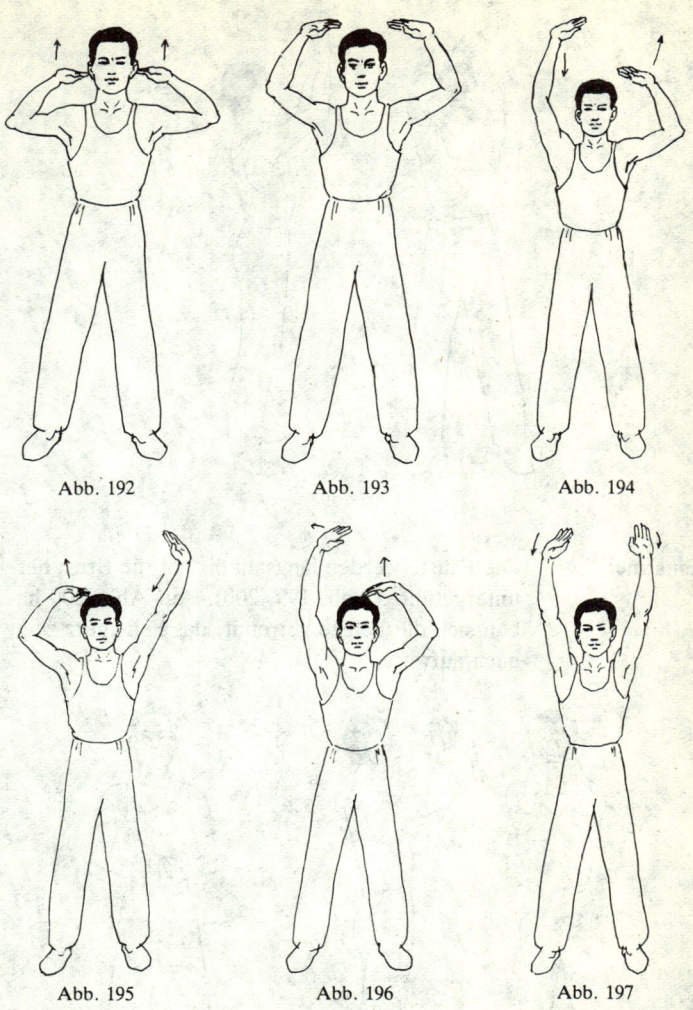

Abb. 192   Abb. 193   Abb. 194

Abb. 195   Abb. 196   Abb. 197

wird die rechte nicht heruntergeführt. Die Hände
drehen sich, die Handflächen werden nach vorn
gewendet (Abb. 197). Man bildet wieder Fäuste,
Faustherz zum Gesicht, die Fäuste liegen aneinander (Abb. 198).

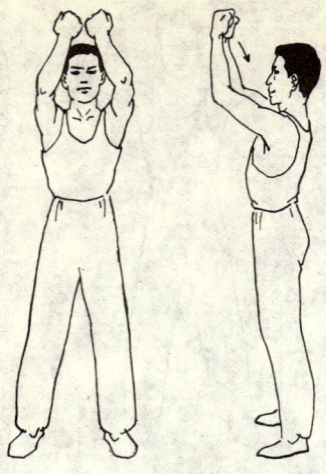

Abb. 198

Einatmen: Die Fäuste werden langsam bis vor die Brust heruntergeführt (Abb. 199, 200). Auf Abb. 200 ha-
ben sich die Fäuste getrennt, das Faustherz zeigt
nach aufwärts.

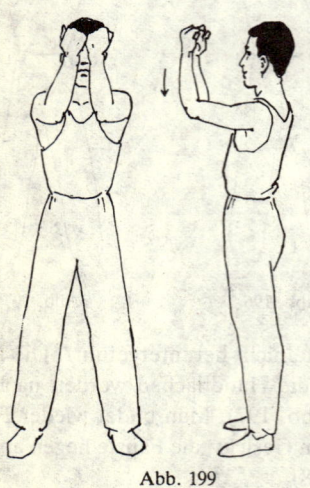

Abb. 199

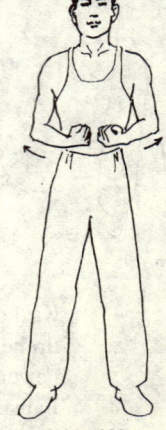

Abb. 200

| Ausatmen: | Fäuste langsam neben den unteren Brustkorb legen, kurz gegenpressen und kurz hörbar ausatmen (Abb. 201). |

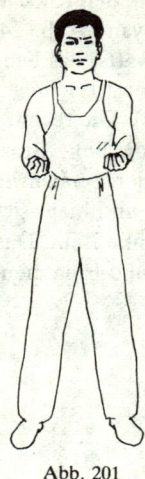

Abb. 201

Shou Gong: Wie in der ersten Form.

Besonderheiten: Die Bewegungen 194 und 195 können relativ schnell gemacht werden, nur darf der Körper nicht nach oben gereckt, der Kopf nicht angehoben werden. Der Oberkörper darf weder vor- noch zurückgeneigt werden.

Zwölfte Form: Der Eisenochse pflügt

Jie Gong: Wie in der ersten Form.

Vorübung 1: Der «Große Bär» (Abb. 144 bis 148).

Vorübung 2: Einfache Peitsche (Abb. 127 bis 134).

Einatmen:	Den linken Fuß einen Schritt links seitwärts. Das linke Bein bleibt gestreckt, das rechte Knie beugt sich zum rechten Bogenschritt. Die linke Faust neben die linke Schläfe, und zwar mit dem Daumen nach unten, den Knöchel gegen den Akupunkturpunkt Taiyan (Abb. 24). Die rechte Faust geht rechts abwärts, das Faustherz nach aufwärts. Der Oberkörper ist schräg nach rechts vorn geneigt (Abb. 202). Die rechte Faust in langsamer Bewegung vor die linke Brust heben. Der Oberkörper kreist in der Lendenwirbelsäule von rechts nach rückwärts und biegt sich nach links über das gestreckte linke Bein. Das Körperkreisen geschieht mit Aus- und Einatmen.

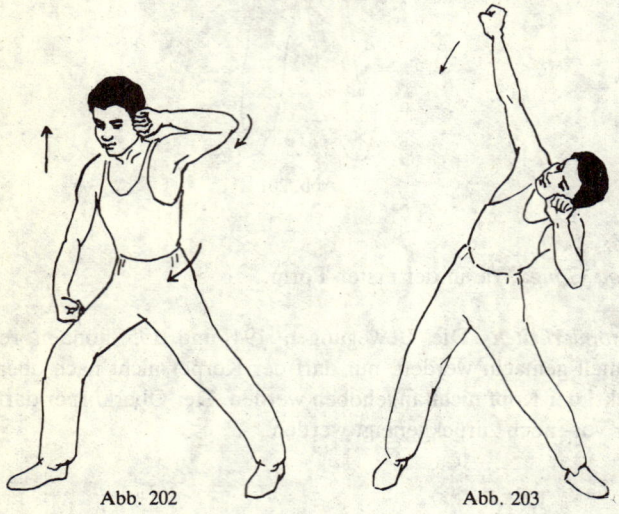

Abb. 202   Abb. 203

Ausatmen:	Mit kurzem ruckartigem Ausatmen den rechten Arm schnell nach rechts oben vorstoßen, so daß der Arm mit dem linken Bein eine Linie bildet (Abb. 203). Den Kopf zur rechten Seite aufwärts drehen, so daß die Augen zur rechten Faust blicken.

Einatmen: Die rechte Faust langsam vor die linke Brust, Oberkörper vorwärts und zur rechten Seite kreisen.

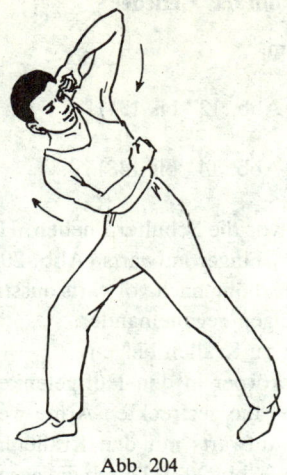
Abb. 204

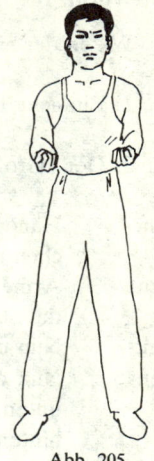
Abb. 205

Mit Aus- und Einatmen weiter kreisen, rückwärts bis zur linken Seite, daß er wieder über dem gestreckten linken Bein geneigt ist. Kreisen und Strecken des rechten Armes 3mal wiederholen.

Nun zur Mittelstellung zurückkehren (tiefer Reitersitz). Das Körpergewicht auf das linke, nun im Knie gekrümmte Bein, das rechte Bein gestreckt. Die rechte Faust mit dem Zeigefingerknöchel in die rechte Schläfe (Punkt Taiyang). Dreimal in umgekehrter Richtung kreisen, wie vorher beschrieben.

Ausatmen: Nun den linken Fuß wieder schulterbreit neben den rechten, Fäuste an den Brustkorb legen und ruckartig pressen und ausatmen (Abb. 205).

Shou Gong: Wie in der ersten Form.

Besonderheiten: Wenn die Faust von der Brust weg oder wieder dorthin zurückbewegt wird, kann man diese Bewegung etwas schneller machen. Die Faust muß so hoch nach oben gereckt werden, daß man, ihr nachschauend, fast in den Zenit aufschaut.

Dreizehnte Form: Die Elster sträubt das Gefieder

Jie Gong: Wie in der ersten Form.

Vorübung 1: Einfache Peitsche (Abb. 127 bis 134).

Vorübung 2: Der «Große Bär» (Abb. 144 bis 148).

Einatmen:	Hände öffnen, vor die Schultern heben, Handflächen nach vorn, Finger aufwärts (Abb. 206).
Ausatmen:	Arme in Schulterhöhe nach vorwärts ausstrecken, die Daumen zeigen gegeneinander.
Einatmen:	Nun die Finger zu Krallen biegen.
Ausatmen:	Nun den Oberkörper in den Hüftgelenken nach unten «werfen», die gestreckten Arme weit nach hinten seitlich aufwärts mit den Krallenhandflächen nach vorn (Abb. 207). Durch die gespreizten Beine rückwärts blicken. Der Scheitel des Kopfs

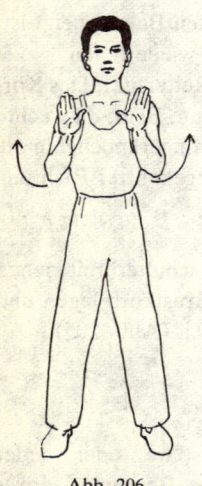

Abb. 206

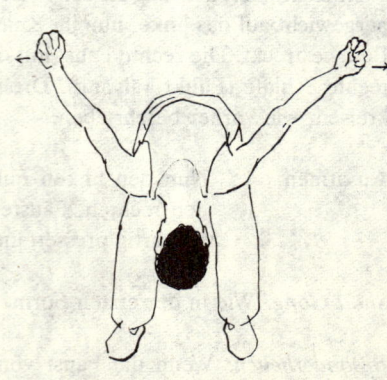

Abb. 207

steht in Richtung Erde. Gleichzeitig kurz und heftig ausatmen.

Einatmen: Nun die Finger strecken, die Arme seitlich sinken lassen (Abb. 208).

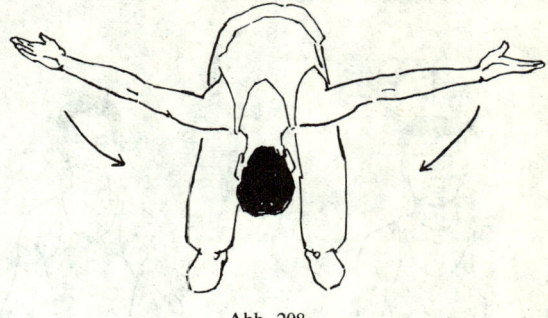

Abb. 208

Ausatmen: Wenn die Arme fast auf dem Boden ankommen, plötzlich Kopf rückwärts biegen, Oberkörper fast in die Waagerechte. In die Hocke gehen, Hände stehen mit den Flächen nach unten, mit den Fingerspitzen einander gegenüber (Abb. 209).

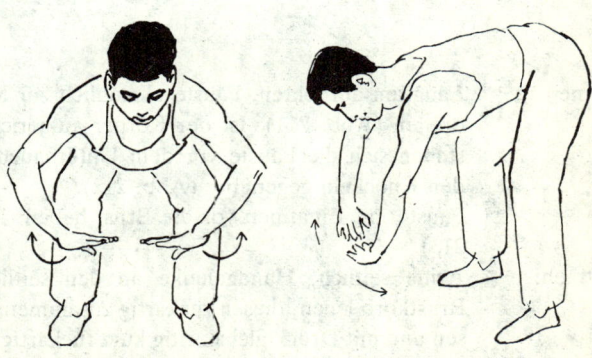

Abb. 209

187

| Einatmen: | Etwas verharren. |
| Ausatmen: | Wiederum plötzlich schnellen die Fußspitzen auseinander, Oberkörper und Kopf senkrecht aufgerichtet, tiefe Hockstellung, Knie gespreizt, Hände zur Faust mit gestreckten Armen hinter die Oberschenkel (Abb. 210). |

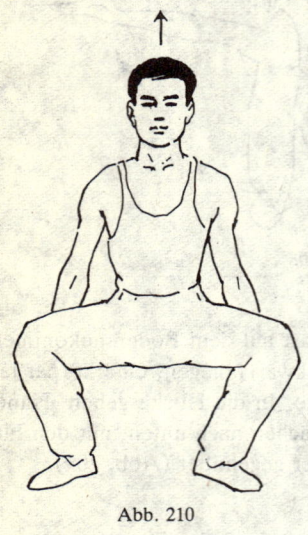 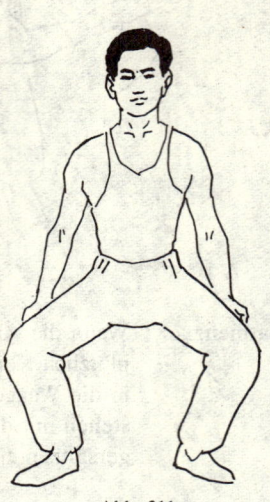

Abb. 210   Abb. 211

| Einatmen: | Langsam aufrichten, Fäuste allmählich zur Mitte drehen (Abb. 211). Ist der Körper aufgerichtet, stehen sich die Fäuste vor dem Unterbauch mit den Knöcheln gegenüber (Abb. 212). Fäuste mit Einatmen vor die Brust heben (Abb. 213). |
| Ausatmen: | Arme seitlich, Handgelenke an den seitlichen Brustkorb legen, diesen ruckartig zusammenpressen und mit Druck gleichzeitig kurz ruckartig ausatmen. |

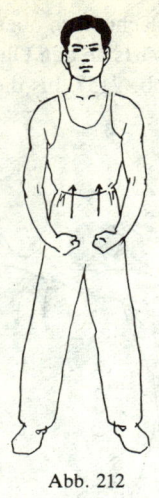
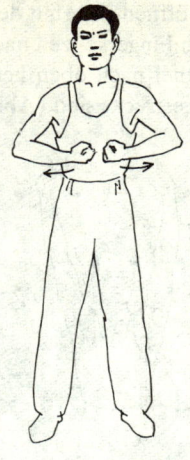
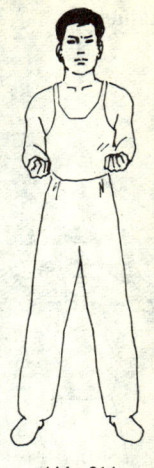

Abb. 212   Abb. 213   Abb. 214

Wiederholung: Übung 3mal wiederholen.

Shou Gong: Wie in der ersten Form.

Besonderheiten: Vor dem Senken des Körpers (Abb. 207) erst einatmen, beim Hochwerfen der Arme nach hinten oben kurz ausatmen. Die Fußsohlen fest auf dem Boden, die Ferse soll sich nicht
lockern oder gar anheben. Übergang zur Stellung Abb. 209 erfolgt
schnell. Beim Aufrichten des Körpers gehen die Füße langsam wieder in Ausgangsstellung, also parallel schulterbreit.

Vierzehnte Form: Die Schöne kämmt sich

Jie Gong: Wie in der ersten Form.

Vorübung 1: Der «Große Bär» (Abb. 144 bis 148).

Vorübung 2: Einfache Peitsche (Abb. 127 bis 134).

Einatmen:	Hände öffnen sich, mit der Handfläche nach oben und den Fingerspitzen nach rückwärts an den Ohren vorbei nach oben heben (Abb. 215), bis die Arme gestreckt sind (Abb. 216).

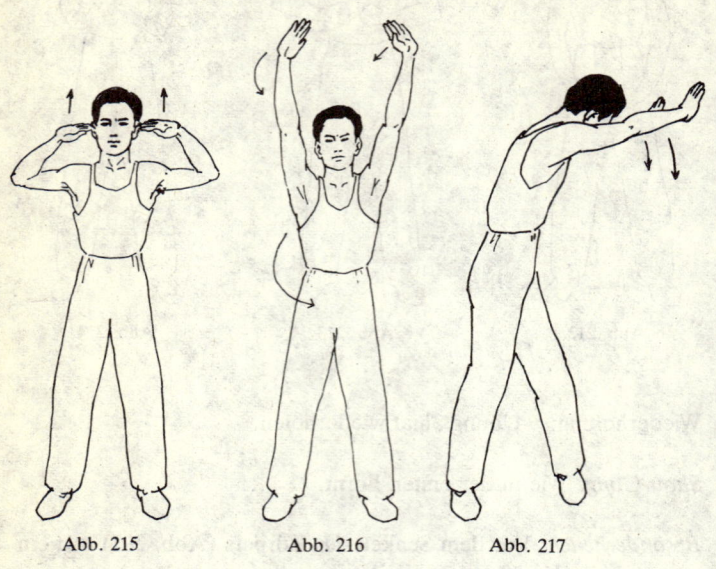

Abb. 215   Abb. 216   Abb. 217

Ausatmen:	Ohne die Füße zu bewegen, dreht sich der Oberkörper im Kreuz nach links und beginnt, sich mit Ausatmen langsam nach abwärts zu beugen (Abb. 217). Mit gestreckten Knien beugen, bis die Hände bei gestreckten Armen an der Außenseite des linken Fußes angelangt sind (Abb. 218).
Einatmen:	Kurze Pause, nun die Hände um den linken Fuß herum zur Mitte führen. Handflächen zum Boden (Abb. 219).
Ausatmen:	Wieder blitzartig Kopf hoch, gestreckt Hände mit den Handflächen nach abwärts, die Fingerspitzen stehen sich gegenüber, dabei geht der Oberkörper fast in die Horizontale (Abb. 220), Knie gebeugt.

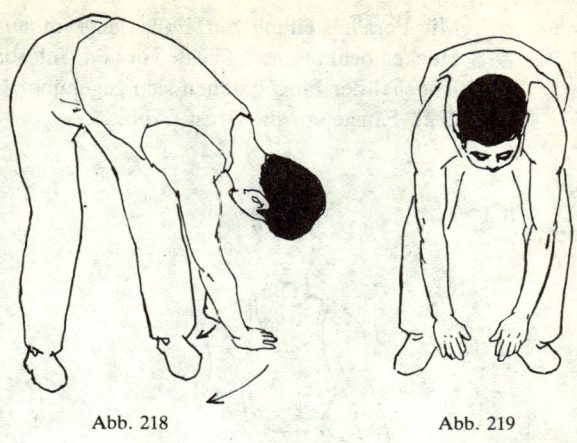

Abb. 218   Abb. 219

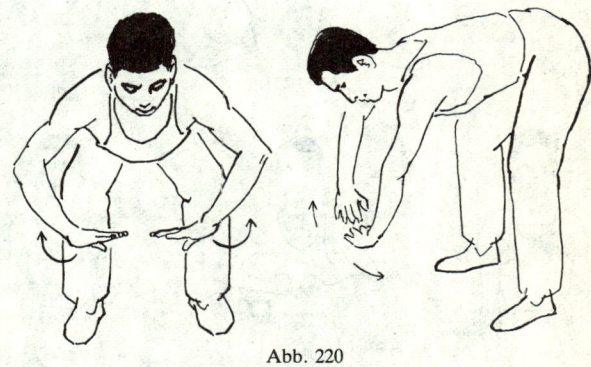

Abb. 220

Einatmen: Einatmen und kurz verharren.
Ausatmen: Wieder blitzschnell Hände zu Fäusten, Oberkör-
                 per und Kopf senkrecht aufwärts, Fußspitzen nach
                 außen geschnellt, Fäuste liegen bei gestreckten
                 Armen hinter den Oberschenkeln. Tiefe Sitzhocke
                 (Abb. 221).

Einatmen: Mit Parallelstellung der Füße langsam aus der Hocke hochkommen, Fäuste vor den Unterbauch, Knöchel der Finger stehen sich gegenüber (Abb. 222). Fäuste vor die Brust (Abb. 223).

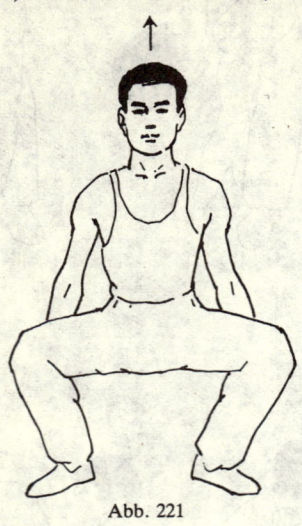

Abb. 221

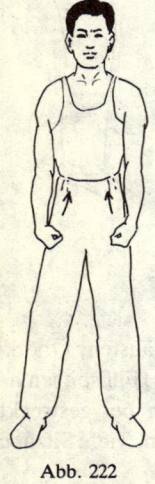

Abb. 222

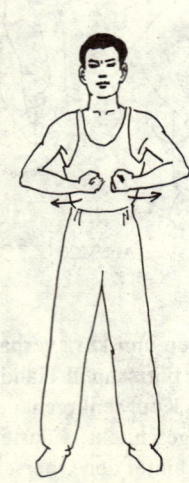

Abb. 223

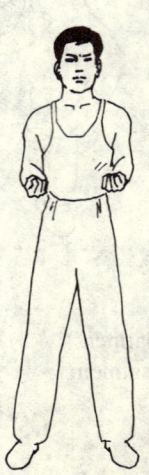

Abb. 224

Ausatmen:	Fäuste an die Seiten des Brustkorbrandes, kräftig gegen den Brustkorb drücken, dabei ruckartig ausatmen (Abb. 224).
Wiederholung:	Die Übung seitenverkehrt im Wechsel je 3mal ausführen.

Shou Gong: Wie in der ersten Form.

Besonderheiten: Beim Strecken der Arme (Abb. 216) soll in den Fingerspitzen Kraft sein. Das Beugen des Körpers zur linken/rechten Seite soll fast ein Werfen sein, jedoch leicht und locker.

Fünfzehnte Form: Der ruhende Tiger reckt sich

Jie Gong: Wie in der ersten Form.

Vorübung 1: Einfache Peitsche (Abb. 127 bis 134).

Vorübung 2: Der «Große Bär» (Abb. 144 bis 148).

Linke Faust bleibt am Brustkorb. Die rechte öffnet sich, Finger mit Kraft gespreizt. Der rechte Arm streckt sich nach vorn und führt die Hand in großem Kreis nach rechts oben, rückwärts, wieder mit Faustschluß zum rechten Brustkorbrand (Abb. 225). Ruckartiges Pressen, ruckartiges Ausatmen. Dieselbe Bewegung mit der linken Hand, dem linken Arm, bei ruhender rechter Faust.

Einatmen:	Nun beide Hände öffnen, Handflächen nach vorn, Fingerspitzen aufwärts.
Ausatmen:	Arme schieben die Hände vorwärts. In den Fingerspitzen Kraft (Abb. 227).
Einatmen:	Die Arme senken sich, drehen nach unten seitlich, rückwärts, dabei strecken sich die Handgelenke – die Arme machen also einen weit ausholenden Kreis. Die Hände nach vorn horizontal führen, bis die Arme ganz gestreckt sind (Abb. 226).

Nun die Arme nach außen drehen, die Handrük-
ken nach unten, die Arme beschreiben einen weit
ausholenden Kreisbogen nach seitlich unten hinten, langsam rückwärts heben, die Ellbogen beugen sich und führen die Hände vor der Brust
(Daumen zeigen gegeneinander, Handflächen
schauen nach abwärts) wieder zusammen. Die
Daumen stehen sich gegenüber, und die ausge-
streckten Hände schauen mit der Fläche nach unten. Der Oberkörper neigt sich langsam nach
vorn, gleichzeitig springen die gespreizten Füße
zusammen (Abb. 227).

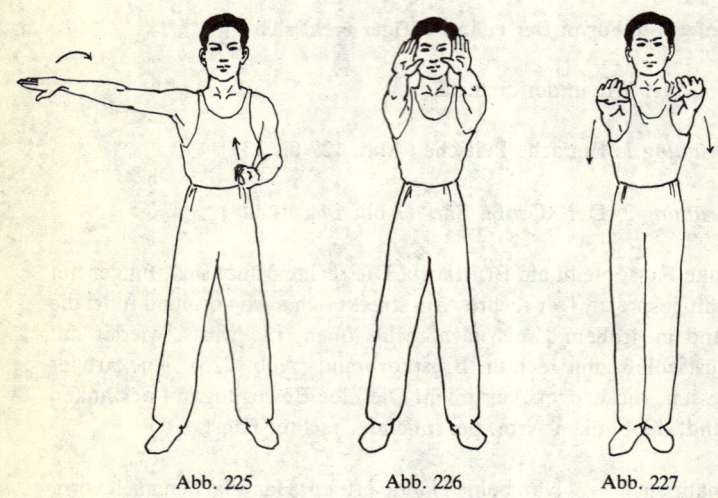

Abb. 225   Abb. 226   Abb. 227

Ausatmen: Den Oberkörper und die Hände abwärts beugen,
bis die Hände den Boden berühren. Die Hände
etwas weiter als schulterbreit auseinander. Wenn
die Hände unten angekommen sind, Ellbogen
strecken. Nur die Fußspitzen auf der Erde (Abb.
228).

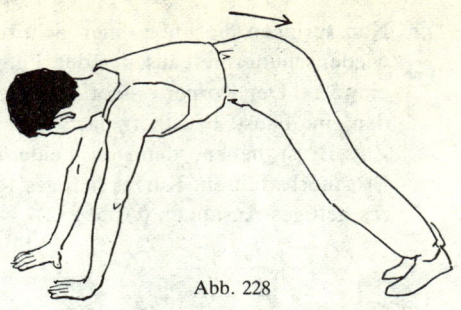

Abb. 228

Einatmen: Nun den Körper nach rückwärts wie zum Sitzen, Knie etwas gespreizt, Ellbogen gestreckt. Das ist die Ruhestellung des Tigers (Abb. 229). Gesicht zur Erde, Brust und Bauch parallel zum Boden.

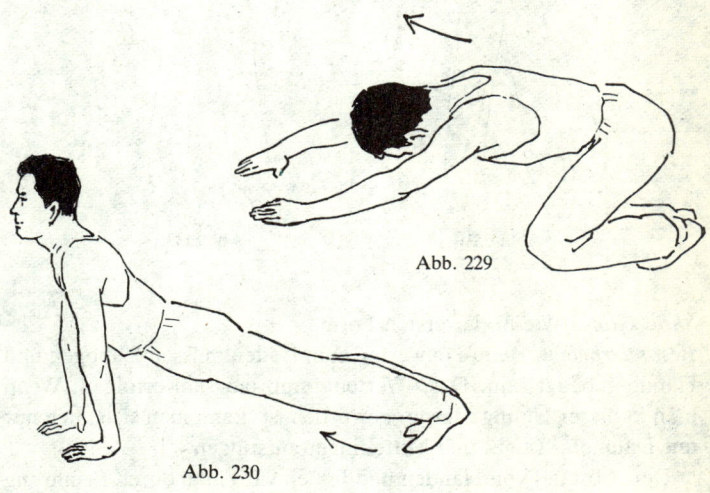

Abb. 229

Abb. 230

Ausatmen: Nun den Körper langsam nach vorn. Knie- und Ellbogengelenke gestreckt, Gesicht senkrecht zur Erde. So reckt sich der Körper dreimal und geht entsprechend dreimal zum Sitz zurück (Abb. 230).

Nun springen die Füße einen Schritt nach vorn, wieder schulterbreit auseinander, Fußspitzen nach einwärts. Der Körper erhebt sich, die Hände bilden eine Faust, Faustherz nach vorn (Abb. 231). Zur Brust heben, dann zu beiden Seiten des Brustkorbs führen. Kurzes heftiges Rucken, kurzes heftiges Ausatmen (Abb. 232).

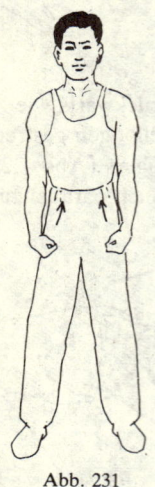
Abb. 231

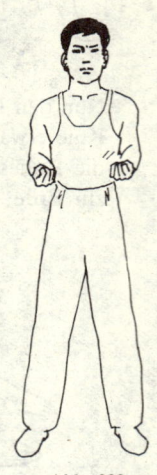
Abb. 232

Shou Gong: Wie in der ersten Form.
Besonderheiten: Beim Hinwerfen zum Boden müssen Ellbogen und Hände gebeugt sein. Das «Werfen» muß langsam erfolgen. Wenn man in dieser Übung Meister geworden ist, kann man sich auch nur mit Daumen, Zeige- und Mittelfinger aufstützen.

Den Abstand von Händen und Füßen wird man durch Erfahrung korrekt herausfinden. Ist er zu groß, kann man mit dem Gesäß nicht zum Sitzen zurück, ist er zu kurz, kann der Körper nicht genug durchhängen.

Zur letzten der Jingang Qi-Gong-Übungen gehört Kraft, aber auch ein längeres Training. Im Laufe des Trainings kann man nun die Zahl der Übungen, aber auch die Intensität des Übens steigern.

5. Die «Achtzehnfache Methode der Übung»

Unter dem Titel *Liangong Shibafa* (Achtzehnfache Methode der Übung) wurde im Jahre 1981 in der Volksrepublik China eine beachtenswerte Schrift über Qi Gong veröffentlicht. Als Verfasser zeichnet der Arzt Zhuang Yuan-ming (Shanghai). Basierend auf den Erfahrungen und Angaben des Altmeisters Wang Zi-ping wurden sie nach «modernen» Gesichtspunkten zusammengestellt und einer eigens dafür einberufenen nationalen Konferenz vorgestellt. Der Staatsrat und das Gesundheitsministerium empfehlen sie zur «Erhaltung der Volksgesundheit».

In der hier in Übersetzung wiedergegebenen Zusammenstellung finden wir eine Anzahl bereits bekannter Elemente wieder, so zum Beispiel aus dem «Jingang Qi Gong» und den «Zehn Meditationen auf dem Berge Wu Dang». Vom Qi, von seiner Leitung über die Meridiane, von Meditation und Atmung als Qi-Motor ist darin nicht die Rede. Man sieht den Nutzen dieser Methode mehr in der Wirkung auf die Symptomatik, als da sind: alle Arten von Erkrankungen der Wirbelsäule, aller Gelenke und der sie verbindenden Weichteile wie Muskeln, Gelenkkapseln und Gelenkbänder.

Die Übungen in der vorliegenden Zusammenstellung sind tatsächlich von hervorragender Wirkung. Diese zeigt sich nicht nur an den Gelenkverbindungen, der Wirbelsäule und den Extremitäten. Aus eigener Erfahrung und den Bestätigungen mancher Kranker, mit denen ich geübt habe, kann ich sagen, daß heftige Beschwerden bei Störungen der inneren Organe, besonders Leber, Lungen, Magen, Pankreas und Nieren, schon nach kurzer Zeit der Anwendung weichen. Voraussetzung ist, daß man täglich zweimal je 30 bis 45 Minuten übt.

Man sollte stets mit der Vorbereitungsübung (Jie Gong) beginnen und mit der Abschlußübung (Shou Gong) abschließen, wie sie im Kapitel «Das Neue Qi Gong im Einsatz gegen chronische Krankheiten und Krebs» ausführlich beschrieben sind. Die Angaben über den Atemmodus sind von mir in den Text eingesetzt. Manche Bewegungen haben, je nach der Atemfolge, verschiedenartige Wirkung. Auch dies ist bei den einzelnen Bewegungsformen angegeben.

Die Bewegungen werden langsam, rhythmisch und mit großer Amplitude ausgeführt. Möglichst soll man einen Trainingsplatz im Freien oder eine offene Halle aufsuchen. Eine Bewegungspause von mindestens vier tiefen Atemzügen zwischen den einzelnen Formen ist anzuraten. In dieser Pause spürt man der Entspannung und Wärme in der eben vom Qi durchfluteten Muskulatur nach. In dieser Pause prüfe man immer wieder seine Haltung, besonders in Kreuz und Nacken, in Hüft- und Schultergürtel.

Die Stellung ist wie bei allen Qi-Gong-Übungen folgende: Die Füße stehen parallel, schulterbreit voneinander entfernt, die Knie sind locker und leicht gebeugt, etwas nach auswärts gehalten, so daß die Unterschenkel senkrecht zur Erde stehen. Das Becken ist gering vorgekippt, so daß die Lendenwirbelsäule senkrecht aus dem Bekken aufsteigt. Das Kinn ist leicht gegen die Brust geneigt, so daß auch die Halswirbelsäule die Senkrechte der Brustwirbelsäule fortsetzt.

Im Laufe der Übungen gelingt es, die gesundheitsschädigenden Verspannungen von Nacken- und Halsmuskulatur sowie der Muskeln des Schultergürtels zu lösen. Man lernt zu fühlen, daß der Kopf nicht von diesen Muskeln gehalten zu werden braucht. Vergessen wir nicht, daß alle sechs Yang-Meridiane über Nacken und Hals in den Kopf und zu den Sinnesorganen verlaufen, von dort wieder über Nacken und Hals in die Zehenspitzen. Es sind aber nicht nur die peripheren Meridiane, die gefährdet sind; auch innen, dicht um die Wirbelsäule und deren Gelenkverbindungen, können die Energieleitbahnen beschädigt werden.

Zunächst könnten die Übungen für einen westlichen Beobachter wie biedere, reine Gymnastik aussehen. Aber wenn die Bewegungen einmal vertraut sind, sollte der Übende auch bei dieser Methode seine Aufmerksamkeit aufs Dantian und den Qi-Fluß in den Leitbahnen richten. Wird zum Beispiel der Arm mit hochgestellter Hand ausgestreckt und dabei ausgeatmet, dann fließt das Qi über die Yin-Handmeridiane bis in die Handwurzel; hier entsteht ein leichter Stau, der beim Einatmen und gelösten Entspannen von Fingern und Handgelenken mit durch den Stau vermehrter Kraft in die Fingerspitzen und von da in die Yang-Handmeridiane aufwärts fließen kann. Wie bei allen Übungen, so geht es auch hier um rhythmischen Wechsel von Spannung und Entspannung.

Bei manchen Bewegungen werden die Arme weit nach oben gestreckt. Gleichzeitig strecken sich auch die Beine. Die Knie werden erst wieder locker leicht gebeugt, wenn die Arme nach unten geführt werden. Einige Übungen erfordern eine breite Grätsche. Damit dehnt sich die innere Oberschenkelmuskulatur. Es dehnen sich aber auch die dort verlaufenden Meridiane für Nieren, Leber, Milz und Magen. Diese Dehnung hat nicht zu unterschätzende Wirkung auf den Qi-Fluß.

Auch ältere Menschen können die Bewegungen erlernen. Es ist erstaunlich, wie – tägliches Training vorausgesetzt – die Ausdehnung der Bewegung von Woche zu Woche größer wird. Die Muskeln werden kräftig, man kann wieder «Schwere» in die Beine «schikken», Brustkorb, Nacken und Kopf werden leicht. Auch an den Sinnesorganen zeigt sich Funktionsbesserung.

Aus den Abbildungen geht deutlich jede Bewegungsphase hervor. Sie sind nach der Veröffentlichung des Shanghaier Kulturverlags reproduziert.

I. Übungen bei Erkrankungen von Nacken und Schultern

Die Übungen des ersten Abschnittes befassen sich mit der Bewegung von Kopf, Hals und oberen Extremitäten. Sie sind hilfreich nicht nur bei Bewegungseinschränkung durch Gelenkerkrankungen, sondern fördern auch den Stoffwechsel durch bessere Durchblutung der Leber und des Gehirns. Blut- und Qi-Kreislauf werden aktiviert, reguliert.

1. Nacken

Ausgangsstellung: Füße schulterbreit, Hände auf den Hüften, Daumen nach hinten, ausatmen (Abb. 233).

Einatmen: Kopf (Scheitel, höchste Stelle) möglichst weit nach links wenden, Augen nach links (Abb. 234)

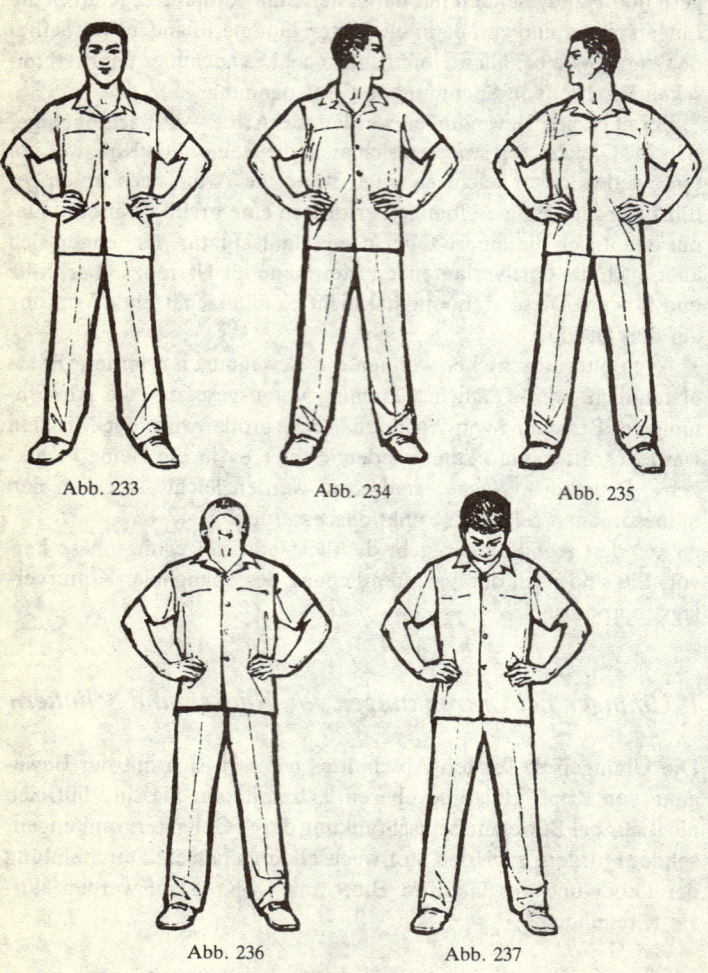

Abb. 233   Abb. 234   Abb. 235

Abb. 236   Abb. 237

200

Ausatmen:	Zurück zur Ausgangsstellung.
Einatmen:	Kopf nach rechts (Abb. 235).
Ausatmen:	Ausgangsstellung.
Einatmen:	Gesicht zum Himmel wenden (Abb. 236).
Ausatmen:	Ausgangsstellung.
Einatmen:	Kopf mit Kinn auf der Brust (Abb. 237).
Ausatmen:	Ausgangsstellung.
Wiederholung:	Ganzen Zyklus 4mal wiederholen.
Beachten:	Bei der Kopfbewegung Brust nicht hervorwölben.

Wahrnehmung des Qi: Nacken- und Schultermuskulatur.

Wirksam bei: Schulter-Arm-Syndrom, Halswirbelsäulensyndrom, Schwindel, Augenleiden, Schwerhörigkeit, Sinusitis.

2. Arme links und rechts zum Bogen

Ausgangsstellung: Füße schulterbreit, Ellbogen beugen, mit Einatmen die Hände so vor das Gesicht führen, daß die Handflächen nach vorn zeigen, Blick durch den Winkel von gespreizten Daumen und Zeigefingern (Abb. 238).

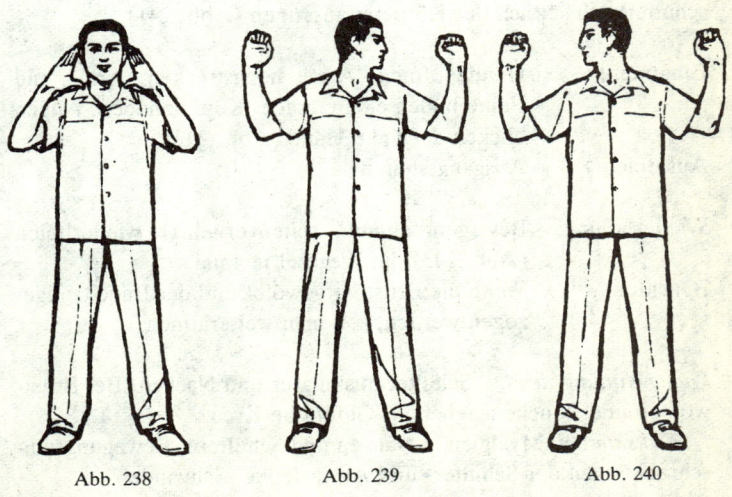

Abb. 238	Abb. 239	Abb. 240

Ausatmen:	Unterarme gehen auseinander, Hände formen sich um zur Hohlfaust, Handherz nach vorn. Unterarme stehen senkrecht, Fäuste in Augenhöhe (Abb. 239).
Einatmen:	Brust vorwölben, Kopf nach links, Blick durch die linke Hohlfaust.
Ausatmen:	Zurück zur Ausgangsstellung.
Wiederholung:	Bewegungsablauf seitenverkehrt wiederholen (Abb. 240).
Beachten:	Die Schultergelenke bleiben unten, Fäuste in gleicher Höhe.

Wahrnehmung des Qi: In Nacken-, Rücken-, Schulter- und Armmuskulatur.

Wirksam bei: HWS-Syndrom, Emphysem der Lunge. Hals-, Nasen-, Ohren- und Augenleiden.

3. Hände und Arme ausstrecken

Ausgangsstellung: Füße schulterbreit, Hände als Hohlfaust stehen schulterhoch seitlich des Körpers; ausatmen (Abb. 241).

Einatmen:	Hände öffnen, Arme hochstrecken, Arme und Beine bilden eine Gerade. Kopf anheben, Augen blicken auf linke Hand (Abb. 242).
Ausatmen:	Ausgangsstellung.
Wiederholung:	Bewegungsablauf seitenverkehrt wiederholen (Abb. 243), im Wechsel je 4mal.
Beachten:	Wenn die Brust vorgewölbt und der Bauch eingezogen werden, soll man weiteratmen.

Wahrnehmung des Qi: Schultermuskulatur und Nacken. Bei Brustwölben und Baucheinziehen Qi-Gefühl im Kreuz.

Wirksam bei: Myalgien in Nacken und Schultern, Bewegungseinschränkungen der Schulter- und Armgelenke. Schwindel.

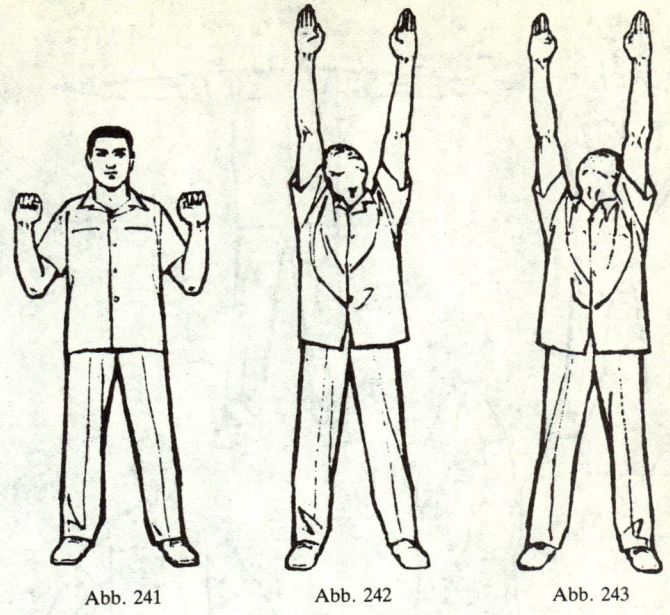

| Abb. 241 | Abb. 242 | Abb. 243 |

4. Den Brustkorb weiten

Ausgangsstellung: Füße etwas weiter als schulterbreit. Hände vor den Oberschenkeln über Kreuz, die linke auf der rechten (Abb. 244).

Einatmen: Arme gestreckt mit gekreuzten Händen aufwärts führen. Augen blicken auf die linke Hand (Abb. 245).

Ausatmen: Arme zu beiden Seiten des Körpers abwärts führen, dabei Handflächen nach oben; Augen blicken auf die linke Hand. Zurück zur Ausgangsstellung (Abb. 246, 247).

Wiederholung: Übung seitenverkehrt; im Wechsel je 4mal wiederholen.

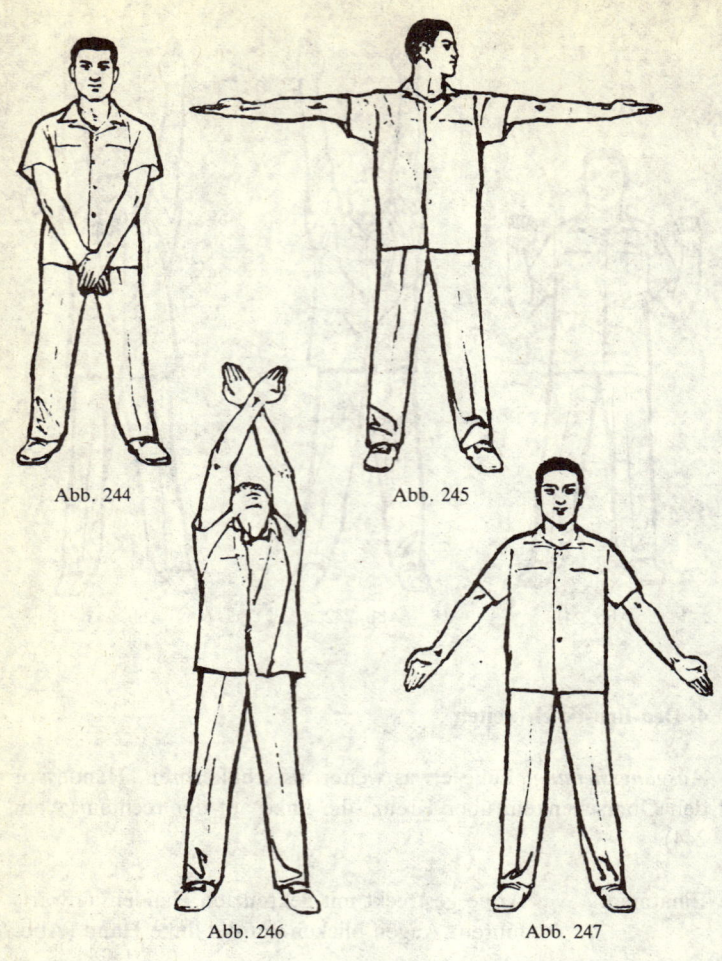

Abb. 244

Abb. 245

Abb. 246

Abb. 247

Beachten: Arme locker gestreckt, beim Heben Brust wölben und Bauch einziehen.

Wahrnehmung des Qi: Beim Heben der Arme leichtes Schwellungsgefühl in der Muskulatur von Schultergürtel und Nacken.

Wirksam bei: Verspannungen im Nacken, Schultergürtel und Kreuz; Bewegungseinschränkung.

5. Bewegung der Flügel im Flug

Ausgangsstellung: Füße etwas weiter als schulterbreit, Arme hängen locker seitlich der Oberschenkel (Abb. 248).

Einatmen: Durch Krümmen der Ellbogen die Hände an der Seitenlinie des Körpers entlang hochführen, Handrücken stehen einander gegenüber. Der Weg der Ellbogen geht hinter den Körperseiten nach oben. Wenn die Ellbogen in Schulterhöhe angekommen sind, stehen sich die Handrücken gegenüber, Hände hängen locker abwärts. Kopf nach links wenden (Abb. 249, 250). Bis dahin haben sich die Ellbogen über Ohrhöhe gehoben.

Ausatmen: Nun die Hände vor dem Hals aufrecht stellen, die Handflächen stehen sich gegenüber. Hände vor der Brust langsam senken bis zur Ausgangsstellung.

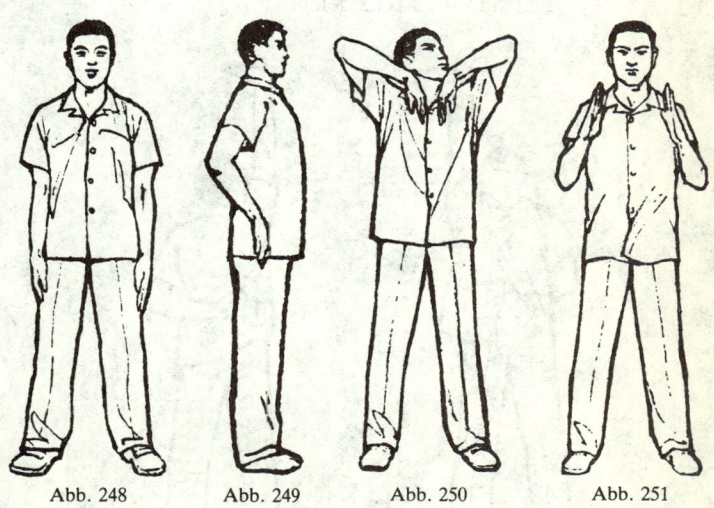

Abb. 248   Abb. 249   Abb. 250   Abb. 251

Wiederholung: Übung seitenverkehrt (Abb. 251); im Wechsel je 4mal wiederholen.

Beachten: Beim Heben der Hände müssen die Schultern unten bleiben. Handgelenke locker! Durch die Bewegung des Ellbogens bilden die Unterarme die Flügel.

Wahrnehmung des Qi: Deutlich in der Schulter- und Brustkorb-Muskulatur.
  Wirksam bei: Schultergelenk-Versteifung, Krankheiten der oberen Extremität.

6. Den Eisenarm einzeln hochheben

Ausgangsstellung: Beine grätschen; ausatmen.

Einatmen: Linken Arm zur Seite des Körpers hochheben. Handfläche im rechten Winkel abgewinkelt nach oben, trägt. Augen blicken auf die linke Hand (Abb. 252, 253). Gleichzeitig wurde die rechte Hand ins Kreuz gelegt.

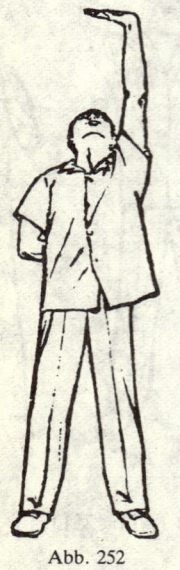 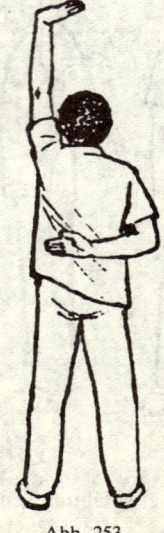

Abb. 252   Abb. 253

Ausatmen:	Linken Arm senken, die Rechte vom Kreuz neh-men, wieder in Ausgangsstellung.
Wiederholung:	Übung seitenverkehrt (Abb. 254); im Wechsel je 4mal wiederholen.

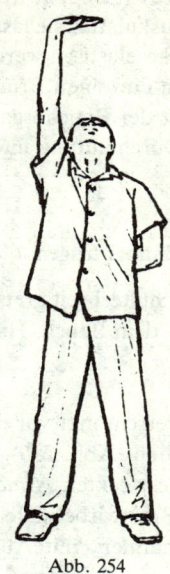

Abb. 254

Beachten:	Beim Heben des Armes bleibt der Oberkörper gerade. Handrücken ist gestreckt, Augen blicken der Handbewegung nach.

Wahrnehmung des Qi: Beim Heben des Armes entsteht in der Seite, im Nacken und Schultergürtel Wärme und ein leichtes Schwellungsgefühl.

Wirksam bei: schmerzhafter Versteifung von Nacken, Schulter und Kreuz. Magen-, Zwölffingerdarm- und Dünndarmleiden. Gallenblasenerkrankungen.

II. Übungen bei Erkrankungen von Kreuz und Rücken

Die Übungen stellen das natürliche Zusammenspiel der Bewegungen von Kreuz und Rücken wieder her. Sie befassen sich mit den Bewegungen von Kreuz, Rücken, Hüften und Beinen. Sie führen zur Lockerung des Kreuzes (Lendenwirbelsäule) und Kräftigung von Bauch- und Rückenmuskulatur; sie lassen auch die Kapseln und Bänder der großen Gelenke elastisch werden wie auch die Bänder und Kapseln zwischen den einzelnen Brustwirbeln. Außerdem beeinflussen sie die Tätigkeit der Bauchorgane wie Milz, Magen und Nieren. Sie fördern die Durchblutung und Ernährung mit Qi und kräftigen die Atmung.

1. Mit den Händen den Himmel tragen

Ausgangsstellung: Beine schulterbreit grätschen. Hände hängen mit verschränkten Fingern vor dem Bauch. Handherz nach oben (Abb. 255). Ausatmen.

Einatmen:	Hände verschränkt vor dem Körper bis über den Kopf heben (Abb. 256).
Ausatmen:	Die so gestreckten Arme neigen den Oberkörper in der Brustwirbelsäule nach links (Abb. 257). Kurz einatmen, mit Ausatmen den Oberkörper strecken, mit Einatmen noch einmal die gleiche Biegung des Oberkörpers zur linken Seite.
Ausatmen:	Oberkörper aufrichten.
Einatmen:	Arme bis zur Horizontalen senken.
Ausatmen:	Arme weiter bis neben die Oberschenkel senken.
Wiederholung:	Übung seitenverkehrt; im Wechsel je 4mal wiederholen.
Beachten:	Beim Wenden der Handflächen bleibt der Oberkörper senkrecht, Handrücken gestreckt. Beim Biegen des Körpers zur Seite dürfen sich die Hüftgelenke nicht bewegen. Bei Lungenblähung und Asthma Atmung wie beschrieben; bei Entzündungen und Tuberkulose Atemmodus umgekehrt.

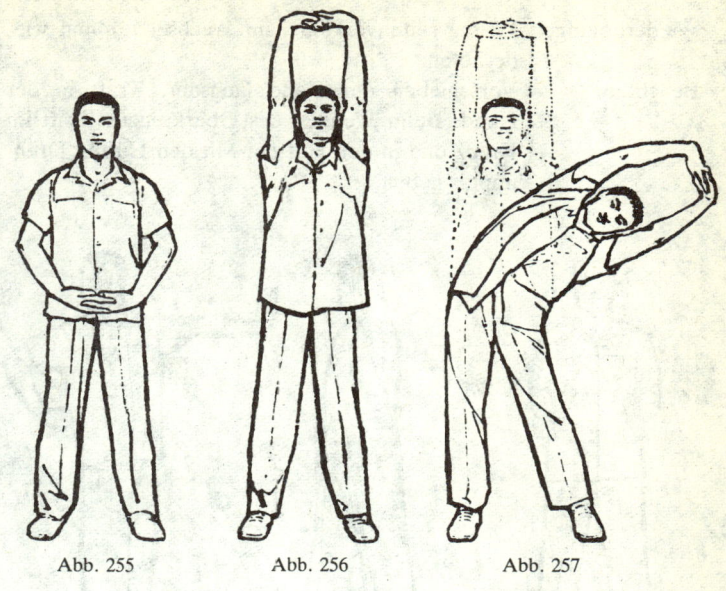

Abb. 255   Abb. 256   Abb. 257

Wahrnehmung des Qi: Zu beiden Seiten des Körpers schießt es bis in die Schultern, Arme und Finger.

Wirksam bei: Kreuzschmerz, Wirbelsäulenverkrümmung, Nierenfunktionsstörung, Lungenblähung, Asthma, chronische Bronchitis.

2. Das Kreuz drehen, die Hände schieben

Ausgangsstellung: Beine schulterbreit grätschen. Hände zu Fäusten an die Taillenlinie legen. Handherz nach oben, Ellbogen hinter der Axillarlinie (Abb. 258). Ausatmen.

Einatmen:	Rechte Faust öffnen, mit aufrecht stehender Hand nach vorn schieben. Handherz nach vorn. Gleichzeitig den Oberkörper um 90° nach links wenden, Augen sehen nach links hinten. Linke Faust in die linke Seite stemmen, beide Arme stehen so in einer Ebene (Abb. 259, 260).
Ausatmen:	Wieder in Ausgangsstellung zurück.

Wiederholung:	Übung seitenverkehrt; im Wechsel je 4mal wiederholen.
Beachten:	Vorschieben der Hand langsam, Kraft in der Hand. Beim Wenden des Oberkreuzes Kraft im Kreuz und in den Hüften. Mit den Hüften Drehimpuls geben.

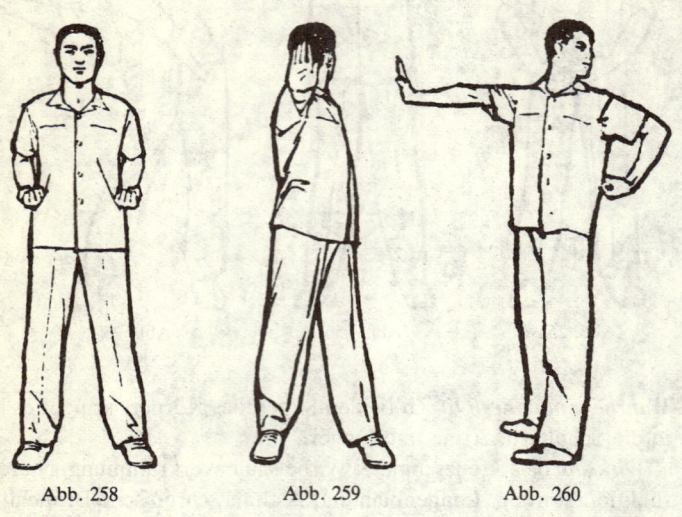

Abb. 258	Abb. 259	Abb. 260

Wahrnehmung des Qi: Beim Schieben der Hand und Wenden des Körpers deutliches Wärme-Schwellungsgefühl in der Hand und in der Kreuzgegend.

Wirksam bei: Schulter-Arm-Syndrom, Rücken- und Kreuzschmerzen. Sensibilitätsstörung und Muskelathrophie der Arme. Lungenblähung, Bronchitis, Asthma.

3. Hüftkreisen

Ausgangsstellung: Beine grätschen, etwas weiter als schulterbreit. Hände in die Lenden legen. Daumen zeigen nach vorn (Abb. 261).

Aus- und
Einatmen:

Die Hände schieben mit Kraft das knöcherne Becken zuerst zur linken Seite, nach vorn, zur rechten Seite und dann nach rückwärts. So kreist man zweimal in dieser, dann in umgekehrter Richtung (Abb. 262 bis 266).

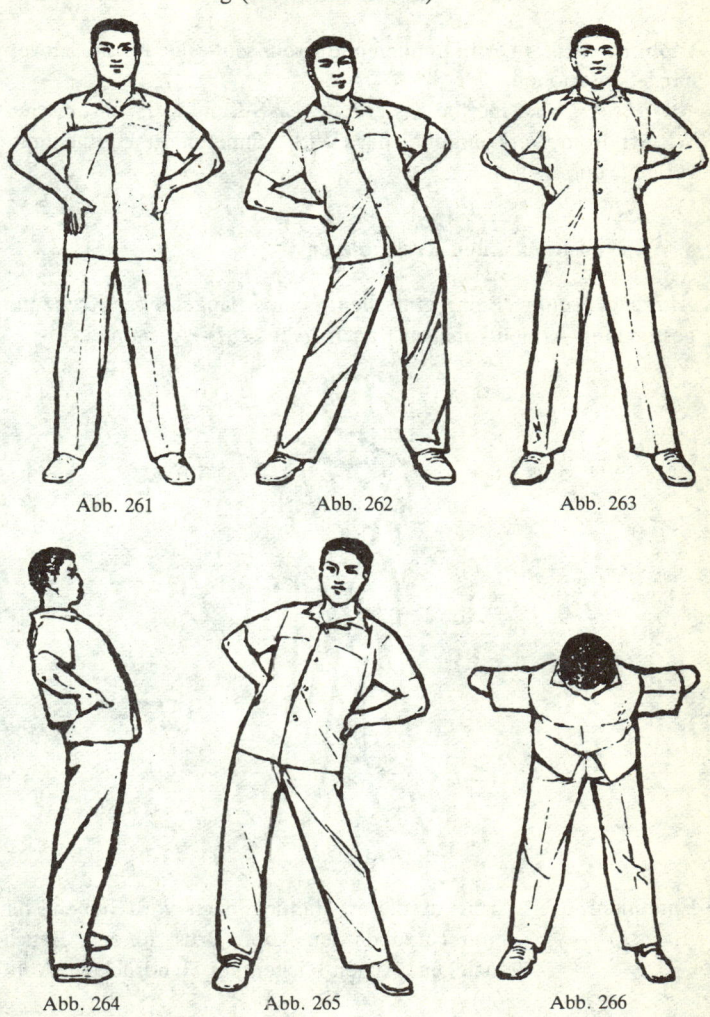

Abb. 261   Abb. 262   Abb. 263

Abb. 264   Abb. 265   Abb. 266

Beachten: Die ersten drei Bewegungsrichtungen haben gro-
                   ße Ausdehnung, der Oberkörper bleibt senkrecht.
                   Lendenwirbelmuskeln bleiben locker. Beim
                   Schieben des Beckens nach rückwärts senkt sich
                   der Oberkörper bei gestrecktem Kreuz.

Wahrnehmen des Qi: In Lenden und Kreuz gibt es deutliche Schwel-
lungs-Sensationen.

   Wirksam bei: Hüftbeschwerden, LWS-Lumbago, chronisches
WS-Syndrom, Verkrümmung der HWS. Schmerzhafte Hüftgelenks-
veränderung.

4. Arme ausbreiten und Kreuz biegen

Ausgangsstellung: Beine grätschen, Hände hängen über Kreuz mit
gestreckten Armen vor dem Bauch (Abb. 267). Ausatmen.

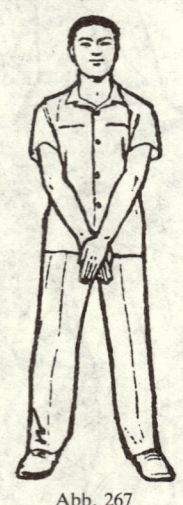

Abb. 267

Einatmen: Arme in dieser Haltung nach vorn heben, bis
                   senkrecht über den Kopf, Brust heraus, Bauch
                   einziehen. Augen blicken auf Handrücken (Abb.
                   268).

212

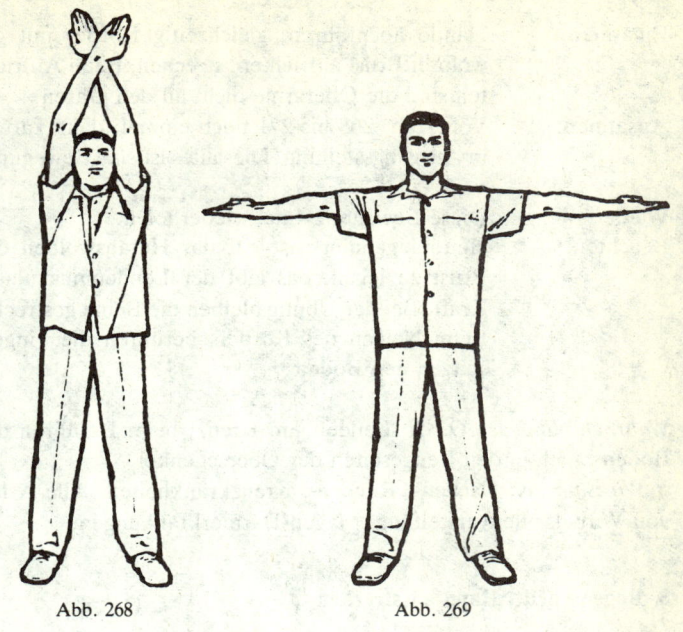

Abb. 268   Abb. 269

Ausatmen: Arme gestreckt zu beiden Seiten senken, Hand-
              herz nach aufwärts (Abb. 269).
Einatmen: Hände wenden, gleichzeitig den Oberkörper mit
              gewölbter Brust nach vorn neigen (Abb. 270).
Ausatmen: Arme senken, Hände kreuzen (Abb. 271).

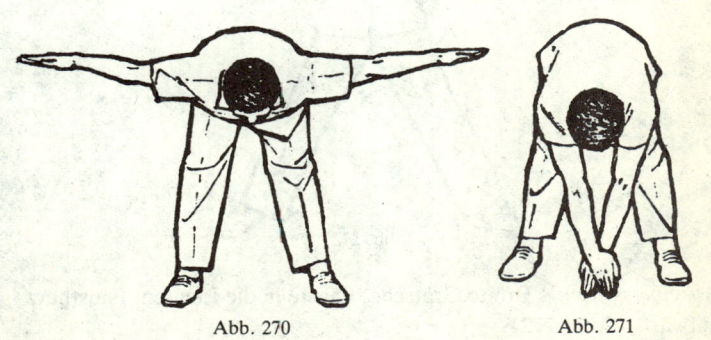

Abb. 270   Abb. 271

| Einatmen: | Hände hochführen, gleichzeitig Körper mit gewölbter Brust aufrichten, strecken. Beim Aufrichten sind die Oberarme dicht an den Ohren. |
| Ausatmen: | Von Abb. 268 bis 271 noch einmal; dann zurück in Ausgangsstellung. Dies alles ist *eine* Bewegung. |

| Wiederholung: | Diese Bewegung 4mal wiederholen. |
| Beachten: | Hauptaugenmerk ist auf das Herauswölben der Brust zu legen, das gibt der Lendenmuskulatur Kraft. Bei der Übung bleiben die Beine gestreckt. Beim Neigen des Körpers berühren die Fingerspitzen den Boden. |

Wahrnehmung des Qi: In Lenden, im Kreuz; beim Berühren des Bodens auch in den Beugeseiten der Oberschenkel.

Wirksam bei: Nacken-, Rücken-, Kreuzkrankheiten. Alle Arten von Wirbelsäulenversteifung. Magen-Darmerkrankungen.

5. Bogenschritt, Hand ausstrecken

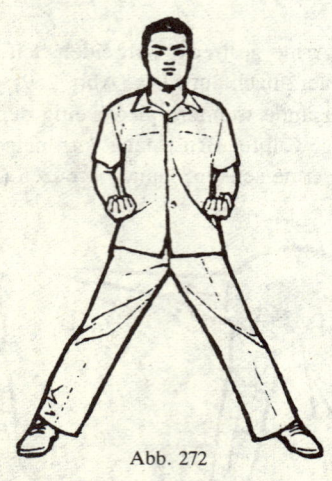

Abb. 272

Ausgangsstellung: Breite Grätsche, Fäuste in die Lenden, Faustherz aufwärts (Abb. 272).

214

Einatmen:	Oberkörper, Hüften wenden zum linken Bogen-

Einatmen: Oberkörper, Hüften wenden zum linken Bogen-
                 schritt. Dabei dreht sich der rechte Fuß etwas ein-
                 wärts, der linke 90° auswärts. Gleichzeitig öffnet
                 sich die rechte Faust. Hand und Arm gestreckt
                 nach vorn aufwärts, Handrücken nach außen
                 (Abb. 273).

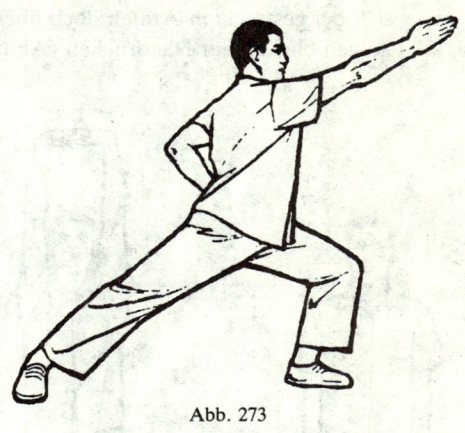

Abb. 273

Ausatmen: Zurück zur Ausgangsstellung.

Wiederholung: Übung seitenverkehrt; im Wechsel je 4mal wie-
                 derholen.

Beachten: Beim Bogenschritt sind Kreuz und rückwärtiges
                 Bein gestreckt. Außerdem drückt die Hüfte, die
                 dem gekrümmten Arm anliegt, mit Kraft gegen
                 diesen.

Wahrnehmung des Qi: In Lenden, Kreuz und Beinen.
Wirksam bei: Lenden-, Kreuz-, Rückenerkrankungen und solchen der vier Extremitäten, Sensibilitätsstörungen.

6. Mit beiden Händen die Füße fassen

Ausgangsstellung: Stand mit geschlossenen Füßen (Abb. 274). Ausatmen.

Einatmen: Finger verschränken, vor dem Bauch heben, vor dem Gesicht Hände wenden, Handflächen heben sich bei gestreckten Armen hoch über den Kopf. Augen blicken auf Handrücken (Abb. 275).

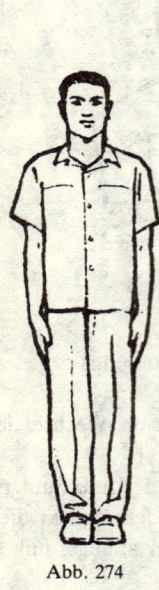 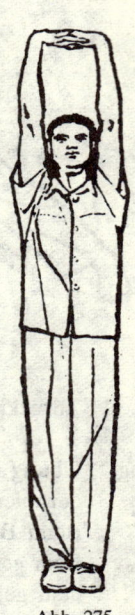

Abb. 274   Abb. 275

Ausatmen: Oberkörper nach vorn in den Hüften beugen (Abb. 276). Hände berühren den Fußrücken (Abb. 277).

Ein- und   Oberkörper entspannt in die Ausgangsstellung zu-
Ausatmen: rückbewegen.

Wiederholung: 4mal.

Beachten: Beim Senken des Körpers Gesäß herauswölben, Beine strecken.

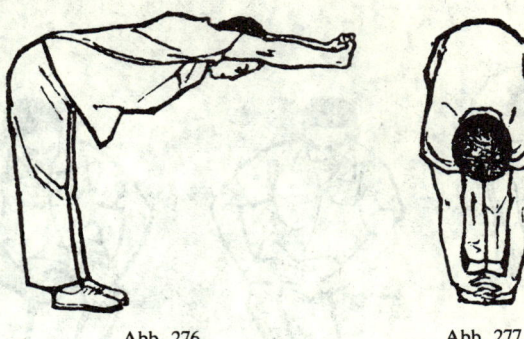

Abb. 276   Abb. 277

Wahrnehmung des Qi: In den Lenden, Kreuz und Beugeseiten der Beine deutliches Schwellungsgefühl.

Wirksam bei: Überlastungssyndrom der Hüften und Beine, Bein-Ödeme, Sensibilitätsstörungen. Bewegungseinschränkung von Kreuz und Wirbelsäule.

III. Übungen bei Erkrankungen von Gesäß, Hüften und Beinen

Diese Übungen befassen sich mit der Bewegung von Hüften, Knie- und Fußgelenken. Sie machen die Gelenke geschmeidig, kräftigen alle Weichteile wie Bänder, Kapseln, Muskeln und Sehnen im Gesäß und an den Beinen, gleichfalls an der Wirbelsäule. Durch Kräftigung folgt Entspannung, d. h. diese wird dadurch erst möglich.

1. Die Knie nach rechts und links drehen

Ausgangsstellung: Füße geschlossen, Oberkörper nach vorn geneigt, Handflächen umfassen die Knie. Augen nach vorn abwärts (Abb. 278)

Ein- und Ausatmen:	Knie beugen, dabei diese mit den Händen umfassen und eine Drehung in Richtung des Uhrzeigersinns machen lassen. Bei 18 Uhr sind die Beine gestreckt in Ausgangsstellung (Abb. 279, 280).

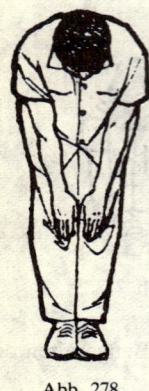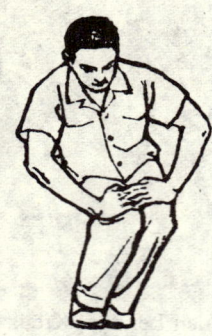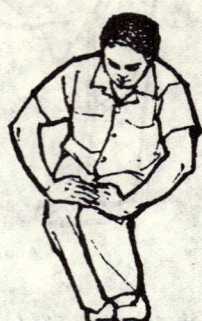

Abb. 278   Abb. 279   Abb. 280

Wiederholung:	In und gegen den Uhrzeigersinn je 2mal kreisen.
Beachten:	Die Drehbewegungen sollen langsam sein und möglichst weit ausholend.

Wahrnehmung des Qi: Deutlich in Knie- und Fußgelenken.
  Wirksam bei: Schwäche von Knie- und Fußgelenkbändern.

2. Ausfallschritt mit Körperwendung

Ausgangsstellung: Beine in breiter Grätsche, Fußspitzen nach innen. Hände auf den Hüften, Daumen nach rückwärts (Abb. 281). Ausatmen.

Einatmen:	Rechtes Knie beugen (Abb. 282), gleichzeitig dreht sich der Oberkörper um 45 Grad nach links (Abb. 283).
Ausatmen:	In Ausgangsstellung zurück.

218

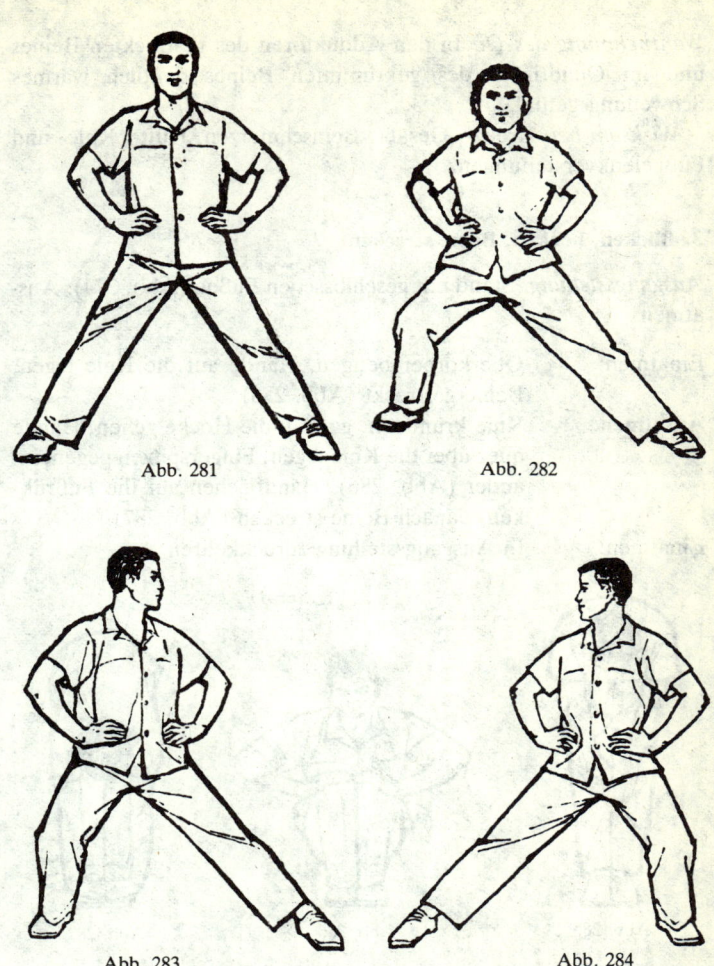

Abb. 281 Abb. 282

Abb. 283 Abb. 284

Wiederholung:	Übung seitenverkehrt (Abb. 284); im Wechsel je 4mal wiederholen.
Beachten:	Im Ausfallschritt steht das Knie über der entsprechenden Fußspitze. Oberkörper bleibt senkrecht. Körpergewicht zu 80% auf dem gebeugten Bein.

Wahrnehmung des Qi: In den Adduktoren des gestreckten Beines und im Quadrizeps des gekrümmten Beines deutlich warmes Schwellungsgefühl.

Wirksam bei: Kreuz-, Gesäß-, Beinschmerzen, Hüft-, Knie- und Fußgelenkversteifungen.

3. Bücken, hocken, Beine strecken

Ausgangsstellung: Stand mit geschlossenen Füßen (Abb. 274). Ausatmen.

Einatmen:	Oberkörper beugen, Hände auf die Knie legen, Beine gestreckt (Abb. 285).
Ausatmen:	Knie krümmen, ganz in die Hocke gehen, Hände quer über die Knie legen, Fingerspitzen gegeneinander (Abb. 286). Handflächen auf die Fußrücken, danach Beine strecken (Abb. 287).
Einatmen:	In Ausgangsstellung zurückkehren.

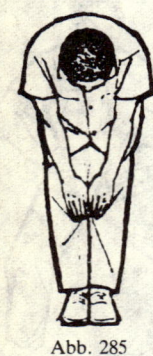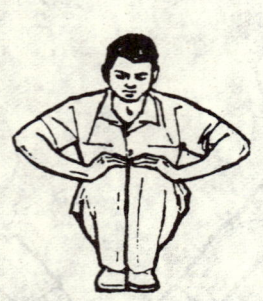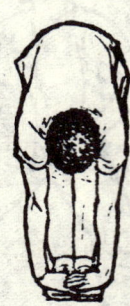

Abb. 285   Abb. 286   Abb. 287

Wiederholung:	4mal.
Beachten:	Unbedingt zuerst die Handflächen auf die Fußrücken legen, erst danach die Beine strecken.

Wahrnehmung des Qi: Beim gebeugten Bein in der Streckmuskulatur, im gestreckten in der Beugemuskulatur.

Wirksam bei: Hüft-, Knie-, Fußgelenkversteifung.

220

4. Mit der Hand dem Knie helfen

Ausgangsstellung: Beine schulterbreit grätschen (Abb. 288). Ausatmen.

Ein- und Ausatmen:	Oberkörper nach vorn beugen, beide Hände auf linkes Knie legen (Abb. 289).
Einatmen:	Oberkörper senkrecht, Knie beugen, Körpergewicht zwischen beiden Beinen. Gleichzeitig geht die linke Hand seitlich vor dem Körper hoch, Handfläche nach oben, zur «Tragehand». Augen auf linken Handrücken (Abb. 290).

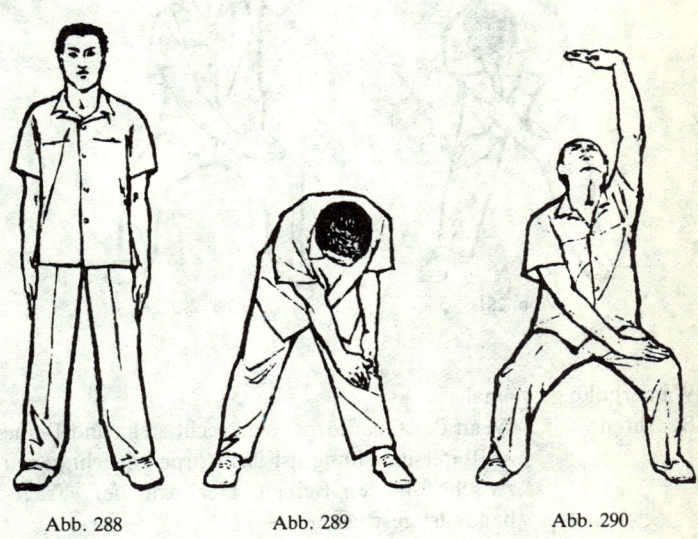

Abb. 288   Abb. 289   Abb. 290

Ausatmen:	Oberkörper wieder nach vorn neigen, Beine strecken, linke Hand auf rechtes Knie, rechte Hand hängt neben dem Knie herab (Abb. 291).
Einatmen:	Knie beugen, Körper strecken, rechte Hand als «Tragehand» (Abb. 292).

221

Ausatmen:	Oberkörper neigen, Beine strecken, rechte Hand auf linkes Knie.
Einatmen:	Knie beugen, Körper strecken, linke Hand als «Tragehand».
Ausatmen:	Oberkörper beugen, Beine strecken, linke Hand auf rechtes Knie.
Einatmen:	Zurück in Ausgangsstellung.

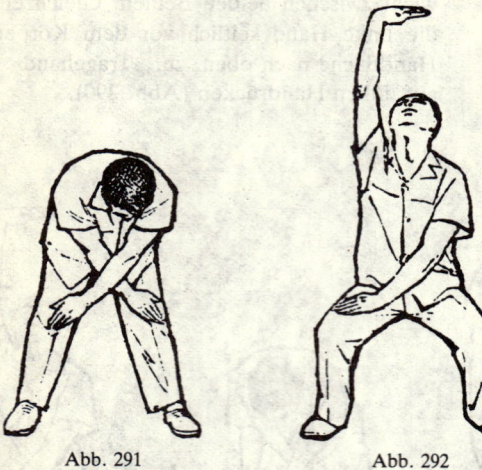

Abb. 291   Abb. 292

Wiederholung:	4mal.
Beachten:	Wenn der Oberkörper senkrecht steht und Beine in Reitersitzhaltung, ist das Körpergewicht genau zwischen beiden Beinen. Der Arm der «Tragehand» ist gestreckt.

Wahrnehmung des Qi: Beide Oberschenkelstrecker (Quadrizeps), aber auch Schultern, Lenden haben deutliches Schwellungsgefühl.
  Wirksam bei: Krankhéiten an Hüftgelenk und Beinen.

5. Das Knie vor die Brust drücken

Ausgangsstellung: Stand mit geschlossenen Füßen. Ausatmen.

Einatmen: Linkes Bein einen Schritt vor. Körpergewicht auf linken Fuß. Rechtes Bein gestreckt, rechte Fußspitze auf dem Boden. Gleichzeitig beide Arme gestreckt über den Kopf, Handflächen einander gegenüber, Brust vorgewölbt (Abb. 293, 294).

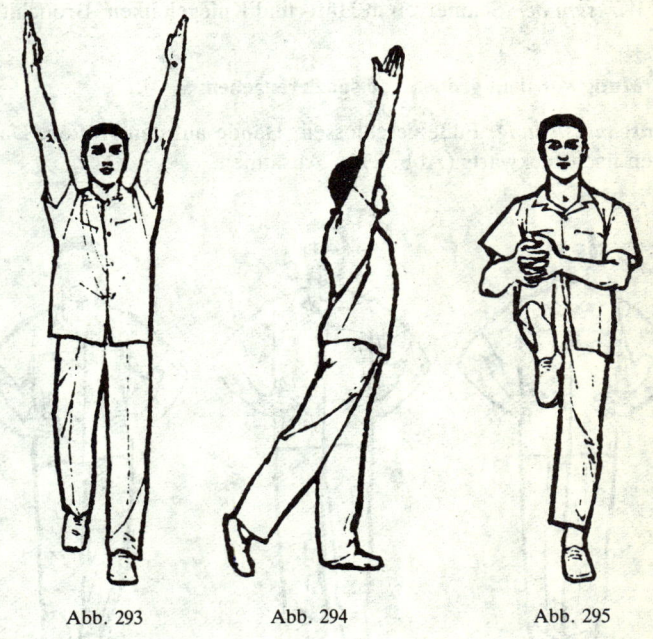

Abb. 293   Abb. 294   Abb. 295

Ausatmen: Arme zu Seiten des Körpers senken, gleichzeitig das rechte Knie hochheben, die Hände umfassen das Knie und drücken es fest vor die Brust. Linkes Bein gerade (Abb. 295).

Einatmen: Knie senken, Arme heben, linkes Bein einen Schritt zurück.

Ausatmen: Zurück in Ausgangsstellung.

223

Wiederholung:	Übung seitenverkehrt; im Wechsel je 4mal wiederholen.
Beachten:	Schon bei Übung 1 Körpergewicht fest auf dem vorderen Bein.
	Das Knie fest vor die Brust packen. Ältere Leute können die Übung schwerlich machen.

Wahrnehmung des Qi: In der Beugemuskulatur des Standbeins und der Streckmuskulatur des gebeugten Beines.

Wirksam bei: Schmerzen in Hüft- und Kniegelenken. Bronchitis.

6. Mutig vor dem großen Tor spazierengehen

Ausgangsstellung: Füße geschlossen, Hände auf den Hüften. Daumen nach rückwärts (Abb. 296). Ausatmen.

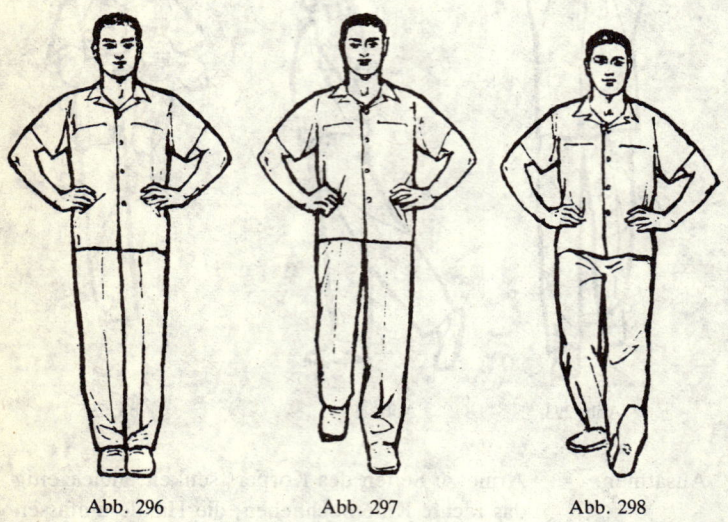

Abb. 296   Abb. 297   Abb. 298

Einatmen:	Linkes Bein einen Schritt vor, Körpergewicht auf linkes Bein (Abb. 297).
Ausatmen:	Gewicht auf rechtes Bein zurückverlagern, linke Ferse steht auf dem Boden (Abb. 298, 299).

| Einatmen: | Linke Fußsohle fest aufsetzen, Körpergewicht auf linkes Bein. Rechten Fuß einen Schritt vor. Körpergewicht auf rechtes Bein, linke Ferse anheben. |

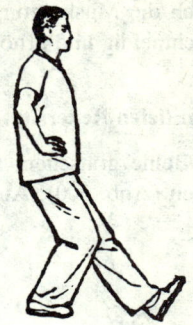

Abb. 299

Ausatmen:	Linke Ferse senken, Körpergewicht auf linkes Bein, rechter Fuß steht nur auf der Ferse.
Einatmen:	Körpergewicht auf rechtes Bein, linke Ferse heben.
Ausatmen:	Körpergewicht auf linkes Bein, linkes Knie krümmen. Nur rechte Ferse auf dem Boden.
Einatmen:	Linkes Bein strecken, rechten Fuß einen Schritt zurücksetzen, rechtes Knie ein wenig krümmen, Körpergewicht auf rechtes Bein.
Ausatmen:	Wieder zur Grundstellung zurück.

| Wiederholung: | 4mal. |
| Beachten: | Beim Verlagern des Körpergewichts ist auf «leeres» und «volles» Bein zu achten, der Oberkörper bleibt senkrecht. Außerdem muß jede Bewegung mit größter Sammlung durchgeführt werden. Kreuz und Nacken locker! |

Wahrnehmung des Qi: In Beinen und Fußgelenken deutlich zu spüren.

Wirksam bei: Sämtliche Erkrankungen der unteren Extremitäten, Bewegungseinschränkung der Gelenke.

225

IV. Übungen zur Behandlung der Gelenke der Extremitäten

Diese Übungen wirken nicht nur bei Versteifung der großen Gelenke, sie stärken auch die Muskulatur, machen den ganzen Körper beweglich und geschmeidig und erhöhen so das Lebensgefühl.

1. Handschieben im tiefen Reitersitz

Ausgangsstellung: Beine grätschen, Fäuste auf die Hüften legen. Faustherz nach oben (Abb. 300). Ausatmen.

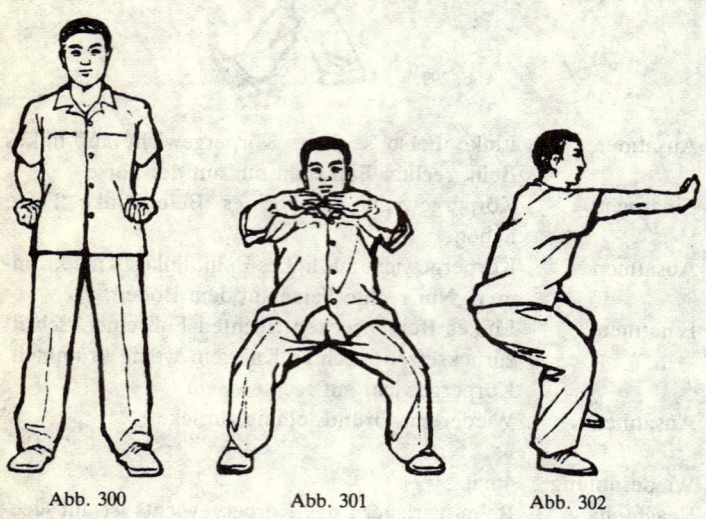

Abb. 300   Abb. 301   Abb. 302

Einatmen:	In tiefen Reitersitz gehen, Fäuste öffnen, nach vorn schieben, Handflächen nach vorn, Fingerspitzen gegenüber (Abb. 301, 302).
Ausatmen:	Zurück zur Ausgangsstellung.
Wiederholung:	4mal.
Beachten:	Beim Vorschieben der Hände werden die Arme gestreckt, Oberkörper im Reitersitz aufrecht.

Wahrnehmung des Qi: Handgelenke und Quadrizeps (großer Streckmuskel im Oberschenkel).

Wirksam bei: Erkrankungen der großen Gelenke, besonders der Kniegelenke.

2. Handschieben beim Sitz mit überkreuzten Beinen

Ausgangsstellung: Beine, Füße schulterbreit, Hände ruhen auf den Hüften. Ausatmen.

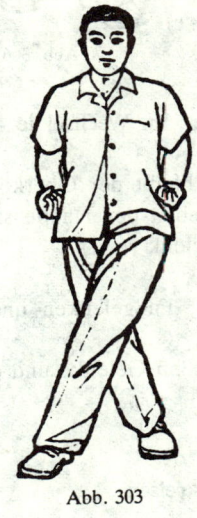 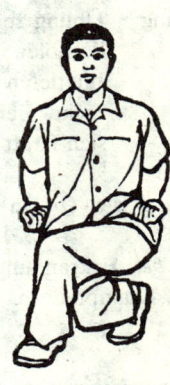

Abb. 303   Abb. 304

Ein- und Ausatmen:	Körper um fast 180° nach links drehen, lockere Fäuste in den Hüften. Die Füße auf den Fersen drehen. Oberschenkel stehen nun überkreuz (Abb. 303).
Einatmen:	Gesäß auf rechte Ferse zum Sitz, linkes Bein ist vorn (Abb.304). Rechte Hand nach rechts seitlich schieben, linke Faust auf linke Hüfte, bei herausgekrümmtem Ellbogen, Kopf extrem nach links (Abb. 305, 306).
Ausatmen:	Zurück in Ausgangsstellung.

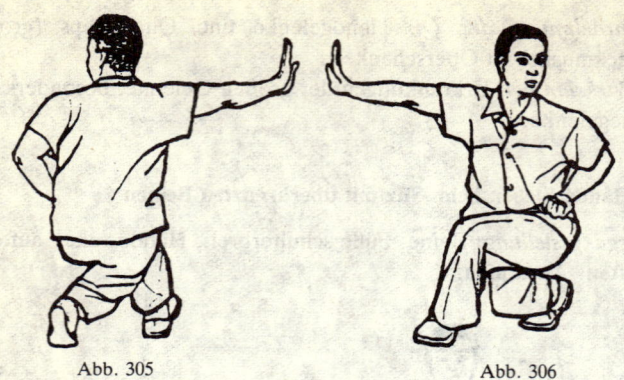

Abb. 305 — Abb. 306

Wiederholung:	Übung seitenverkehrt; im Wechsel je 4mal wiederholen.
Beachten:	Im tiefen Reitersitz bleibt der Oberkörper aufrecht. Beim Vorschieben der Hände stelle man sich Kraft im Handgelenk vor.

Wahrnehmung des Qi: In den Knie-, Fußgelenken und in den Beinen.

Wirksam bei: Erkrankungen der großen Gelenke und der Halswirbelsäule. Krampfadern.

3. Pausenlos zwischen oben und unten kreisen

Ausgangsstellung: Die Füße geschlossen. Die Hände zur lockeren Faust an die Hüften. Faustherz nach oben (Abb. 307).

Einatmen:	Die rechte Hand tragend nach oben heben. Augen blicken auf den rechten Handrücken (Abb. 308). Den Oberkörper nach links um 90° (Abb. 309).
Ausatmen:	Die rechte Hand zur linken Hüfte senken, von da mit gleichzeitigem Beugen des Rumpfes nach links zur äußeren Fußkante führen. Die Augen sind der rechten Hand gefolgt und blicken nun auf die linke Schulter (Abb. 310, 311).

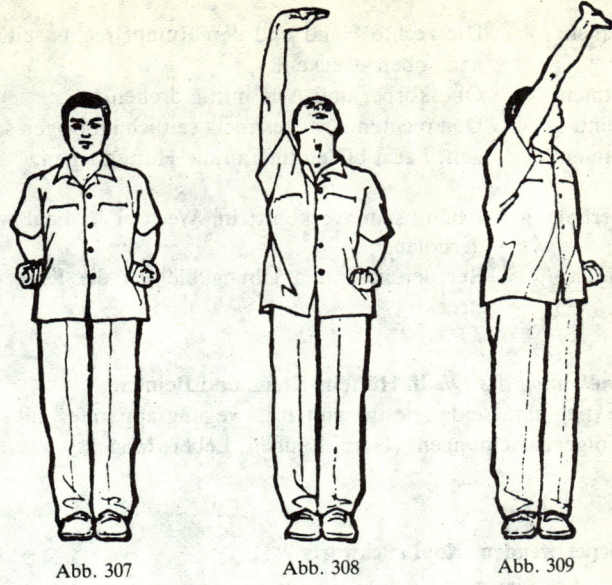

Abb. 307　　　　　　Abb. 308　　　　　　Abb. 309

Ein- und
Ausatmen:　　Die rechte Hand um die Fußspitzen herum zur
äußeren rechten Fußkante streichen. Der Rumpf
hat sich mit der Handführung nach rechts gewendet (Abb. 312).

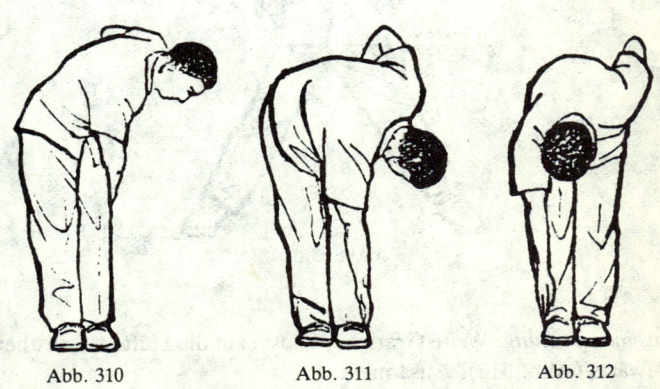

Abb. 310　　　　　　Abb. 311　　　　　　Abb. 312

Einatmen:	Die rechte Hand und den Rumpf rechts seitlich nach oben strecken.
Ausatmen:	Oberkörper und Arm mittig drehen.
Ein- und Ausatmen:	Den rechten Arm gestreckt seitlich im Bogen senken, Faust bilden und an die Hüften legen.
Wiederholung:	Übung seitenverkehrt; im Wechsel je 4mal wiederholen.
Beachten:	Bei der gesamten Übung bleiben die Knie gestreckt.

Wahrnehmung des Qi: In Hüften, Kreuz und Beinen.

Wirkung auf: Leiden des gesamten Bewegungsapparates mit seinen Folgeerscheinungen. (Herz, Lungen, Leber, Magen.)

4. Körper wenden, Kopf rückwärts

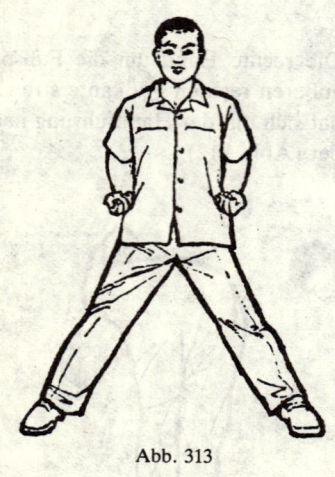

Abb. 313

Ausgangsstellung: Weite Grätsche, Fäuste auf die Hüften, Faustherz aufwärts (Abb. 313). Ausatmen.

Einatmen:	Linken Fuß auf der Ferse auswärts drehen, linkes Knie krümmen, rechten Arm in der Richtung des linken Oberschenkels schräg nach oben mit stehender Hand, gleichzeitig dreht sich der Oberkörper in der Lendenwirbelsäule weit nach links, der Kopf dreht noch weiter nach links (Abb. 314).
Ausatmen:	Zurück in die Ausgangsstellung.

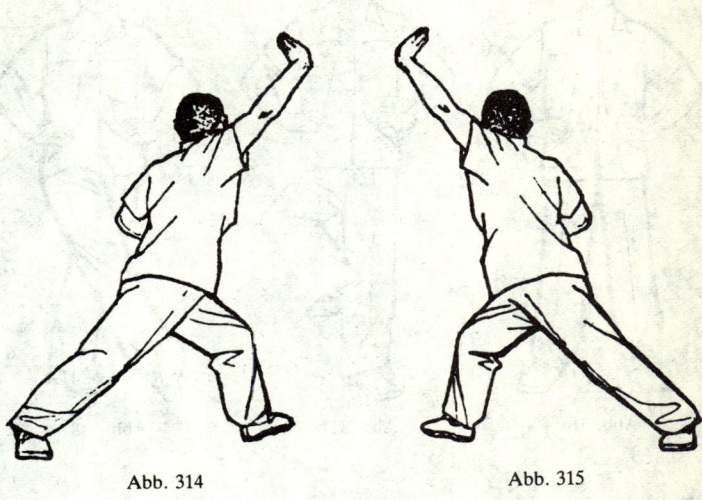

Abb. 314   Abb. 315

Wiederholung:	Übung seitenverkehrt (Abb. 315); im Wechsel je 4mal wiederholen.
Beachten:	Beim Linkswenden des Oberkörpers wendet sich nur die linke Fußsohle, der rechte Fuß bewegt sich nicht. Das rückwärtige Bein gestreckt, Fußsohle auf dem Boden.

Wahrnehmung des Qi: In Nacken, Schultern, Kreuz und Beinen.
Wirkung auf: Quadrizeps, Schultern, Kreuz, Beinleiden.

5. Rechtes und linkes Bein über Kreuz

Ausgangsstellung: Füße schulterbreit, Handflächen auf Hüften, Daumen nach hinten (Abb. 316). Ausatmen.

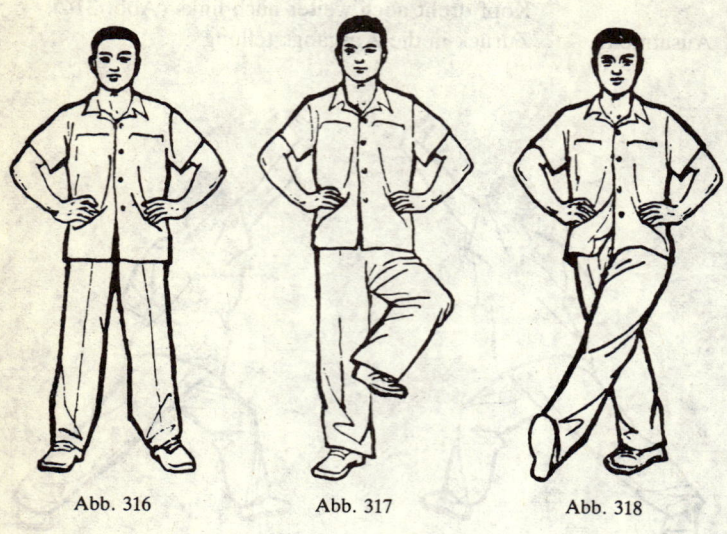

Abb. 316   Abb. 317   Abb. 318

Einatmen:	Linkes Knie krümmen, hochnehmen, linken Fuß auswärts, danach schräg rechts vorn mit der Ferse aufsetzen (Abb. 317, 318).
Ausatmen:	Zur Ausgangsstellung zurück.
Wiederholung:	Übung seitenverkehrt; im Wechsel je 4mal wiederholen.
Beachten:	Beinbewegung mit Kraft, Ferse mit Kraft aufsetzen.

Wahrnehmung des Qi: In der Beinmuskulatur.
Wirkung auf: Erkrankungen von Kniegelenken und Beinen.

6. Das Federspiel in vier Richtungen treten

Ausgangsstellung: Stand mit geschlossenen Füßen, Hände auf den Hüften, Daumen nach hinten (Abb. 319).

Ein- und Ausatmen:	Linkes Knie hochheben, Unterschenkel über rechtes Knie, linke innere Fußkante hochwinkeln (Abb. 320). Zurück zur Ausgangsstellung.

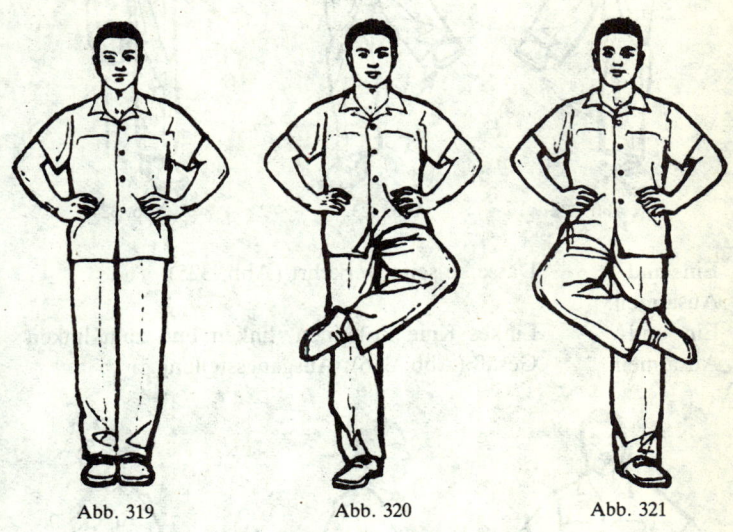

Abb. 319   Abb. 320   Abb. 321

Ein- und Ausatmen:	Dasselbe seitenverkehrt (Abb. 321).
Ein- und Ausatmen:	Linkes Knie über rechten Oberschenkel, linken Unterschenkel nach außen kippen (Abb. 322). Ausgangsstellung.
Ein- und Ausatmen:	Dasselbe seitenverkehrt (Abb. 323).
Ein- und Ausatmen:	Linkes Knie anheben, Unterschenkel und Fuß nach vorn heben (Abb. 324). Ausgangsstellung.

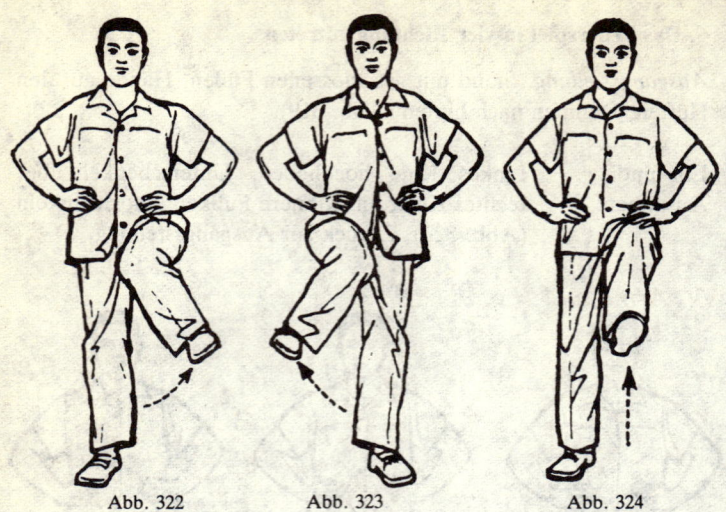

Abb. 322   Abb. 323   Abb. 324

Ein- und Ausatmen:	Dasselbe seitenverkehrt (Abb. 325).
Ein- und Ausatmen:	Linkes Knie krümmen, linken Fuß zum linken Gesäß (Abb. 326). Ausgangsstellung.

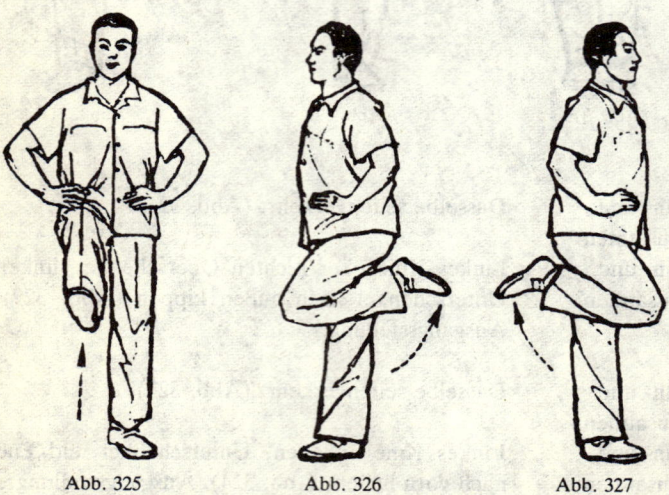

Abb. 325   Abb. 326   Abb. 327

234

| Ein- und
Ausatmen: | Dasselbe seitenverkehrt (Abb. 327). |

Wiederholung: 2mal bis 4mal.

Wahrnehmung des Qi: im gesamten bewegten Bein.
   Wirksam bei: Muskelschwäche, kraftlosen Beinen, Ischias, Hüft-
und Beckenleiden. Magen- und Leberleiden.

V. Arme und Hände leiten das Qi

Die Gruppe dieser Übungen ist besonders abgestimmt auf die oberen Extremitäten: Schultern, Ellbogen und Handgelenke. Sie bewirkt Besserung oder Wiederherstellung der weichen Gelenkantei-
le, der Durchblutung und Nervenfunktionen derselben, Lockerung
und Entspannung des Schultergürtels. Sie wirkt günstig auch auf die
Fingergelenke. Bei akutem und chronischem Rheuma der Hand-
und Fingergelenke hat sie günstige Wirkung.

1. Vier Arten von Handschieben

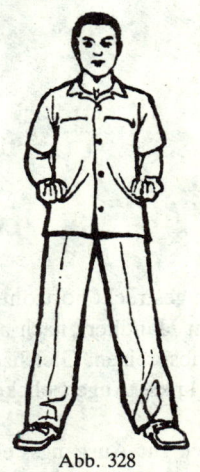

Abb. 328

Ausgangsstellung: Füße schulterbreit, Fäuste (mit Faustherz nach
oben) auf die Hüften legen (Abb. 328). Ausatmen.

235

Einatmen:	Arme gestreckt hoch über den Kopf, Fäuste geöffnet, Handgelenke 90 Grad überstreckt, Fingerspitzen gegenüber, Augen blicken auf Handrücken (Abb. 329).
Ausatmen:	Zurück zur Ausgangsstellung.

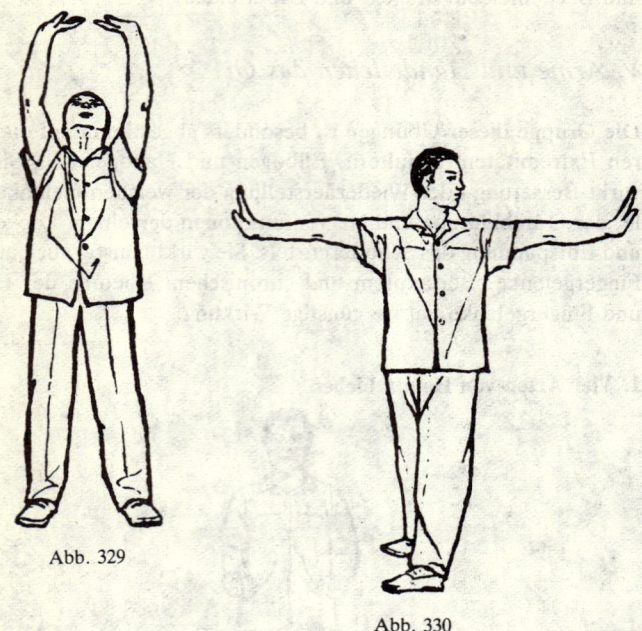

Abb. 329

Abb. 330

Einatmen:	Arme gestreckt horizontal zu beiden Seiten, Hände mit Handherz nach außen, aufgerichtet, Daumen abspreizen. Gleichzeitig Oberkörper 90 Grad nach links. Augen blicken auf linke Hand (Abb. 330).
Ausatmen:	Zurück zur Ausgangsstellung.
Einatmen:	Wie Abb. 330, nur dabei den Oberkörper nach rechts wenden.
Ausatmen:	Zurück zur Ausgangsstellung.

236

Einatmen:	Arme wieder seitlich des Körpers horizontal aus-
	strecken, Hände stehen wieder aufrecht, Daumen
	gespreizt (Abb. 331).
Ausatmen:	Zurück zur Ausgangsstellung.

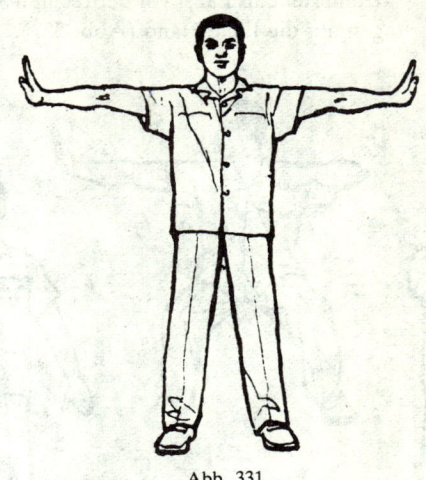

Abb. 331

Wiederholung:	Die gesamte Übung 2mal bis 4mal wiederholen.
Beachten:	Der Körper bleibt bei der Wendung senkrecht.
	Füße bewegen sich nicht.

Wahrnehmung des Qi: Hals, Nacken, Schultern, Ellbogen, Handgelenke und Finger.

Wirksam bei: Rheumatismus (der Gelenke). Bronchitis, Magen-
leiden.

2. Mit Pfeil und Bogen schießen.

Ausgangsstellung: Grundstellung, Füße geschlossen. Ausatmen.

Einatmen:	Linken Fuß einen Schritt zur Seite stellen, gleich-
	zeitig kreuzen sich die aufrechten Hände und ste-
	hen senkrecht vor den Schultern (Abb. 332).

237

| Ausatmen: | Beine in tiefen Reitersitz, die linke Hand schiebt sich bis zum gestreckten Arm zur Seite in Schulterhöhe, Handherz nach außen. Gleichzeitig hebt sich der rechte Ellbogen horizontal, die rechte Hand steht als Faust vor der rechten Schulter. Augen auf die linke Hand (Abb. 333). |

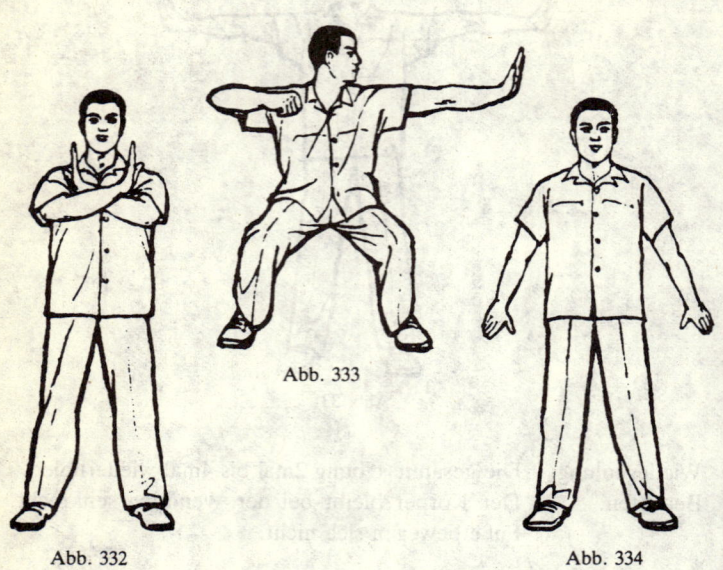

Abb. 333

Abb. 332   Abb. 334

| Einatmen: | Körper aufrichten, Beine strecken, Arme zur Seite senken, Kopf wieder nach vorn (Abb. 334). |
| Ausatmen: | Zurück in Ausgangsstellung. |

| Wiederholung: | Übung seitenverkehrt; im Wechsel je 2mal bis 4mal wiederholen. |
| Beachten: | Beim Bogenschießen die Brust vorwölben. |

Wahrnehmung des Qi: Unterarme, Handgelenke und Finger.
Wirksam bei: Gelenkentzündungen in Hand- und Fingergelenken.

238

3. Arme strecken, Handgelenke drehen

Ausgangsstellung: Füße schulterbreit voneinander entfernt, die Arme locker neben dem Körper, die Fäuste liegen über den Hüften. Schultern gesenkt, Ellbogen nach rückwärts. Einatmen.

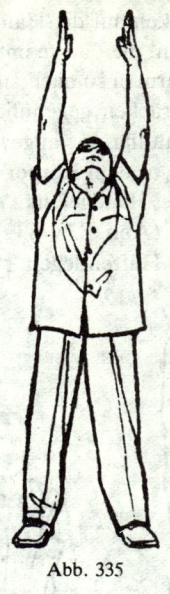 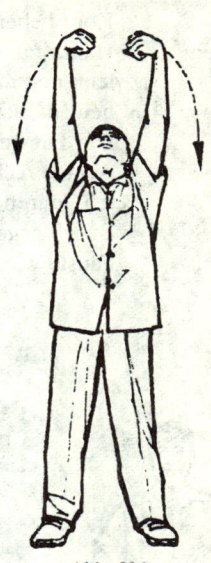

Abb. 335   Abb. 336

Ausatmen:	Fäuste öffnen, Finger locker gespreizt, die Arme etwas seitlich des Körpers bei gestreckten Ellbogen im spitzen Winkel nach unten. Handflächen nach außen drehen (Abb. 334).
Einatmen:	Mit den Handflächen nach außen Arme und Hände hoch nach oben strecken. Die Handflächen stehen sich nun gegenüber, Blick zu den gehobenen Händen (Abb. 335).
Ausatmen:	Kurz verharren.
Einatmen:	Hände zu Fäusten weit abknicken (Abb. 336); Arme im Ellbogen abwinkeln, die Fäuste rechts und links vor dem Oberkörper herunterführen und wieder an die Hüften legen.

Wiederholung:	2mal bisherigen Ablauf, dann:
Ausatmen:	Fäuste öffnen, Arme strecken und im spitzen Winkel locker vom Körper entfernen (Abb. 337).
Einatmen:	Die Arme wieder im Kreisbogen hoch über den Kopf heben. Augen blicken auf die Hände.
Ausatmen:	Hände zu Fäusten formen, die Fäuste im Handgelenk und mit den Unterarmen so nach außen drehen, daß sich die Handrücken gegenüberstehen. Die Fäuste in dieser Haltung mit angewinkelten Armen rechts und links vor dem Körper nach unten führen, daß sich die Handgelenke vor dem Bauch gegenüber stehen (Abb. 338, 339).
Einatmen:	Fäuste wieder neben die Hüften legen.

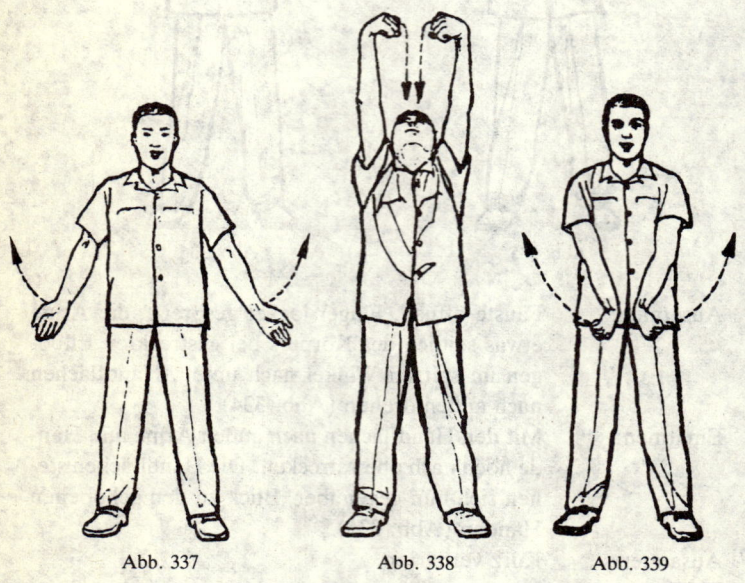

Abb. 337   Abb. 338   Abb. 339

Wiederholung:	Ab Abb. 337 2mal wiederholen.
Beachten:	Wenn die Arme hochgehoben werden, die Brust herauswölben.

Wahrnehmung des Qi: Schultergelenk, Ellbogen und Handgelenke.

Wirksam bei: Rheumatismus und Versteifungen, Innervationsstörungen in Schultern, Knien und Handgelenken.

4. Arme nach vorn und rückwärts ausbreiten

Ausgangsstellung: Füße schulterbreit, die Hände zur Faust auf die Hüften legen. Einatmen.

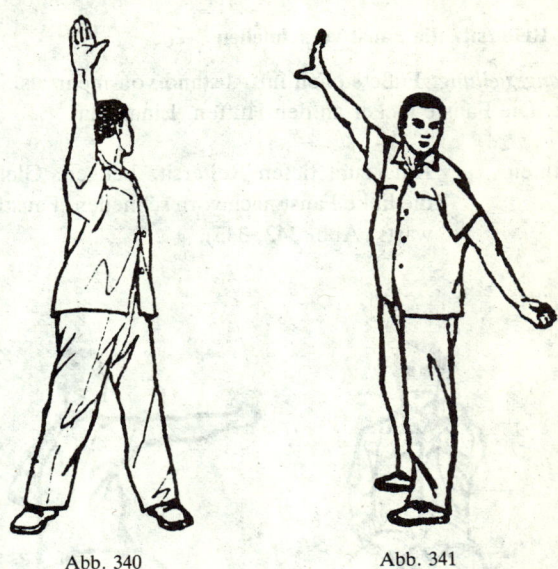

Abb. 340   Abb. 341

Ausatmen:	Rechte Faust öffnen, als senkrechte Hand nach schräg aufwärts schieben, Handfläche nach vorn. Gleichzeitig die linke Faust nach innen wenden und nach links hinten abwärts führen lassen. Linker Arm ist gestreckt. Faustherz nach oben. Augen blicken auf linkes Faustherz, Oberkörper gleichzeitig um 90 Grad nach links wenden (Abb. 340, 341).
Einatmen:	Zurück zur Ausgangsstellung.

Wiederholung:	Übung seitenverkehrt; im Wechsel je 2mal bis 4mal wiederholen.
Beachten:	Beim Ausstrecken der Arme müssen diese eine Gerade bilden.

Wahrnehmung des Qi: Schultern, Ellbogen, Finger und Brust.

   Wirksam bei: Gelenkdeformitäten, auch Kreuz- und Rückenschmerzen.

5. Im Reitersitz die Faust vorschnellen

Ausgangsstellung: Füße stehen im Abstand von mehr als Schulterbreite. Die Fäuste locker an den Hüften. Einatmen.

Ausatmen:	Knie zum tiefen Reitersitz beugen. Gleichzeitig die linke Faust nach vorn schnellen, Faustherz abwärts (Abb. 342, 343).

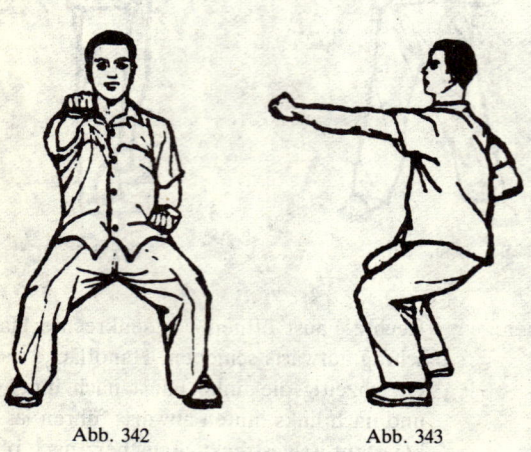

Abb. 342   Abb. 343

Einatmen:	Faust nach oben drehen, öffnen, die gestreckte Hand langsam zurückziehen, als Faust an die Hüften legen (Abb. 344, 345).

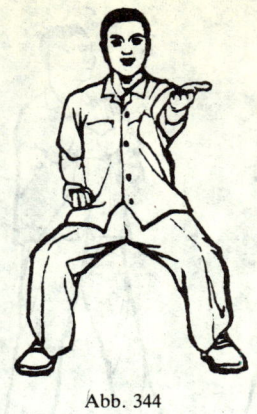 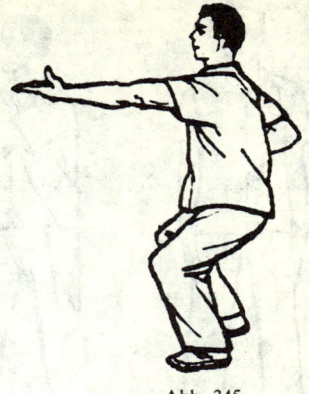

Abb. 344   Abb. 345

Wiederholung:	Übung seitenverkehrt; im Wechsel je 2mal bis 4mal wiederholen.
Beachten:	Im Reitersitz sind Kreuz und Oberkörper gestreckt. Die Faust mit Kraft vorschnellen.

Wahrnehmung des Qi: In der Brust, in Beinen, Armen und den Fingern.

Wirksam bei: Rheumatischen Entzündungen, aber auch bei Nakken- und Kreuzschmerzen.

Mit einem besonderen Atemmodus beim Ausatmen, nämlich heftigem, kurzem Schnauben durch die Nase, ist die Übung gut bei Asthma und Emphysem, auch bei zerebralen Durchblutungsstörungen.

6. Mit lockeren Armen die Hüften wenden

Ausgangsstellung: Schulterbreite Grätsche. Die Arme hängen locker neben dem Körper (Abb. 346). Einatmen.

Ausatmen:	Man legt den linken Handrücken auf den linken Nierenpunkt. Die Linke will das Tigermaul auf die rechte Schulter legen, diese weicht durch Wenden des Oberkörpers im Kreuz zurück. Erst nach ex-

243

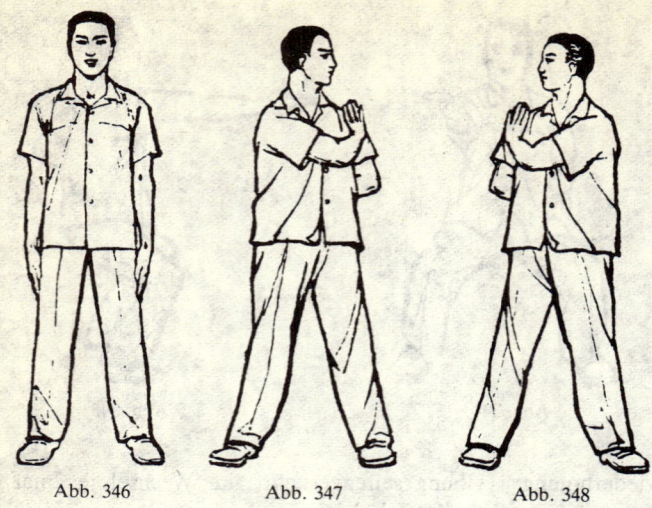

Abb. 346   Abb. 347   Abb. 348

tremer Drehung nach links gelangt die rechte
Hand an die linke Schulter (Abb. 347). Blick auf
die linke Schulter.

Einatmen: Zurück zur Ausgangsstellung.

Wiederholung: Übung seitenverkehrt (Abb. 348); im Wechsel je
2mal wiederholen.

Beachten: Der Ellbogen des zur Schulter führenden Armes
liegt dem Brustkorb an. Die Bewegung soll lang-
sam sein, die Hüftdrehung sehr weit.

Wahrnehmung des Qi: Ellbogen, Rücken, Schultern und Handgelenk.

Wirksam bei: Überlastungsschäden an Schulter- und Ellbogenge-
lenk, Versteifung in Kreuz und Rücken.

VI. Übungen bei Funktionsstörungen der inneren Organe

Bei den ersten drei Übungen dieser Gruppe werden Akupunktur-punkte massiert, die auf peripheren Organmeridianen liegen. Durch die Massage wird die Blutzirkulation angeregt, die Energiewege werden durchgängig für den Qi-Kreislauf, die regulierende Arbeit des vegetativen Nervensystems wird wiederhergestellt. Auch werden die Funktionen des Gehirns und der inneren Organe verbessert.

1 a. Gesichts- und Schläfenmassage

Ausgangsstellung: **Füße schulterbreit (Abb. 349).**

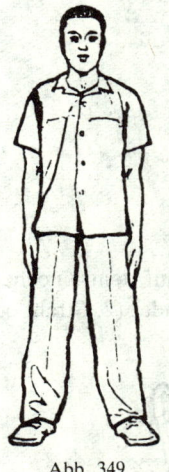

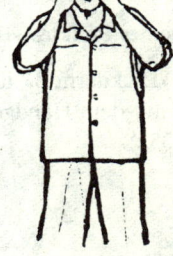

Abb. 349   Abb. 350

Ein- und
Ausatmen:

Beide Mittelfinger fahren von den Lippenwinkeln über den Nasenflügelansatz, das Nasenbein bis zur Stirn. Von hier streiche man mit den Daumenbal-len den Haaransatz entlang, vor den Ohren bis zum Kieferwinkel, dann bis zum Kinn. Diese Mas-sage 8mal bis 16mal wiederholen (Abb. 350).

245

1 b. Massage der Punkte rund um den Schädel

Ein- und
Ausatmen:

Man lege die Handflächen an den Haaransatz der Stirn, streiche mit der Spitze des Mittelfingers über die Mittellinie des Kopfes bis zum Nacken, von da den Haaransatz entlang bis zur Stirn (Abb. 351). 8mal bis 16mal wiederholen.

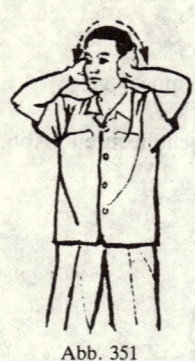

Abb. 351

1 c. Massage des Punktes «Dickdarm 3»

Der Punkt «Dickdarm 3» liegt direkt auf dem Knochen, der den Zeigefinger mit dem Handgelenk verbindet (2. Strahl oder 2. Phalanx, Abb. 352).

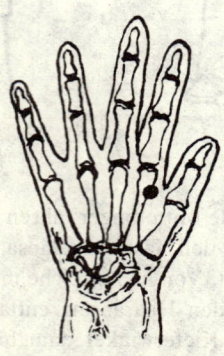

Abb. 352

Ein- und	Man lege die linke Hand fest auf den Oberbauch.
Ausatmen:	Mit dem rechten Daumen Druckmassage auf «Dickdarm 3». Augen schließen, entspannt in die Ferne blicken. 24mal bis 36mal pressen (Abb. 353).
	Danach wechsle man die Hände, Massage des rechten Punktes «Dickdarm 3».

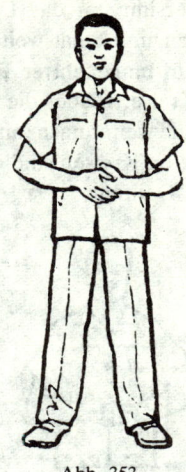

Abb. 353

| Beachten: | Bei der Massage sollen die Handflächen fest angelegt sein. Bei der Punktmassage im Gesicht die Augen schließen. |

Wahrnehmung des Qi: An den Akkupunkturpunkten am Mundwinkel, am Nasenflügel (Dickdarm) an der Nasenwurzel, am Haaransatz (Lenkergefäß), vor dem Gehörgang (Dünndarm, Drei-Erwärmer) deutliches Schwellungsgefühl und Ameisenlaufen. Das gleiche bei der Massage von Lenkergefäß am Hinterhaupt (Blasen- und Gallenmeridian).

Wirksam bei: Schlaflosigkeit, Nervenschwäche, Schwindel, Herzjagen oder -springen, Funktionsstörung der inneren Organe und Durchfall.

247

2. Massage von Brust und Bauch

Ausgangsstellung: Wie bisher (Abb. 349).

Ein- und
Ausatmen:

Die Hände aufs Dantian legen, der Mann zuerst die linke, die er mit der rechten bedeckt, die Frau umgekehrt (Abb. 354). Nun streicht man in spiralförmigen, größer werdenden Kreisen 8mal im Uhrzeigersinn um das Dantian; dann Richtung umkehren und 8mal weiter nach außen kreisen. Darauf in umgekehrter Richtung 8 kleiner werdende Kreise, wieder die Richtung wechseln und die Spirale weiter nach innen drehen (8mal). Nach dem letzten Kreisen sind die Handflächen wieder auf dem Dantian.

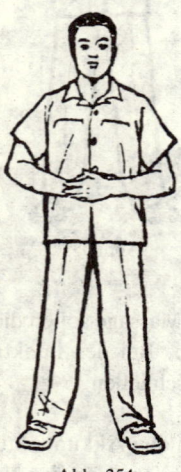

Abb. 354

Beachten:

Beim Kreisen liegen die Handflächen fest auf, Augen geschlossen, geradeaus gerichtet. Der Bauch sei etwas vorgewölbt. Besonders auf das Atmen achten: Beim Hochführen der Hände einatmen, beim Abwärtsbewegen ausatmen. So atmet man 32mal ein und aus.

Wahrnehmung des Qi: Wärmegefühl im Bauch.

Wirksam bei: Magen-Darm-Funktionsstörungen.

3. Kopfhaar-Massage und Körperdrehungen

Ausgangsstellung: Füße schulterbreit.

Ein- und Ausatmen:

Rechte Handwurzel fest auf den Scheitel legen, Finger nach vorn (auf die Stirn). Gleichzeitig linken Arm krümmen, linken Handrücken auf die Nierengegend legen (Abb. 355).

Hand drehen, der Mittellinie des Kopfes entlang nach rückwärts fahren, bis die Finger am Hinterkopfende angekommen sind. Oberkörper links wenden (Abb. 356).

Nun die rechte Handwurzel über das rechte Ohr nach vorn ziehen und weiter über die Stirn zur linken Stirnseite; auf den Punkt Taiyang (S. Abb. 24) legen.

Oberkörper zur Mitte zurück, Kopf nach rechts drehen (Abb. 357). Der rechte Daumenballen

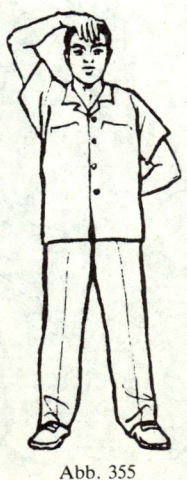
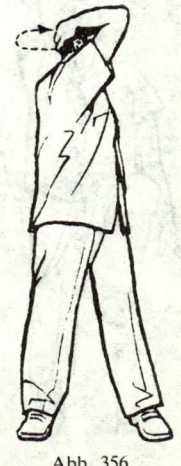
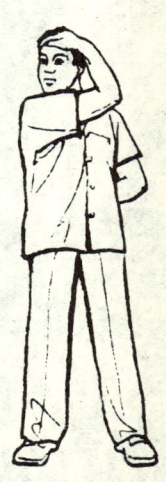

Abb. 355   Abb. 356   Abb. 357

liegt auf dem linken Taiyang, die rechte Mittelfingerspitze auf dem rechten Taiyang.
Zur Ausgangsstellung zurückkehren.

Wiederholung:	Übung seitenverkehrt; wechselseitig je 4mal wiederholen.
Beachten:	Die Handfläche muß während der gesamten Übung fest aufliegen, Bewegungen langsam, aber fließend, mit Kraft.

Wahrnehmung des Qi: Im gesamten Kopfbereich angenehmes Gefühl, im Kreuz Schwellung.

Wirksam bei: Schwindel, Schlaflosigkeit, Flimmern vor den Augen, Herzjagen, Magen-Darm-Störungen.

4. Tragehand nach oben, Knie heben

Ausgangsstellung: Fäuste locker auf der Hüfte.

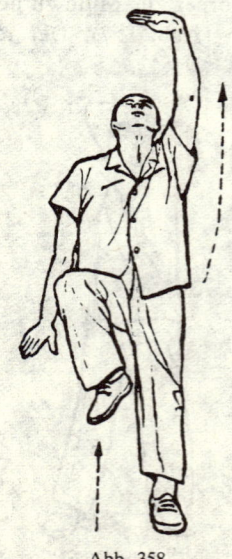

Abb. 358

Einatmen:	Körpergewicht auf linken Fuß, gleichzeitig linken Arm heben, Arm gestreckt, Handfläche nach aufwärts, Daumen abgespreizt, Fingerspitzen nach rechts. Augen blicken auf den linken Handrücken. Die rechte Hand wird unterdessen zur rechten Seite abwärts gesenkt, sie macht Druckbewegung, Fingerspitzen nach vorn, Daumen abgespreizt. Gleichzeitig rechtes Knie anheben (Abb. 358).
Ausatmen:	Zurück in Ausgangsstellung.
Wiederholung:	Übung seitenverkehrt; im Wechsel je 4mal wiederholen.
Beachten:	Beim Knie-Anheben bleibt der Oberkörper senkrecht, Arme mit Kraft strecken.

Wahrnehmung des Qi: Nacken, Schultern, Rücken, Arme, Beine, Brust, überall deutliches Schwellungsgefühl und Ameisenlaufen.

Wirksam bei: Milz-, Magen-Unterfunktion, Verdauungsstörungen.

5. Das Becken drehen, Körper vorwärts und rückwärts

Ausgangsstellung: Beine leicht grätschen, Hände auf die Hüften.

Ein- und Ausatmen:	Arme gestreckt nach oben, Handflächen aufwärts, Fingerspitzen gegenüber. Daumen weit abgespreizt. Augen blicken auf Handrücken (Abb. 359).
	Hände zu beiden Seiten des Körpers senken, Hände auf die Hüften legen, Daumen nach vorn. Die Hände bewegen nun den Körper, dieser bleibt passiv.
	Körper nach links drehen. Augen blicken nach links rückwärts (Abb. 360).
	Körper nach rechts wenden, Augen blicken nach rechts rückwärts (Abb. 361).

Körper nach vorn neigen (Abb. 362).
Körper rückwärts biegen (Abb. 363).
Wieder in Ausgangsstellung.

Wiederholung: 4mal.

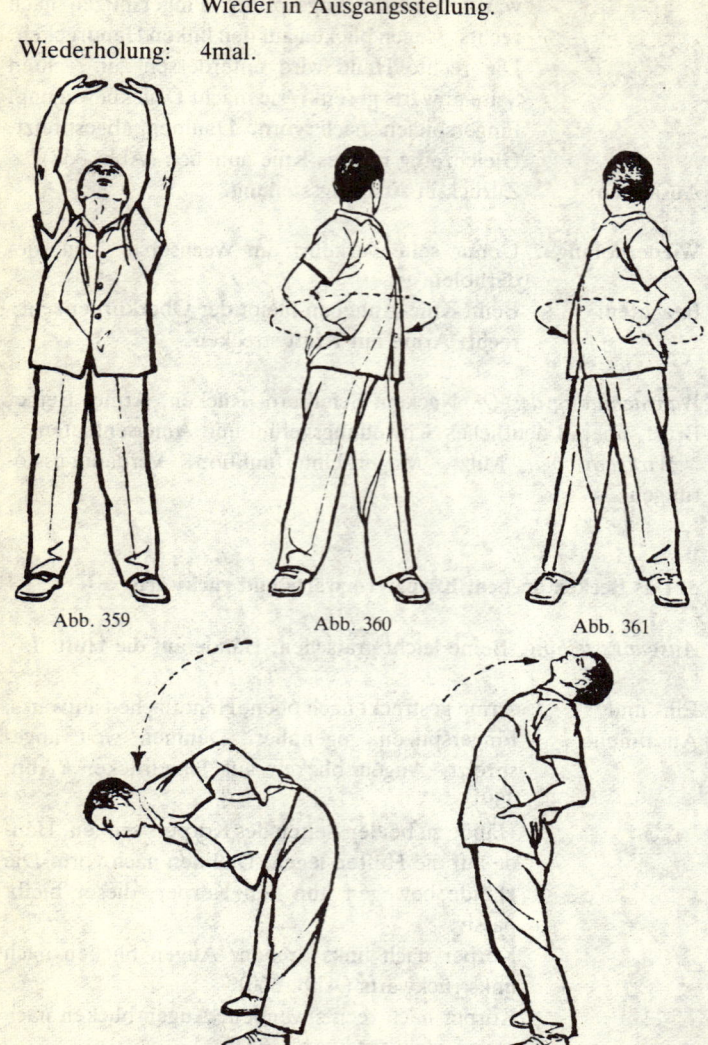

Abb. 359   Abb. 360   Abb. 361

Abb. 362   Abb. 363

Beim Seitwärtsdrehen des Körpers drehen sich die Füße nicht. Beim Vor- und Rückwärtsneigen bleiben die Knie gestreckt.

Wahrnehmung des Qi: In Nacken, Schultern, Hüften.

Wirksam bei: Erschöpfung nach sexueller Überanstrengung, Schwindel, unklares Sehen, Druck im Bauch, Kreuz- und Rückenschmerzen.

6. Arme ausbreiten, Brust weiten

Ausgangsstellung: Beine grätschen.

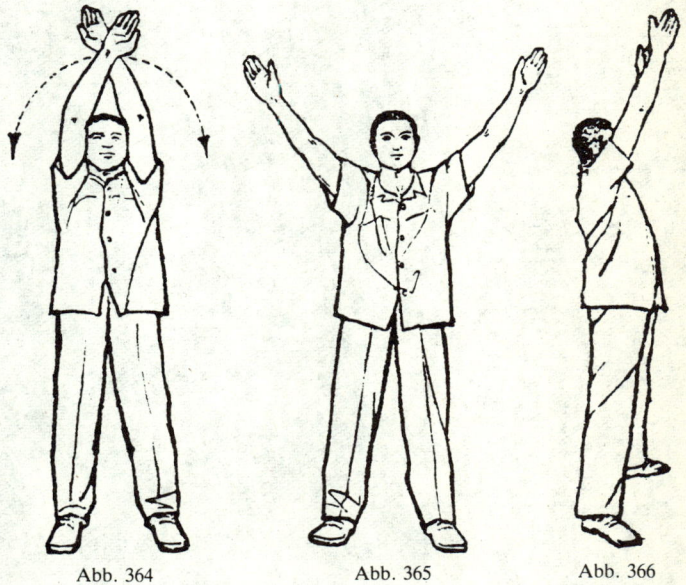

| Abb. 364 | Abb. 365 | Abb. 366 |

Einatmen: Hände vor dem Bauch über Kreuz, nach oben heben, Gesicht nach oben. Fersen heben, Arme ausbreiten.

Ausatmen: Hände über dem Kopf kreuzen, herabführen, Fersen senken (Abb. 364, 365, 366).

Wiederholung: 2mal bis 4mal.
Beachten: Natürlich atmen. Oberarme haben beim Heben voll Kraft.

Wahrnehmung des Qi: Brust, Bauch, entspannt, angenehm.
  Wirksam bei: Chronische Lungenerkrankungen, Durchfall, Stoffwechselstörung.

Vierter Teil: Qi-Gong-Übungen mit körperlicher Fortbewegung

Bei allen Übungen im Gehen ist besonders darauf zu achten, daß die Füße hüftbreit rechts und links von der Fortbewegungslinie aufgesetzt werden. Es findet unentwegt Gewichtsverlagerung statt. Das «leere» Bein wird «voll», das «volle» Bein wird «leer». Das tragende Bein sei schwer, das «leere» Bein sei leicht.

Die Fortbewegung wird vom Becken (Bauch), also von der «Mitte» dirigiert. Der tragende Teil des Körpers sei schwer, der Oberkörper und die Arme seien leicht wie «die Zweige eines Baumes im Wind». Durch die Bewegung entsteht abwechselnd Spannung und Entspannung. So kann das Qi abwechselnd in die jeweils entspannten Körperteile fließen.

Man nehme nur soviel von der Umgebung wahr, wie für die ungehinderte Fortbewegung nötig ist.

1. Die «Bewegungen der fünf Tiere»

Diese Qi-Gong-Form wurde von einem chinesischen Arzt der späteren Han-Dynastie, Hua Tuo, geschaffen, dessen Name noch heute überall in China bekannt ist. Seine Schrift ist eine der ältesten, die sich mit Qi Gong als Heilbehandlung befaßt. Er hat Qi Gong besonders bei chronischen Krankheiten empfohlen, wie zum Beispiel bei Bluthochdruck, Nervenschwäche, Magen- und Leberentzündungen, Lungenerkrankungen und so weiter. Hua Tuo beobachtete genau die Art, in der sich Tiere fortbewegen, und stellte fest, daß sie nie nur die Beine zur Fortbewegung gebrauchen, sondern daß stets der ganze Körper «von Kopf bis Schweif» beteiligt ist.

Er sagte: «Auch der menschliche Körper soll immer in Bewegung sein, wenn auch nie bis zur Erschöpfung. Dadurch bleibt das Nahrungs-Qi (Guqi) mit dem Blut in ständiger Bewegung, der Mensch kann nicht krank werden, die Knochen werden nicht schwach, die Angeln rosten nicht.» Hua Tuo schrieb weiterhin: «Was für den Bären die Bewegung des Halses, das ist für den Menschen die Bewegung im Kreuz. Alle Gelenke bewegen sich, man bleibt jung . . . Ich beherrsche eine Kunst, nämlich die Bewegung der fünf Tiere Tiger, Hirsch, Bär, Affe, Vogel. Mit diesen Übungen kann man seine Gesundheit erhalten und vor allem Krankheiten beseitigen. Wenn man sich nicht wohl fühlt, mache man eine dieser Tierbewegungen, und man wird bald Besserung seines Unbehagens spüren. Man schwitzt und bekommt Appetit.»

Die Bewegungen der «Fünf Tiere», die in verschiedenen Versionen überliefert sind und von einfachen bis zu schwierigsten Formen verschieden hohe Anforderungen an die Körperbeherrschung stellen, können erst nach jahrelangem Training mit vollem Erfolg ausgeführt werden. Allen Versionen gemeinsam ist das Ziel, das Qi auf seinen Leitbahnen intensiv zu bewegen. Die in unserer Zusammenstellung aufgeführte Form gehört zu den «mittelleichten», sie wurde 1961 von Hu Yao-zhen in dem Buch *Wu qin xi* (s. Literaturverzeichnis) aufgezeichnet.

Die Bewegungen sollen locker (entspannt), rund und ruhig sein, voll sanfter Kraft. Man beginne mit natürlichem Atmen, die Aufmerksamkeit im Dantian. Mit der Zeit kann man auf tiefe Bauchatmung übergehen. Die Bewegungen sollen so intensiviert werden, daß man *bewegt wird,* nicht *sich bewegt.* Einige Übungen befassen sich nur mit der Bewegung des Qi auf den peripheren und Organ-Meridianen. Die hier beschriebenen «Bewegungen der fünf Tiere» haben das Ziel, das Reine Qi auf dem Kleinen Energiekreislauf zirkulieren zu lassen. Wer die Technik, die auf Seite 63 ff. beschrieben ist, noch nicht beherrscht, sollte diese Übung auf keinen Fall dazu benutzen, das Qi auf dem Kleinen Kreislauf zirkulieren zu lassen. Bis man diese Technik beherrscht, übt man die «Bewegung der fünf Tiere» zunächst als reine Körperbewegung. Mit der Zeit wird es gelingen, das Qi durch tägliche, konsequente Übung ins Dantian zu führen. Man beginne immer mit natürlichem Atmen und gehe nach und nach zur tiefen Bauchatmung über.

Wie jede Qi-Gong-Übung, so fängt auch die «Bewegung der fünf Tiere» mit der Vorbereitungsübung (Jie Gong) an und schließt mit «das Qi zurückleiten» (Shou-Gong) ab. Will man alle fünf Tierbewegungen nacheinander üben, dann bereitet man sich vor der ersten vor und schließt nach der fünften ab; übt man nur ein einzelnes Bild, so muß dieses mit Shou-Gong abgeschlossen werden, damit das hochaktivierte Qi wieder ins Dantian zurückgeführt wird. Hu Yao-zhen empfiehlt folgende Shou-Gong-Methode: Der Mann lege die linke Hand auf das Dantian und die rechte Hand auf die linke. Dann führe er mit den aufeinandergelegten Händen 36 spiralförmige Außenkreisbewegungen aus (von rechts unten nach links oben) und anschließend 24 Kreisbewegungen in umgekehrter Richtung nach innen. Bei der Frau ist die Stellung der Hände und die Richtung der Bewegung jeweils umgekehrt (Abb. 367).

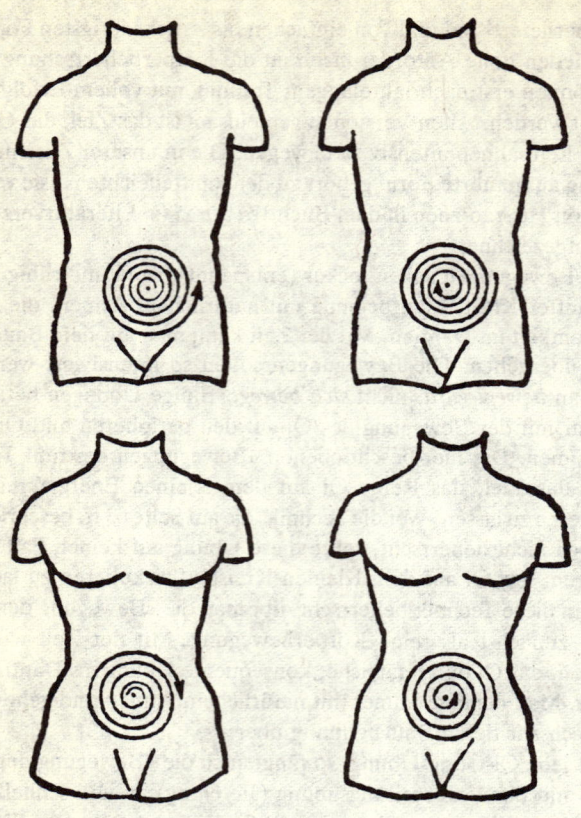

Abb. 367

Erste Form: Der Kranich

Der Kranich ist ein kühner, langlebender und weiser Vogel. In der Darstellung versuche man, die Kühnheit in der Haltung auszudrükken. Das Kinn sei leicht angehoben.

Das Besondere an dieser Tierbewegung ist, daß das Reine Qi und auch das Qi der inneren Organe bewegt wird.

258

Vorbereitungsübung (Jie Gong)

Man steht in gerader Haltung, «Kopf in die Leere des Himmels», Kinn leicht angehoben. Rücken und Kreuz gerade, aber locker. Die Arme hängen seitlich des Brustkorbes, berühren ihn aber nicht. Die Schultern fallen locker. Die Füße stehen mit geschlossenen Fersen, die Spitzen im Winkel von 60 Grad geöffnet. Die Ballen sind ebenso belastet wie die Fersen (Abb. 368). Aufmerksamkeit auf das Dantian.

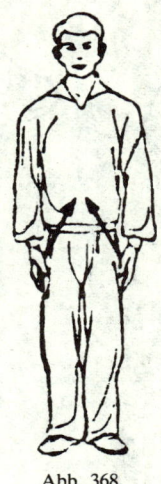

Abb. 368

Nun lenke man mit Gedanken das Qi in die Fußsohle zum Punkt N 1 («Sprudelnde Quelle», Abb. 32). Von da lasse man das Qi wieder aufsteigen zum Punkt zwischen den Augenbrauen (Yintang, Abb. 18).

Erste Bewegung: Die Schwingen liegen zusammen

Einatmen: Hände langsam heben, bis die Mittelfingerspitzen sich berühren. Handflächen bis zum Dantian heben (Abb. 368).

Ausatmen: Bewegungspause.

Einatmen:	Hände vor dem Körper bis zur Brust (Punkt «Brustmitte») heben (Abb. 369).
Ausatmen:	Die Hände in gleicher Haltung (also Handflächen nach oben) bis zum Dantian senken (Abb. 370). Mit dieser Bewegung hebt man das Qi aus dem Dantian und senkt es wieder zurück.

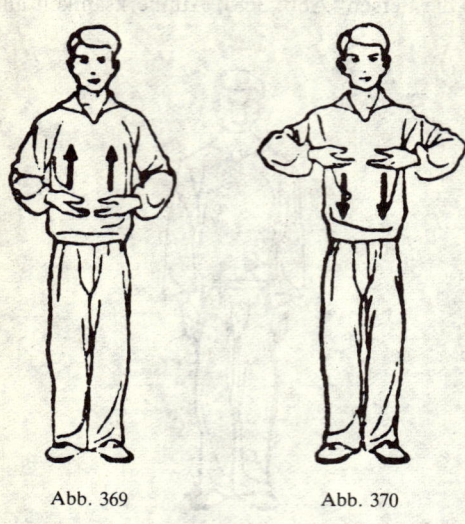

Abb. 369   Abb. 370

Wiederholung:	Bewegung zwischen Dantian und «Brustmitte» langsam 8mal wiederholen.

Zweite Bewegung: Der Kranich breitet die Schwingen aus

Wenn die Hände aus der letzten Bewegung vor die Brust gehoben sind, ausatmen mit Bewegungspause.

Einatmen:	Die Arme zu beiden Seiten ausbreiten. Handflächen abwärts drehen.
Ausatmen:	Die gestreckten Arme seitlich senken, bis die Hände auf der Höhe des Dantian sind (Abb. 371).

260

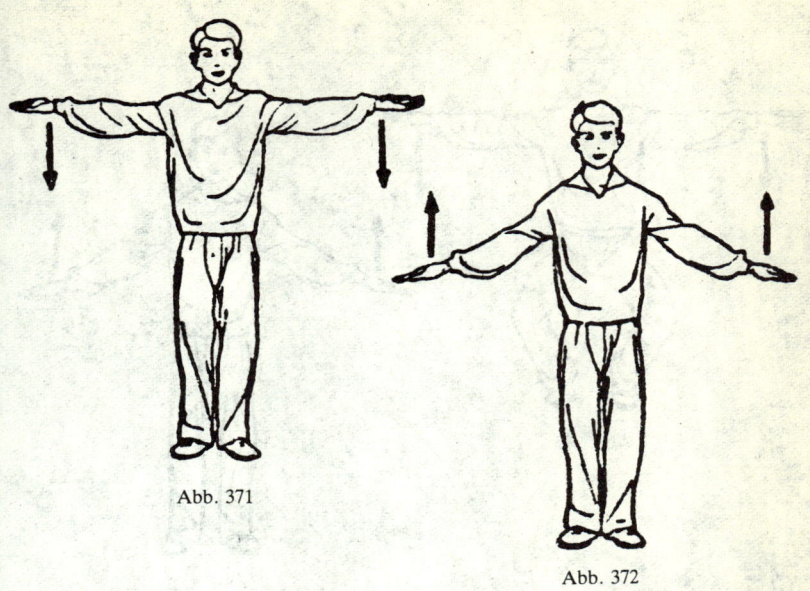

Abb. 371

Abb. 372

Einatmen:	Handflächen nach oben drehen, die gestreckten Arme bis in Schulterhöhe heben (Abb. 372).
Wiederholung:	Mindestens 8mal.

Dritte Bewegung: Bevor der Kranich abhebt

Ausatmen:	Nach dem letzten Mal Heben der Arme aus der vorigen Übung Handflächen abwärts drehen.
Einatmen:	Auf Zehenspitzen heben, langsam in die Hocke gehen. Dabei Kreuz und Rücken locker, gerade, Kinn etwas angehoben (Abb. 373).
Ausatmen:	Fersen auf den Boden senken, Beine langsam strecken und sich so aus der Hocke aufrichten. Gleichzeitig die Arme senken, bis die Hände auf der Höhe des Dantian sind (Abb. 374).
Wiederholung:	Mindestens 8mal.

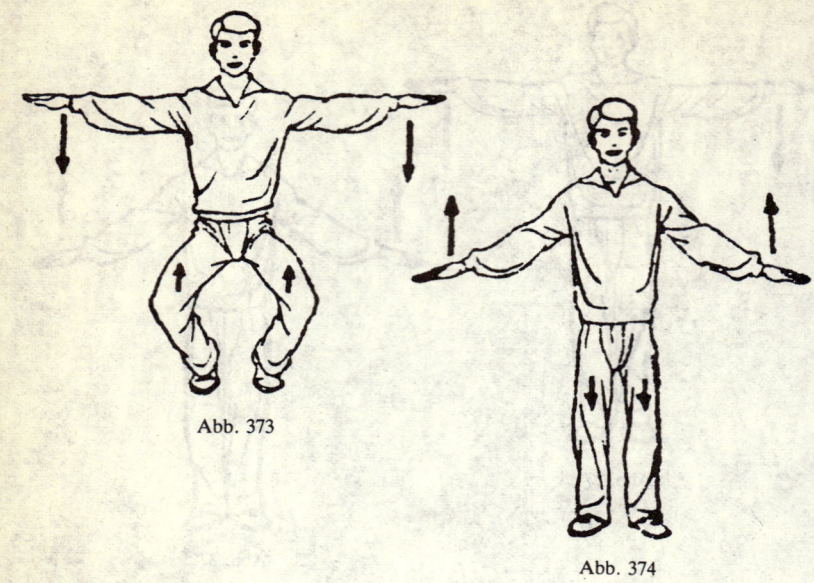

Abb. 373

Abb. 374

Vierte Bewegung: Der Kranich hebt die Schwingen an

An vorige Übung anschließend nach dem letzten Aufrichten, wenn die Fersen wieder fest auf dem Boden stehen:

Einatmen:	Arme langsam senken, äußere Handkanten auf das Gesäß, Handflächen also weit nach außen drehen. Gleichzeitig in die Hocke gehen, Knie nach vorn gebeugt, dabei die rechte Ferse heben (Abb. 375).
Beachten:	Alle Bewegungen weich, langsam, fließend. Wenn die Hände auf dem Gesäß liegen, sind die Schultern und Oberarme im Schultergelenk weit nach vorn gedreht.
Ausatmen:	Beine strecken, Körper also aufrichten, rechte Ferse senken. Die Arme wieder schulterhoch zu beiden Seiten ausstrecken (Abb. 376).

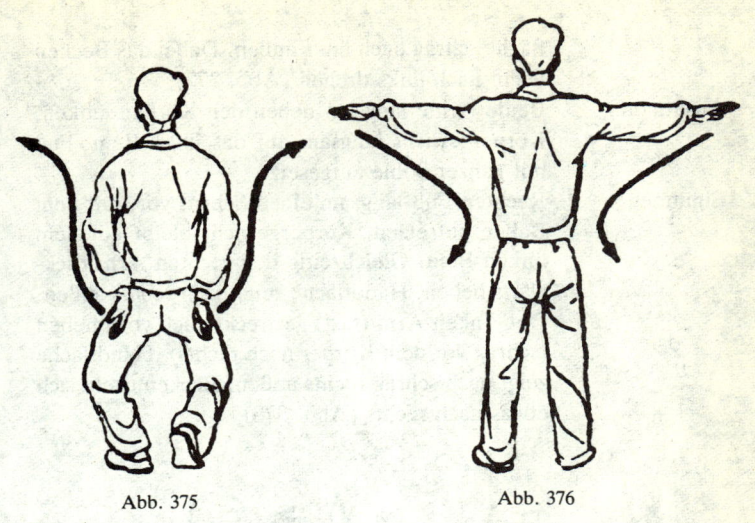

Abb. 375   Abb. 376

Wiederholung: Abwechselnd mit rechter und linker Ferse mindestens je 4mal.

Fünfte Bewegung: Der Kranich geht auf und ab; er öffnet abwechselnd den linken und rechten Flügel

Wenn man sich in der vorigen Übung zum 8. Mal aufgerichtet hat:

Einatmen: Bewegungspause.

Ausatmen: Körpergewicht auf rechtes Bein, rechtes Knie beugen, linker Fuß bei gebeugtem Knie einen Schritt vor, mit dem Ballen aufsetzen. Gleichzeitig werden die Arme zu beiden Seiten gesenkt, rückwärts weit angehoben (wie Abb. 379) und dann neben die Hüften gesenkt.

Einatmen: Füße werden nicht bewegt, Körpergewicht bleibt auf dem rechten gebeugten Bein, das rechte «voll», das linke «leer». Linken Arm nach rückwärts ausstrecken, Handfläche nach links außen. Rechten Arm (fast) gestreckt nach vorn heben (etwas schräg nach links vor den Körper), Handfläche schräg nach links außen. Dabei das Becken leicht nach links drehen (Abb. 377).

Ausatmen: Beide Arme langsam neben den Körper senken, Körpergewicht langsam auf das linke Bein, Fuß mit ganzer Sohle aufgesetzt.

Einatmen: Rechten Fuß langsam einen Schritt vor, mit dem Ballen aufsetzen, Körpergewicht bleibt auf dem linken Bein. Gleichzeitig den rechten Arm rückwärts heben, Handfläche zeigt nach rechts außen. Den linken Arm (fast) gestreckt nach vorn heben (schräg vor dem Körper nach rechts), Handfläche zeigt nach schräg rechts außen, Becken dreht sich etwas nach rechts (Abb. 378).

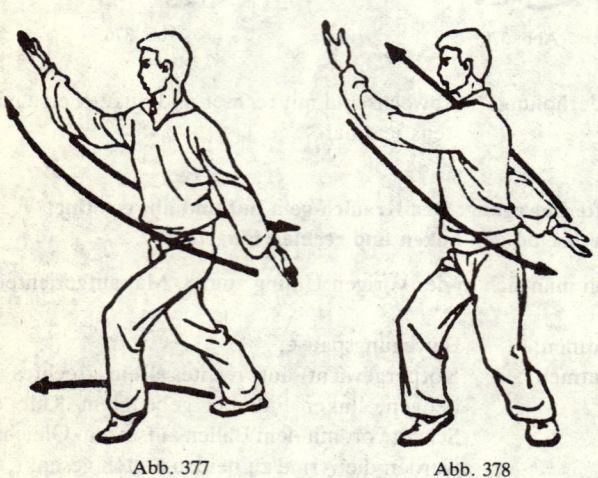

Abb. 377   Abb. 378

Ausatmen: Senken der Arme rechts und links neben den Körper. Körpergewicht auf beide Beine. Rechte Ferse senken.

Einatmen: Rechtes Bein belasten, Körpergewicht ganz auf rechtes Bein. Linken Fuß mit dem Ballen einen Schritt nach vorn aufsetzen, Körpergewicht bleibt rechts. Gleichzeitig ging der linke Arm nach rückwärts (wie oben beschrieben), der rechte nach schräg rechts vorn aufwärts. Beide Handflächen zeigen nach rechts (Abb. 377).

Ausatmen: Senken der Arme neben den Körper, Körpergewicht gleichmäßig auf beide Beine. Linke Sohle steht fest auf dem Boden.

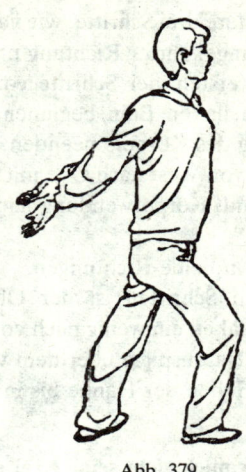

Abb. 379

Einatmen: Körpergewicht auf linkes Bein. Den rechten Fuß mit dem Ballen schräg vor den linken Fuß, die Fußspitze zeigt nach links außen. Becken dreht sich nach links, den linken Arm vor dem Körper schräg nach rechts oben heben, den rechten weit nach hinten ausstrecken, beide Handflächen zeigen nach rechts.

Ausatmen: Beide Arme rechts und links neben den Körper senken. Gleichzeitig wendet man den Körper (Hüften führen) um 180 Grad nach links. Das Körpergewicht ruht auf dem nun hinteren rechten Bein. Das linke Bein ist «leer».

Einatmen: Arme weit nach hinten heben (Abb. 379).

Ausatmen:	Arme neben den Körper senken. Gleichzeitig das Körpergewicht auf beide Beine.
Einatmen:	Körpergewicht auf linkes Bein, den rechten Fuß mit dem Ballen einen Schritt vorsetzen, das Körpergewicht bleibt auf dem linken Fuß. Der rechte Arm geht mit fast gestrecktem Ellbogen vor, der linke nach hinten, beide Handflächen (wie vorher beschrieben) links.

Nun weitere drei Schritte, wie vorher beschrieben, nur in umgekehrter Richtung und seitenverkehrt, also die ersten vier Schritte von Ost nach West, mit dem linken Bein beginnend und mit Linkswendung des Körpers beenden, die nächsten vier Schritte von West nach Ost, mit dem rechten Bein beginnend, Körperwendung nach rechts.

Wiederholung:	Je 4mal in beide Richtungen.
Beachten:	Bei allen Schritten ist der Oberkörper in den Hüftgelenken ein wenig nach vorn geneigt, so daß sich die Nasenspitze über dem vorderen Knie befindet. Heben der Hände bis in Gesichtshöhe.

Sechste Bewegung: Der Kranich zieht seine Kreise

Die vorige Bewegung war nach achtmaligem Hin- und Hergehen beendet. Wenn nach der letzten Körperwendung das Gewicht auf dem hinteren Bein ruht, die Arme neben den Körper gesenkt sind und das Körpergewicht auf beide Beine gleichmäßig verteilt ist (man hat soeben ausgeatmet):

Einatmen:	Das Körpergewicht auf den vorderen rechten Fuß verlagern. Beide Arme schulterhoch zur Seite ausstrecken, gleichzeitig den linken Fuß einen Schritt vor, jedoch nicht in Gehrichtung, sondern mit der ganzen Sohle schräg vor den rechten Fuß setzen, mit der Fußspitze nach rechts außen.
	Der Körper wendet sich stetig und fließend nach rechts. Bei der Wendung bleibt der Oberkörper

nicht senkrecht, sondern er biegt sich in der Brustwirbelsäule seitlich nach rechts, so daß die Schultern schräg stehen und mit ihnen auch die ausge-
streckten Arme (Abb. 380).

Ausatmen: Hat man sich stetig und fließend um 180 Grad
               gedreht, ist die Körperwendung beendet; der Kör-
               per steht wieder senkrecht, die Arme sind wieder
               horizontal ausgestreckt.

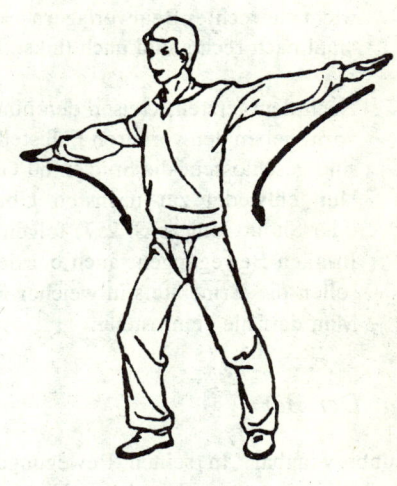

Abb. 380

Einatmen: Das Körpergewicht liegt nun auf dem vorderen
               rechten Fuß.

Ausatmen: Die gestreckten Arme senken und weit nach rück-
               wärts (schulterbreit) anheben (wie Abb. 379).
               Gleichzeitig geht der linke Fuß einen Schritt nach
               vorn, Körpergewicht auf linkes Bein (linker Bo-
               genschritt).

Einatmen: Den rechten Fuß einen Schritt vor, mit der ganzen
               Sohle vor den linken Fuß querstellen, Körperge-
               wicht auf rechtes Bein. Beide Arme seitlich aus-
               strecken; der Körper beginnt eine Linkswendung.

267

Ausatmen:	Langsam und fließend wenden, Brustwirbelsäule nach links biegen, damit auch Schultern und Arme schräggestellt. Nach Wendung um 180 Grad steht der Körper wieder senkrecht.
Einatmen:	Das Körpergewicht ruht auf dem nun vorderen linken Fuß.
Ausatmen:	Arme zu beiden Seiten senken, nach rückwärts (schulterbreit) anheben. Gleichzeitig geht der rechte Fuß einen Schritt nach vorn. Körpergewicht auf rechtes Bein verlagern. So wende man je 4mal nach rechts und nach links.
	Nach dem letzten Kreisen den hinteren Fuß nach vorn, neben den vorderen Fuß stellen. Die Fersen sind geschlossen, die Spitzen 60 Grad geöffnet. Nun entweder zur nächsten Übung übergehen oder Shou Gong (s. S. 257) folgen lassen.
Beachten:	In allen Bewegungen, auch bei den Wendungen, sollen die Arme stets in weicher Bewegung sein. Man darf nie «einrasten».

Zweite Form: Der Bär

Der Bär ist unbezwingbar. In seinen Bewegungen ist er nicht schnell, aber voller Kraft – außen Yin, innen Yang. Daher soll man sich auch bei der Übung leicht und langsam bewegen. Es wird viel Reines Qi freigegeben, das reichlich im Kleinen Energiekreislauf zirkulieren kann.

Erste Bewegung: Im Stand den Körper drehen

Ausgangsstellung nach dem Jie Gong: Füße schulterbreit, Knie locker gebeugt, Arme hängen neben dem Körper mit locker gesenkten Schultern.

Einatmen:	Hände neben dem Körper, an Hüften und Brustkorb vorbei, bis neben die Ohren heben, die Handflächen schräg nach vorn oben.

| Ausatmen: | Durch Beugen der Knie den Oberkörper senken; der Körperschwerpunkt tritt also tiefer, Kreuz und Rücken sind locker und gerade, das Kinn ein wenig angehoben (Abb. 381). |

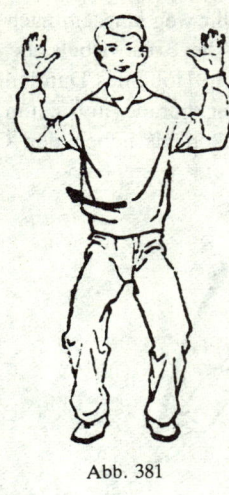

Abb. 381

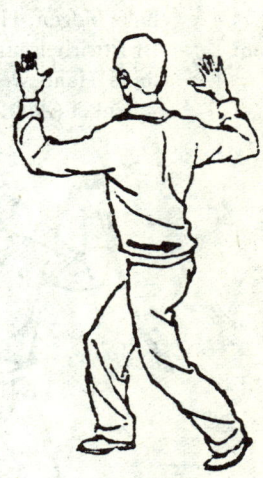

Abb. 382

Einatmen:	Pause.
Ausatmen:	Oberkörper im Kreuz als Drehachse nach rechts drehen. Füße, Hände und Hüften bleiben unbewegt.
Einatmen:	Langsam zur Mittelstellung zurückdrehen.
Ausatmen:	Gleiche Drehung nach links (Abb. 382).
Beachten:	Bei dieser Übung sind die Gedanken auf das Dantian gerichtet. Das Qi steigt von den peripheren Meridianen der Füße ins Dantian (Nierenmeridian).
Wiederholung:	Abwechselnd nach links und rechts je 4mal wiederholen.

Zweite Bewegung: Der Bär wiegt sich von links nach rechts

Anschließend an vorige Bewegung aus der Sitzbeuge aufrichten; die Knie bleiben jedoch leicht gebeugt, das Becken wie zum Sitzen vorgekippt.

Ausatmen:	Die linke Hand vom Ohr weg langsam nach links abwärts senken, dabei die Brustwirbelsäule nach links biegen; Hand bis in Höhe des Dantian.
Einatmen:	Brustwirbelsäule wieder gerade aufrichten, die linke Hand weiter senken bis neben den Oberschenkel (Abb. 383).

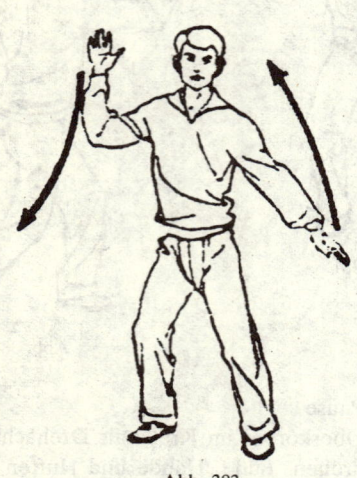

Abb. 383

Ausatmen:	Brustwirbelsäule nach rechts biegen, dabei geht die linke Hand langsam hoch, die rechte Hand senkt sich. Wenn beide Hände in Schulterhöhe angekommen sind, ist der Brustkorb am weitesten nach rechts gebogen.
Einatmen:	Oberkörper wieder gerade aufrichten, dabei senkt sich die rechte Hand weiter, die linke geht weiter hoch bis in Ohrhöhe.

| Wiederholung: | Das Wiegen und Biegen des Oberkörpers und Heben und Senken der Hände nach rechts und links mindestens je 4mal wiederholen. |

Dritte Bewegung: Der Bär schaukelt

Aus der vorigen Bewegung heraus, wenn die linke Hand abwärts gesenkt ist, hebe man diese beim . . .

Ausatmen:	. . . vor dem Körper bis zum Ohr. Der Körper macht diese Bewegung insofern mit, als die rechte Schulter (ohne das Schultergelenk zu bewegen) etwas hoch und dann vorwärts abwärts rollt. Gleichzeitig rollt die linke Schulter etwas abwärts, rückwärts und dann aufwärts. Die linke Hand ist nun neben dem linken Ohr. Die rechte Hand senkt sich mit der Schulter nach vorn abwärts, Blick auf linke Hand.
Einatmen:	Schultern rollen weiter, nun die rechte von abwärts nach rückwärts, dann aufwärts und vor. Dabei geht die rechte Hand seitlich vor dem Oberkörper neben das rechte Ohr und weiter nach vorn. Blick auf die rechte Hand. Die linke Hand hat sich inzwischen etwas seitlich vor dem Körper gesenkt. Vom Kreuz über die Brustwirbelsäule bis zu den Schultern ist der Körper also in dauernder, rotierender, schaukelnder Bewegung auf und ab, vor und zurück, von rechts nach links, wie ein Schiff auf den Wellen (Abb. 384).
	Die Bewegung ist schwer zu beschreiben, aber leicht auszuführen (man bewegt sich ähnlich wie ein Schwimmer beim Kraulen). Ist die rechte Hand oben, dreht sich der Kopf nach rechts, ist die linke oben, dann hat sich der Kopf nach links gedreht. Die gesamte Wirbelsäule ist also in ständiger Bewegung, nach allen Richtungen, die ihr möglich sind. Die neben ihr verlaufenden und

auch alle peripheren Meridiane am Rumpf wer-
den durch diese Bewegung gedehnt. Das gesamte
Bindegewebe, alle Muskeln und Gelenkbänder
am Rumpf werden locker in Bewegung gehalten.
Bei dieser Übung entspannen sich alle Gewebe,
Muskeln und Gelenke.

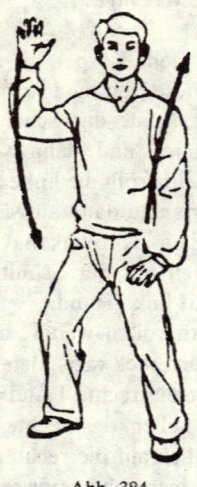

Abb. 384

Wiederholung: Man schaukelt mindestens je 4mal nach rechts
und links, vor und zurück, auf und ab.

**Vierte Bewegung: Der Bär dreht den ganzen Körper nach rechts
und links**

Ist aus der vorigen Bewegung die linke Hand neben dem Ohr, und
die rechte liegt vor dem Bauch, dann den Körper gerade aufrichten.
Man gehe mit dem Gesäß etwas nach unten, als beabsichtige man,
sich hinzusetzen. In dieser Übung bleiben die Füße als einziges unbewegt.

| Ausatmen: | In unveränderter Handstellung den ganzen Körper weit nach links drehen, den Kopf noch etwas weiter als die Schultern. |
| Einatmen: | Langsam in Mittelstellung zurück, während die linke Hand in Brusthöhe gesenkt, die rechte in Brusthöhe gehoben wird. Die «Tatzenhände» zeigen mit der «Tatzenfläche» nach vorn. |

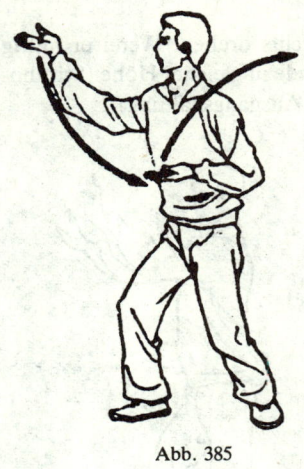 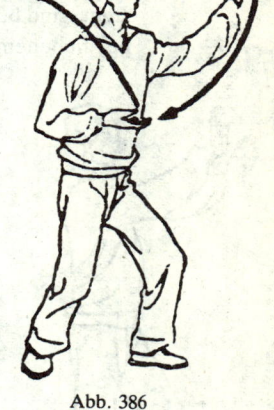

Abb. 385   Abb. 386

| Ausatmen: | Der Körper dreht sich weiter nach rechts, dabei geht die rechte Hand neben das Ohr, die linke vor den Bauch (Abb. 385, 386). |
| Wiederholung: | Mindestens je 4mal nach rechts und links drehen. |

Fünfte Bewegung: Dem Feind widerstehen

Diese Übung geht aus der vorigen übergangslos hervor. Die Fußstellung bleibt unverändert.

| Einatmen: | Beide Hände gleichzeitig vor dem Körper hochheben. Die Hände sind in Stirnhöhe so weit vom |

273

Kopf entfernt, daß die Handgelenke um ca. 90 Grad überstreckt abgewinkelt sind. Die linke Handfläche nach auswärts, die rechte aufgerichtet mit den Fingerspitzen nach oben.

Ausatmen: Der Oberkörper dreht sich im Kreuz um 90 Grad nach links. Bei der Drehung beschreibt die linke Hand um Hand- und Schultergelenk einen Kreis nach oben auswärts, die rechte einen solchen nach unten auswärts.

Einatmen: Oberkörper nach rechts drehen. Wenn er mittig steht, sind beide Hände in gleicher Höhe (Stirnhöhe) nebeneinander (Ausgangshaltung).

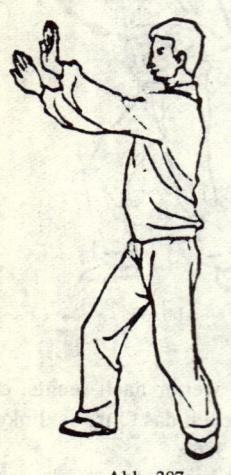 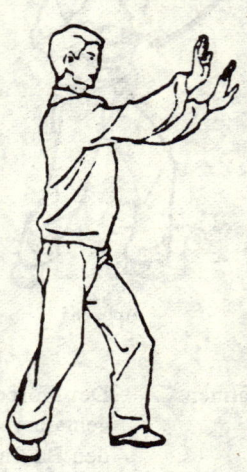

Abb. 387   Abb. 388

Ausatmen: Oberkörper dreht sich weiter nach rechts, die rechte Hand (Handfläche nach außen) beschreibt einen großen Kreis nach oben auswärts, die linke nach unten auswärts. Mit Einatmen wieder mittig drehen usw. (Abb. 387, 388).

Wiederholung: Nach rechts und links wenden, mindestens je 4mal.

Beachten:	Man achtet auf das Qi, das in der Hand fließt, die bei dem Kreisen nach oben außen dreht (Zirkulations-, Lungen- und Herzmeridian). Das Körpergewicht bleibt während der Übung auf beide Beine gleichmäßig verteilt. Nach der Rechtswendung gehe man zur nächsten Form über.

Sechste Bewegung: Auf die Sonne weisen

Wieder in Mittelstellung der vorigen Übung angekommen, bleibt die rechte Hand oben, die linke links vor dem tiefen Unterbauch. Linke Handfläche nach unten zeigend.

Ausatmen:	Der linke Fuß wird an die rechte Fußinnenkante gezogen und geht einen Schritt vor. Gleichzeitig den linken Arm nach schräg vorne links heben, Ellbogen nicht ganz gestreckt. Die Handfläche weist zum Körper, die Finger in die Ferne; die Hand steht also diagonal zum Körper. Beide Beine gleichmäßig belasten. Die rechte Hand drückt mit Kraft vor dem rechten Oberschenkel, Kreuz gerade, Kopf mit leicht angehobenem Kinn, der Blick auf die linke Hand. Der Körperschwerpunkt zwischen beiden Beinen, Schwere im Steißbein (Abb. 389).
Einatmen:	Den rechten Fuß langsam an die linke Fußinnenkante heranziehen. Den rechten Fuß einen Schritt vor. Die linke Schulter in einer Kreisbewegung nach rückwärts abwärts, die rechte nach vorwärts aufwärts, den rechten Arm aus der nach oben vorn rollenden Schulter hochheben nach schräg rechts vorn aufwärts, bis die Hand in Scheitelhöhe weit vor dem Körper steht. (Abb. 390)
Ausatmen:	Sobald der rechte Fuß vorn aufsetzt, die rechte Hand oben und die linke unten schräg vor dem linken Oberschenkel angekommen ist, langsam auf den nächsten Schritt und das nächste Schulter-

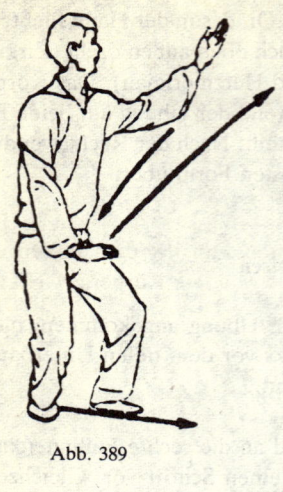

Abb. 389

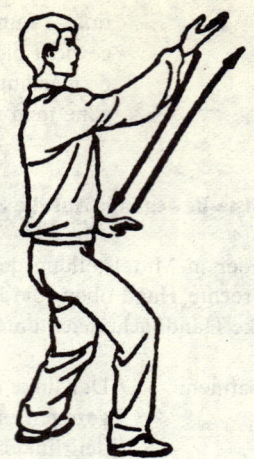

Abb. 390

	rollen vorbereiten. Rechte Schulter rollt nach vorn abwärts, die linke nach rückwärts aufwärts.
Einatmen:	Durch das Schulterrollen senkt sich die rechte Hand, die linke hebt sich; ungefähr in Höhe der Gürtellinie sind die Hände auf gleicher Höhe, Handflächen stehen einander gegenüber. Gleichzeitig wurde der linke Fuß neben die rechte Fußinnenkante gezogen. Fließend zum Schritt nach vorn mit dem linken Fuß übergehen, Hände fließend bewegen, die linke nach vorn oben, die rechte rechts vor den rechten Oberschenkel.

Also: Mit Einatmen zur Mittelstellung, der hintere Fuß an die Innenkante des Standfußes gezogen, die Hände stehen in Gürtellinienhöhe mit den Handflächen einander gegenüber. Mit Ausatmen den Schritt vor und Hände heben resp. senken. So geht man Schritt für Schritt.

Wiederholung: Mindestens 8 Schritte.

Siebte Bewegung: Den Mond tragen

Der letzte Schritt der vorigen Übung wurde mit dem rechten Fuß gemacht. Fließend gehe man in die nächste Bewegung über:

Einatmen:	Das Körpergewicht auf rechtes Bein, den linken Fuß mit der Ferse vor die rechte Fußspitze, die linke Fußspitze steht nach rechts. Gewicht auf linkes Bein. Den rechten Fuß auf dem Ballen um 180 Grad nach rechts wenden, Körpergewicht auf rechtes Bein.
Ausatmen:	Linken Fuß einen Schritt vorsetzen. Gleichzeitig mit der Wendung den linken Arm nach rechts vorne oben bis in Stirnhöhe, die Handfläche horizontal, als trage sie den Mond. Die rechte Hand geht abwärts mit der Handfläche nach unten bis neben den rechten Oberschenkel. Beide Arme sind nicht völlig gestreckt, das Kinn ist etwas angehoben (Abb. 391).
Einatmen:	Nächster Schritt mit Körperwendung nach links. Bewegung wie oben beschrieben, nur links statt rechts, und rechts statt links (Abb. 392).

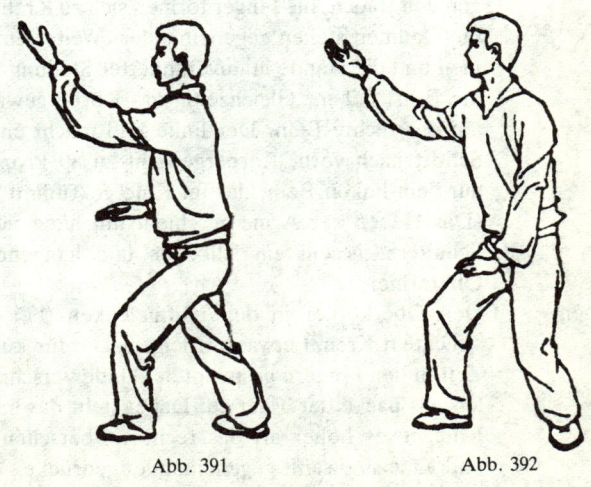

Abb. 391   Abb. 392

Dritte Form: Der Tiger

Der Tiger ist kraftvoll, geschmeidig und mutig. Er trägt den Kopf erhoben, seine Tatzen zeigen die Krallen. Seine Knie stecken noch in den Lenden. Sein Hinterleib bewegt sich, dabei umwedelt der Schweif den Körper. Er geht «wie die Wolke im Wind». Die Augen sind glänzend und wachsam, aus ihnen leuchtet die mutige Seele, deren Kraft bis in die Pranken geht. Der Mensch erschrickt vor seiner Stimme, seiner plötzlichen Wut.

In seiner Geschmeidigkeit ist er außen Yin, innen Yang. Bei der Übung soll man an das Qi, an die Kraft denken, die von den Pranken über den Rücken bis in den Schweif zieht. Durch diese Übung wird das Lenkergefäß leicht durchgängig für das Qi.

Erste Bewegung: Der Tiger wiegt sich

Ausgangsstellung: Füße schulterbreit parallel.

Ausatmen:	Gesäß senken und Knie beugen. Der Körperschwerpunkt ist unter dem Steißbein. Kreuz und Rücken gerade gestreckt, aber entspannt.
Einatmen:	Die Hände vor den Bauch heben, Handrücken gegen den Bauch, die Finger formen sich zu Krallen, die Daumen stehen gegeneinander. Weiter einatmen und die Hände in unveränderter Stellung vor die Brust heben. Gleichzeitig das Körpergewicht auf das rechte Bein. Der linke Fuß macht einen Schritt nach vorn. Körpergewicht zu 80 Prozent auf dem linken Bein, das im Knie gekrümmt ist. (Das Heben der Arme geschieht mit hängenden Schultern, gesenktem Ellbogen und hängenden Oberarmen.)
Ausatmen:	Den Oberkörper in den Hüftgelenken (bei gestrecktem Kreuz) etwas vorneigen. Die für kurze Zeit in den Fingern gespannten Hände vorschnellen, als packe der Tiger zu. Dabei steht das linke Knie etwas höher als das rechte. Oberschenkel und Knie sind sanft gegeneinander gedrückt – die

Knie berühren sich nicht, die Fußsohlen sind wie Wurzeln in die Erde gekrallt (Abb. 393).
Unter weiterem Ausatmen den Oberkörper hoch aufrichten, die gekrallten Hände vor den Bauch heruntersenken, Handrücken gegen den Bauch weisend. Den Körper nach rechts wenden.

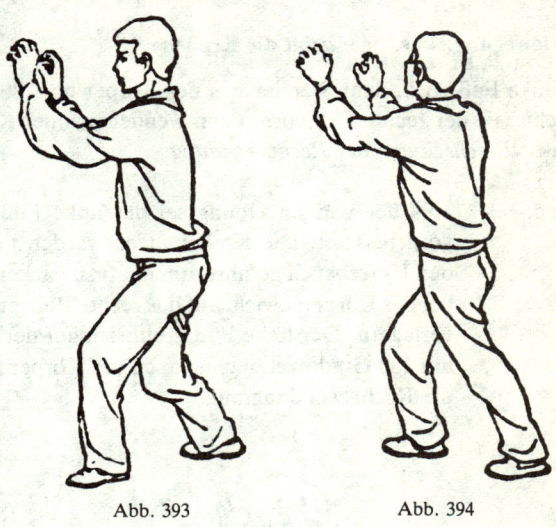

Abb. 393   Abb. 394

Einatmen: Bei nach rechts gewendetem Körper und dem Körpergewicht voll auf dem linken Bein den rechten Fuß einen Schritt vorsetzen. Das Qi beim Einatmen über den Nierenmeridian ins Dantian leiten. Bevor der rechte Fuß den Boden berührt, beide Knie krümmen – der Körper geht also näher zum Boden. Körpergewicht zu 80 Prozent auf dem rechten Bein, die zu Krallen geformten Hände vor die Brust heben.

Ausatmen: Oberkörper in den Hüftgelenken etwas vorgebeugt, die Tatzen schnellen vor, als packe der Tiger zu. Alle Kraft (das Qi) für kurze Zeit in den Fingerspitzen (Abb. 394).

Einatmen:	Den Körper hoch aufrichten, Körpergewicht voll auf das rechte Bein, der Oberkörper wendet sich im Kreuz nach links, linken Fuß vorsetzen usw. – wie beschrieben.
Wiederholung:	In dieser Weise geht man 8 Schritte vor.

Zweite Bewegung: Der Tiger zeigt die Krallen

Ist der linke Fuß vorn, dann wendet sich der Körper um 180 Grad nach rechts, ist der rechte Fuß vorn, dann wendet sich der Körper nach links. *Beschreibung der Rechtswendung*:

Einatmen:	Aus der vorigen Übung sei der linke Fuß noch vorn belastet. Die Krallentatzen werden tief vor den Unterbauch geführt, um Kraft zu packen. Dabei das Körpergewicht auf das rechte Bein zurückverlagern. Der linke Fuß dreht sich auf der Ferse um 180 Grad nach rechts, auch der Körper macht die Rechtswendung mit.

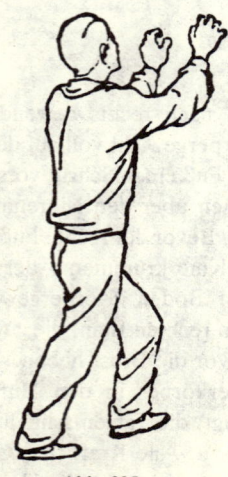

Abb. 395

Ausatmen:	Den rechten Fuß an die Innenkante des linken ziehen; das Körpergewicht wurde voll auf das linke Bein verlagert. Der rechte Fuß geht einen Schritt vor, beide Knie sind gebeugt. Die vor dem Körper hochgehobenen Hände bis in Höhe des Gesichts schnellen packend vor (Abb. 395).
Einatmen:	Die gleiche Bewegung wie oben, nur seitenverkehrt.
Wiederholung:	Wendung nach rechts und links im Wechsel je 4mal.

Dritte Bewegung: Rechts und links Kraft packen

Fließender Übergang aus der vorigen Bewegung. Beim Herunterführen der Hände den Körper nur um 90 Grad wenden.

Einatmen:	Der linke Fuß steht vorn. Man zieht den rechten Fuß an die Innenkante des linken.
Ausatmen:	Den rechten Fuß einen Schritt vorsetzen. Gleichzeitig hebt man die Tatzenhände, und zwar die rechte mit fast ausgestrecktem Arm bis in Augenhöhe (Handfläche nach unten), die linke hebt man bis an den rechten Ellbogen. Kurzes Anspannen der Finger, als ob man etwas packen und zu sich ziehen will. Dann führt man die Hände wieder vor den Bauch.
Einatmen:	Den linken Fuß an die Innenkante des rechten ziehen.
Ausatmen:	Der linke Fuß geht einen Schritt schräg links vor. Nun die linke Hand bei fast gestrecktem Arm bis in Augenhöhe heben, Handfläche nach unten, die rechte Hand an den linken Ellbogen (Abb. 396, 397).
Wiederholung:	Man gehe insgesamt mindestens 8 Schritte.

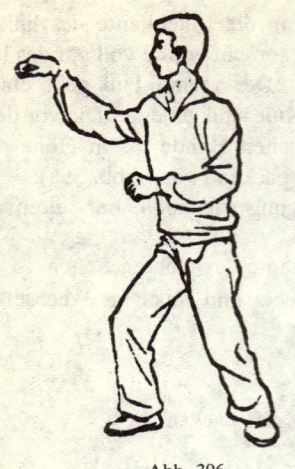
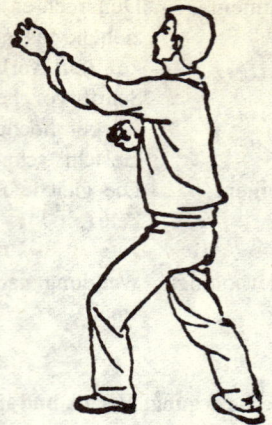

Abb. 396   Abb. 397

Beachten: Die Schritte nie ganz geradeaus, man gehe etwas
               schräg links, schräg rechts (wie der Schlittschuh-
               läufer). Auf lockere Muskeln, besonders in Schul-
               tern und Kreuz, achten. Schultern bleiben immer
               tief. «Kraft packen» heißt nicht, daß man mit
               Muskelkraft vorgeht. Die Kraft nur in der Vorstel-
               lung fassen, dann fließt das Qi.

Vierte Bewegung: Kraft packen, dabei den Körper wenden

Bewegung der Arme und Hände wie in der dritten Bewegung. Wenn
der linke Fuß einen Schritt vorgeht, wendet sich der Körper nach
rechts, geht der rechte vor, mache man eine Körperdrehung nach
links. *Beschreibung der Körperwendung nach rechts:*
    Ausgangsstellung: Der linke Fuß steht vorn, er ist belastet.

Einatmen: Körpergewicht zurück auf rechtes Bein verlagern.
               Den linken Fuß auf der Ferse um 180 Grad nach
               rechts drehen – der Körper macht die Wendung
               mit. Den linken Fuß belasten, den rechten an die
               Innenkante des linken ziehen (nicht schleifen).

Ausatmen:	Der rechte Fuß geht einen Schritt vor, gleichzeitig hebt man die Hände und Arme, wie in voriger Übung beschrieben. Kurzes Anspannen, Kraft packen.
Einatmen:	Gewicht zurück auf linkes Bein, den rechten Fuß auf der Ferse um 180 Grad nach links drehen, Körpergewicht auf rechtes Bein. Gleichzeitig wurden die Hände vor den Bauch gesenkt. Den linken Fuß an die Innenkante des rechten ziehen.
Ausatmen:	Der linke Fuß geht einen Schritt vor, Hände heben zum «Kraft packen» usw. So wendet man von rechts nach links, von links nach rechts (Abb. 398).
Wiederholung:	Je 4mal im Wechsel nach beiden Seiten.
Beachten:	Im ganzen Körper Wachheit und Kraft, jedoch auch äußerste Lockerheit.

Zum Abschluß stellt man das rückwärtige Bein neben das rechte, die Füße schulterbreit parallel. Nun folgt der Übergang zum nächsten Bild, oder als Abschluß Shou Gong.

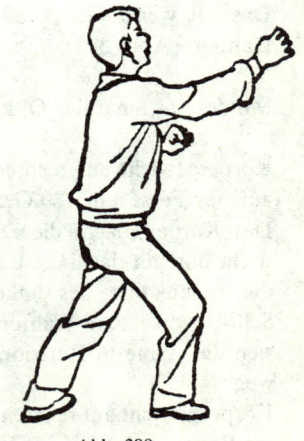

Abb. 398

Vierte Form: Der Hirsch

Der Hirsch ist flink, nach menschlichen Moralkategorien gutartig. Er ist ein Fluchttier (sein Gesichtsfeld reicht weit nach rückwärts).

Die Körperbewegungen in diesem Bild sind zwar spärlich, aber das Qi gelangt schnell in den Kleinen Energiekreislauf und von da über Energiezentren in die Peripherie. Auch die Blutgefäße werden besser durchflossen.

Vorbereitung: Anschluß an vorige Übung oder Jie Gong.

Erste Bewegung

Einatmen: Körpergewicht auf rechtes Bein. Der linke Fuß geht einen Schritt vor, linkes Knie gebeugt, rechtes gestreckt. Körpergewicht auf linkes Bein (linker Bogenschritt). Gleichzeitig werden die Hände mit den Handflächen nach außen vor dem Körper in Brusthöhe angehoben.

Ausatmen: Nun strecken sich die Arme, die Handflächen wenden sich abwärts, die Hände sind nun in Kinnhöhe.

Einatmen: Das Qi aus dem Dantian über das Lenkergefäß bis in Gaumen und Oberlippe leiten.

Ausatmen: Das Qi weiterleiten über das Dienergefäß ins Dantian (Abb. 399).

Wiederholung: Mindestens 8mal das Qi kreisen lassen.

Einatmen: Körpergewicht auf rechtes Bein, den linken Fuß auf der Ferse um 180 Grad nach rechts drehen. Der Körper macht die Drehung mit. Körpergewicht nun auf das linke Bein, den rechten Fuß an die Innenkante des linken und von da einen Schritt vorsetzen. Während der Drehung haben sich die Arme in Relation zum Körper nicht bewegt.

Ausatmen: Körpergewicht auf rechtem gebeugten Bein (rechter Bogenschritt). Kraft in die Fingerspitzen, die

man etwas krümmt, und in das rechte Gesäß
(Abb. 400).

Einatmen: Finger entspannen. Das Qi vom Nierenmeridian
in das Dantian, von da mit Ein- und Ausatmen
über den kleinen Kreislauf leiten.

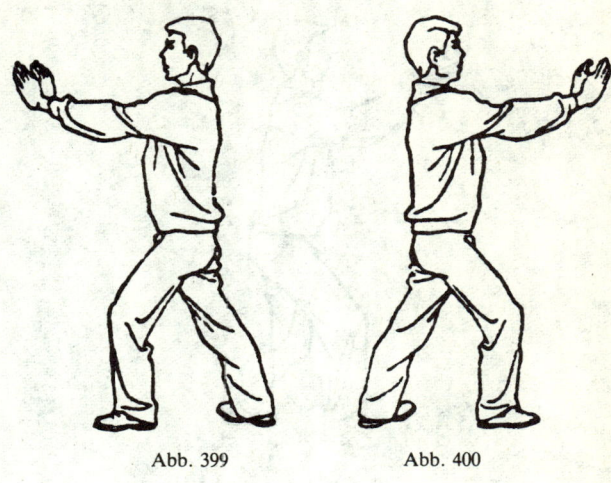

Abb. 399   Abb. 400

Fünfte Form: Der Affe

Nach der chinesischen Theorie ist der Affe Yin. Das Ziel dieser
Übung ist, bei der Bewegung in Gedankenruhe und Gelassenheit zu
gelangen.

Erste Bewegung: Begrüßung

Aus der Vorbereitung das Körpergewicht auf das rechte Bein:

Einatmen: Linken Fuß einen Schritt vor, das Körpergewicht
auf das linke Bein. Beide Hände werden vor dem
Körper gehoben, dann nach links weiter gehoben.

285

| Ausatmen: | Linkes Knie beugen, rechtes Bein bleibt gestreckt (linker Bogenschritt). Wenn der Körper sich zum Bogenschritt senkt, gehen die Handflächen nach oben, die linke Hand in Scheitelhöhe, die rechte neben den linken Unterarm. |

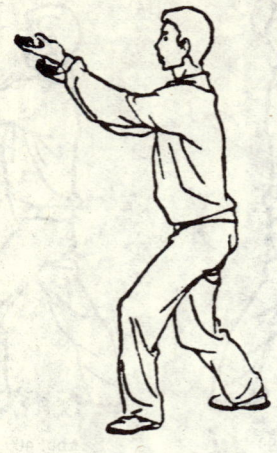

Abb. 401

| Beachten: | Die Schultern schaukeln, d. h. die linke hebt sich, die rechte senkt sich und umgekehrt (Abb. 401). Die Bewegungen verlaufen langsam! Das Gesäß geht langsam hinauf und herunter (Schwanzwedeln). Die Schultern erhalten den Bewegungsimpuls vom Gesäß. Wenn das linke Gesäß sich senkt, hebt sich die rechte Schulter und umgekehrt. Im Körper entsteht eine links-rechts-auf-ab-Wellenbewegung (Wirbelsäule). Beim Schaukeln von Schultern und Gesäß ist der Atemrhythmus nicht vorgeschrieben. |

| Wiederholung: | Nach Belieben schaukeln, jedoch mindestens 8mal. |

Zweite Bewegung: Der Affe wendet den Oberkörper nach rechts und links

Anschließend an die vorige Bewegung das Körpergewicht voll auf das linke Bein. Der rechte Fuß geht einen Schritt vor (breitspurig), Körpergewicht auf rechtes gekrümmtes Bein (rechter Bogenschritt).

Einatmen: Gleichzeitig mit dem Schritt nach rechts vorn die Hände in die Yin-Yang-Haltung (die rechte oben, die linke unten, s. a. Ballhand, S. 66) vor dem Oberkörper.

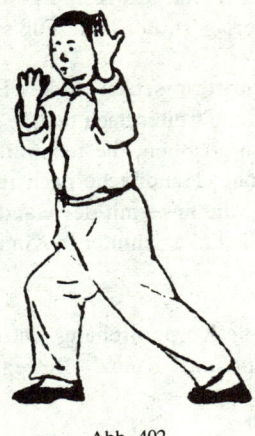
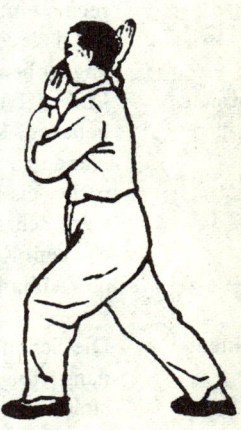

Abb. 402   Abb. 403

Ausatmen: Oberkörper in der Lendenwirbelsäule langsam nach links drehen, mit Schulterdrehung beginnen, dabei die Hände, die sich mit den Handflächen gegenüberstanden, so auseinander bewegen, daß die Rechte mit der Handfläche nach vorn in Kinnhöhe über die rechte Schulter gelangt. Gleichzeitig die Linke mit der Handfläche zum Körper nach links aufwärts heben bis in Augenhöhe. Die Handfläche zeigt jetzt schräg nach rückwärts/auswärts (Abb. 402).

287

Beachten:	Wenn der Oberkörper in der Lendenwirbelsäule maximal gedreht ist, sind die Arme halb gestreckt. Die Knie werden bei der Drehung durch die Oberschenkelmuskulatur leicht nach innen gehalten, dadurch bleibt das Becken unbewegt. Auch die Fußgelenke bewegen sich nicht.
Einatmen:	Oberkörper dreht sich langsam zur Mittelstellung, die Hände stehen sich in Yin- und Yang-Form (Ballhand) wieder gegenüber, die linke oben, die rechte unten, Handflächen gegeneinander. Die rechte Schulter leitet eine Körperwendung nach rechts ein; gleichzeitig wurde das Körpergewicht auf das rechte Bein verlagert, der linke Fuß sanft angehoben.
Ausatmen:	Linken Fuß einen Schritt vorsetzen, linkes Bein belasten. Körperwendung weiter nach rechts. Die Hände sind nach oben gehoben, die rechte nach rechts bis in Augenhöhe, Handfläche nach rückwärts schräg auswärts, die linke mit der Handfläche zum Körper vor die linke Schulter in Kinnhöhe (Abb. 403).
Beachten:	Die Schultern leiten die Körperdrehung ein, erst dann folgen Rücken und Kreuz. Bewegung langsam!
Wiederholung:	Nach Belieben, aber mindestens 8mal.

Dritte Bewegung: Der Affe späht mit dem ganzen Körper nach links und rechts

Fließender Übergang aus der vorigen Übung. Diese Bewegung unterscheidet sich von der vorigen dadurch, daß in der zweiten Bewegung nur der Oberkörper bis zum Kreuz gedreht wurde. In dieser Übung dreht sich der ganze Körper bis zu den Fußgelenken.

Wendung nach rechts: Aus der vorigen Übung steht das linke Bein im Bogenschritt:

Einatmen:	Oberkörper langsam zur Mitte wenden, Hände zur Ballhand (Yin-Yang-Hand) zusammenführen, die rechte oben, die linke unten.
Ausatmen:	Hände aus Ballhand auseinander führen, nach rechts heben, und zwar steht der rechte Unterarm rechtwinklig zum rechten Oberarm, der Winkel wird beibehalten. Nun dreht sich der rechte Arm im Schultergelenk so weit, daß die rechte Hand in Ohrhöhe steht, der Oberarm bildet mit der Seitenlinie des Brustkorbs einen Winkel von 45 Grad. Rechte Handfläche zum Gesicht des Übenden. Die Hand steht in Kinnhöhe, die Handfläche ebenfalls zum Gesicht des Übenden im Abstand von ca. 30 cm. Gleichzeitig drehen sich Kopf, Schultern, Becken, Knie und Fußgelenke so weit wie möglich nach rechts (der Kopf in der Halswirbelsäule am weitesten gewendet) (Abb. 404).

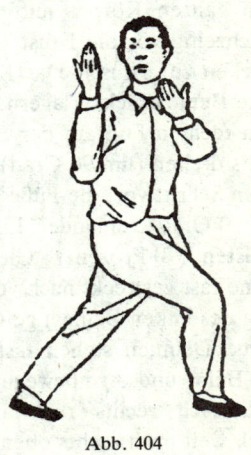

Abb. 404

Einatmen:	Körpergewicht ganz auf rechten Fuß. Den linken abheben und mit der Spitze neben die Innenkante des rechten Fußes stellen. Die Hände langsam vor den Oberkörper, die linke oben, die rechte unten,

289

Handflächen einander gegenüber. Körper und Gedanken gehen ineinander auf. Den linken Fuß einen Schritt vorsetzen.

Wendung nach links:

Ausatmen: Linken Fuß einen Schritt vorsetzen. Wenn der linke Fuß vorn fest auf dem Boden aufgesetzt ist, beginnt eine erneute Drehung, nur in umgekehrter Richtung.

Wiederholung: Rechts, links abwechselnd, mindestens je 4mal wiederholen.

Vierte Bewegung: Den Kopf drehen und den Mond ansehen

Aus der vorigen Bewegung steht der rechte Fuß vorn.

Einatmen: Den ganzen Körper mittig drehen, die Hände gleichzeitig vor die Brust führen (mit dem Handrücken zur Brust). Das Körpergewicht auf das linke Bein zurückverlagern.

Ausatmen: Den rechten Fuß auf der Ferse nach rechts auswärts drehen (um 90 Grad). Mit dem linken Fuß einen Schritt vor, die Füße stehen nun im Winkel von 90 Grad zueinander. Linkes Bein beugen und belasten (70 Prozent). Gleichzeitig werden die Arme fast gestreckt nach vorn (vorn ist die Richtung des linken Beines) geführt, Handflächen abwärts, Daumen stehen fast nebeneinander. Mit der Bein- und Armbewegung hat sich der Kopf weit nach rechts rückwärts/aufwärts gedreht. Blick weit nach rechts oben (Abb. 405).

Einatmen: Nun den rechten Fuß an die Innenkante des linken holen, Körper mittig drehen, gleichzeitig die Hände an die Brust ziehen. Körpergewicht kurz auf das rechte Bein, den linken Fuß auf der Ferse um 90 Grad nach links außen drehen.

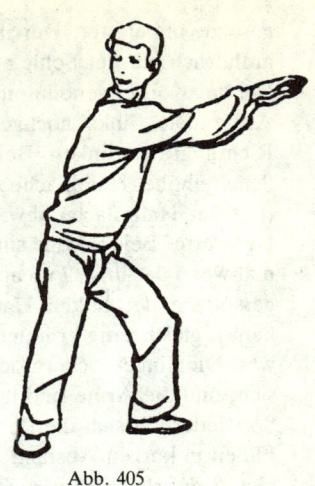

Abb. 405

Ausatmen:	Körpergewicht auf das gebeugte linke Bein, rechten Fuß einen Schritt vor, rechtes gebeugtes Bein 70 Prozent belasten. Arme fast ausgestreckt in Richtung des rechten Beines, Handflächen abwärts. Der Affe packt das Qi mit der linken Hand. Kopf weit nach links rückwärts aufwärts.
Wiederholung:	Mindestens je 4mal rechts und links.

Fünfte Bewegung: Der Affe beim Früchtepflücken

Beim letzten Schritt der vorigen Bewegung war der linke Fuß vorn.

Einatmen:	Körpergewicht auf das linke Bein. Den rechten Fuß (um 90 Grad einwärts gedreht) neben den linken Fuß aufsetzen. Der Körper dreht sich somit um 180 Grad nach links.
Ausatmen:	Das Körpergewicht bleibt auf dem nun im Knie gebeugten rechten Bein, der rechte Fuß nach rechts außen gedreht. Das linke Bein wird gestreckt und «leer» einen Schritt auf den Boden

gesetzt, unbelastet. Der linke Fuß tippt nun unaufhörlich mit der Sohle auf den Boden.

Bei der Körperwendung nach links werden beide Arme nach links hochgehoben (links heißt in Richtung des linken Beines). Linke Hand in Scheitelhöhe, Handfläche zum Gesicht, die rechte (mit der Handfläche abwärts) neben dem linken Unterarm. Beide Arme sind fast gestreckt. Jedesmal wenn der linke Fuß auftippt, werden die Fingerspitzen der linken Hand gebeugt («Qi pakken»), gleichzeitig krümmen sich die Ellbogen etwas. Die Finger lockern sich, der Ellbogen lockert sich, und die Arme sind fast wieder gestreckt.

So wiederholt sich die Bewegung in Händen und Füßen in kurzen Abständen rhythmisch.

Gesäß auf das rückwärtige Bein gesenkt, Augen blicken auf die linke Hand (Abb. 406).

Bewegung in umgekehrter Richtung:

Einatmen: Gewicht auf rechtem Bein. Der linke Fuß dreht sich auf der Ferse um 90 Grad nach innen. Kör-

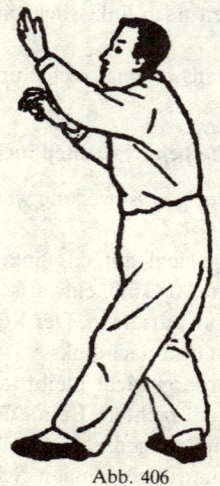

Abb. 406

292

	pergewicht auf linkes Bein. Der rechte Fuß wird zum linken herangezogen. Mit einer Körperdrehung nach rechts um 180 Grad setzt man den rechten Fuß einen Schritt vor, das gesamte Körpergewicht bleibt jedoch auf dem linken Bein, der rechte Fuß ist «leer».
Ausatmen:	Nun folgen wieder das Tippen des Fußes und Pakken der Arme, diesmal seitenverkehrt.
Wiederholung:	Wendung nach links und rechts im Wechsel je 4mal.

Sechste Bewegung: Der Affe läßt sich vom Ast herunter

Aus der vorigen Bewegung geht die folgende fließend hervor:
War der linke Fuß vorn, dann das Körpergewicht auf das rückwärtige rechte Bein verlagern. Den Oberkörper im Kreuz nach links drehen, dadurch werden die Arme ebenfalls nach links bewegt. Man wendet so weit, daß die linke Hand in Augenhöhe mit der Handfläche nach außen zeigt. Dabei ist der linke Ellbogen schulterhoch.

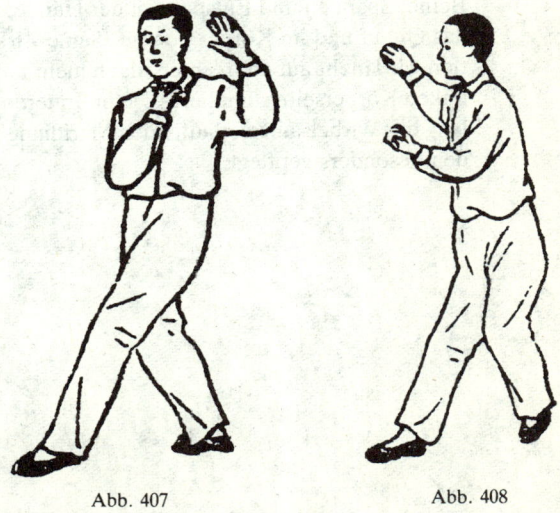

Abb. 407   Abb. 408

Der rechte Oberarm steht senkrecht über dem linken Knie, die rechte Hand ist wie zum Greifen nach innen gekrümmt, sie steht in Halshöhe (Abb. 407).

Einatmen:	Linken Fuß auf der Ferse nach außen drehen, Körpergewicht auf das linke Bein. Rechter Fuß geht einen Schritt vor. Mit dem Gewicht auf dem linken Bein macht der Oberkörper im Kreuz eine Wendung nach rechts, die Arme machen die Drehung mit. Man dreht sich so weit, bis sich die rechte Hand in Scheitelhöhe (Handrücken zum Gesicht, rechter Ellbogen in Schulterhöhe), die linke (zum Greifen gebogen) vor dem Hals (der linke Ellbogen über dem rechten Oberschenkel) befinden (Abb. 408). Die Augen sehen auf die rechte Hand, das Gesäß auf das linke Bein senken.
Beachten:	Bei jedem Schritt muß man den Körper aufrichten und wieder «hinsetzen». Durch Wenden, Heben, Senken von Armen und Körper, alternierende Belastung, damit Spannung und Entspannung der Beine, Spannen und Entspannen der Hände, wird das Qi auf und im Körper bewegt. Seine Zirkulation wird mehr auf der rechten, dann mehr auf der linken Körperseite stimuliert. Die im Inneren entlang der Wirbelsäule verlaufenden Meridiane werden besonders gepflegt.

2. Qi Gong mit Atemregulierung zur Behandlung chronischer Krankheiten

Unter dieser Überschrift hat das Qi-Gong-Forschungsinstitut in Peking einige Qi-Gong-Übungen zusammengestellt, die als Behandlung chronischer Krankheiten sehr wirksam sind. Tiaoxi, «reguliertes Atmen», haben wir schon kennengelernt (s. S. 45).

Die Übung besteht aus sechs Untergruppen, von denen die erste der Wiederherstellung der allgemeinen Körperkräfte dient. Die fünf weiteren dienen speziell der Funktionsverbesserung der «fünf Organe», die in der chinesischen medizinischen Theorie als die Hauptakteure im menschlichen (und tierischen) Körper angesehen werden. Die chinesische Heilbehandlung ist ganz auf das harmonische Zusammenwirken der fünf Organe ausgerichtet. Diese Organe (Lunge, Leber, Niere, Herz und Milz) haben ihre Entsprechungen in den welt- und lebenserhaltenden Elementen Metall, Holz, Wasser, Feuer und Erde. Ihr Einwirken aufeinander muß im labilen Gleichgewicht sein.

«Aus der Erde wächst Holz, aus dem Holz kommt das Feuer, das gibt und nimmt, mit dem Feuer schmilzt das Metall, aus diesem Prozeß wiederum entsteht Wasser, aus diesem die Erde.» In dieser Reihenfolge verlaufen die Funktionen «stromabwärts». Verlaufen die Prozesse jedoch «stromaufwärts», dann haben sie zerstörende Auswirkungen: «Die Erde hemmt das Wasser, das Wasser löscht das Feuer, das Feuer verbrennt Holz, Holz wird vom Metall zerschnitten» – Vernichtung überall.

Der Mensch ist dann gesund, wenn die Interaktion dieser fünf

Organe gewährleistet ist. Geht sie «stromaufwärts», dann benutzt der chinesische Arzt – auch heute noch – eins dieser fünf aus der Natur stammenden «Elemente», an das auch das entsprechende Qi gebunden ist. Er will so das «ungehorsame Stromaufwärtsgehen» wieder in die natürliche Ordnung bringen.

So sind auch die nun zu beschreibenden Übungen auf Nieren, Lungen, Milz, Leber und Herz gerichtet. Auch sie verlangen vom Menschen aktiven Einsatz. Ihre Wirkung ist bald sicht- und fühlbar. Schon nach 10 Tagen regelmäßigen Trainings ist mit dem ersten Erfolg zu rechnen, obwohl erst nach 10 Monaten Heilung – oder zumindest Wendung zur dauerhaften Besserung – zu erwarten ist.

Die Bewegungen sind leicht zu erlernen und auch im Gehen ausführbar. Voraussetzung für die Wirksamkeit der Bewegungen ist, wie bei allen Übungen, Herstellen von körperlicher und geistiger Entspannung, Ruhe und Gelassenheit. Dazu vergegenwärtige man sich das im theoretischen Teil zu den Vorbereitungen und Voraussetzungen Gesagte.

Man stehe also mit den Fußsohlen fest auf dem Boden, Füße parallel und schulterbreit auseinander, Fersen und Ballen gleich stark belastet. Knie locker, Kreuz gerade aber nicht straff, Oberkörper und Kopf hochgerichtet, Augen geschlossen geradeaus sehend. Die Arme hängen seitlich des Körpers, aber die Oberarme dürfen – bei aller Lockerheit – den Brustkorb nicht berühren.

Man beginnt, den Atem zu regulieren, wie im Abschnitt über Tiaoxi (s. S. 45) beschrieben. Schafft man es noch nicht, die Aufmerksamkeit auf das Dantian zu sammeln, dann nehme man sich eine Hilfsvorstellung (einen Baum, eine Blume), an die man entkrampft denkt. Fühlt man sich «in die Ruhe eingetreten», dann erst legt man beide Hände auf das Dantian (Abb. 409), und zwar die rechte Handfläche mit dem Tigermaul (Winkel zwischen Daumen und Zeigefinger) um den Nabel, so daß die Handfläche auf dem Dantian liegt.

Die linke Handfläche legt man auf den rechten Handrücken. (Das soll angeblich die sexuelle Erregbarkeit mildern.) Rekonvaleszenten sollen mit Ausatmen durch den Mund, chronisch Kranke mit Einatmen durch die Nase beginnen. Beim Einatmen sind die Lippen locker geschlossen, die Zungenspitze berührt den Gaumen. Atmen langsam, tief und unhörbar, runder Übergang zwischen Aus- und

Einatmen. Die Lungen nie ganz vollpumpen, ohne Kraftaufwand ausatmen. Beim Einatmen reckt sich der Oberkörper etwas nach vorn, mehr in Gedanken als in Wirklichkeit.

Nun beginne man mit dem «Öffnen und Schließen», wie in Abb. 410 gezeigt: Beim Einatmen Handflächen nach außen, aber nicht nur die Handgelenke drehen, sondern auch die Armkugel im Schultergelenk. Hände und Arme langsam etwas weiter als in Hüftbreite auseinanderführen, beim Ausatmen wieder zusammenführen, jedoch nur so weit, daß sich die Handflächen nicht berühren.

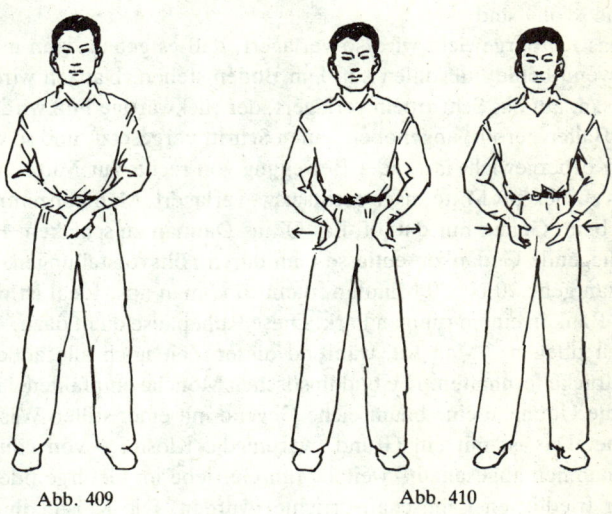

Abb. 409   Abb. 410

In der Stellung Abb. 409 mehrmals aus- und einatmen, danach mehrmals «öffnen und schließen» (Abb. 410). Nun ist man für die erste der folgenden Übungen vorbereitet.

Erste Übung: Bummelgang mit Windatmen

Bei dieser Übung wird nur durch die Nase geatmet, und zwar zweimal kurz ein, einmal aus, dann folgt Atempause. Es wird also mit kurzen, leisen Atemzügen zweimal eingeatmet, und zwar so laut, daß man es eben selbst noch hört. Dagegen wird nur einmal – unhörbar – ausgeatmet. Es muß also mit einem Atemzug ebensoviel Luft ausgeatmet werden, wie mit zwei Atemzügen aufgenommen wurde.

Das Gehen sei locker und entspannt. Das Schrittbein locker anheben, zuerst mit der Ferse, dann mit der ganzen Sohle aufsetzen. Bei jedem Schritt ein Atemzug. Das Schrittempo wähle jeder für sich selbst, damit er nie überfordert wird. Das Einatmen geschieht zwar etwas abrupt, aber der Gang sei dabei weich und rund. Beim Gehen darauf achten, daß der Oberkörper «leer» und Becken und Beine «voll» sind.

Das Körpergewicht wird so verlagert, daß es genau dann mittig ist, wenn beide Fußsohlen auf dem Boden stehen. Danach wird es langsam auf das Schrittbein verlagert, der rückwärtige Fuß wird auf den Ballen gerollt, angehoben, einen Schritt vorgesetzt, und so wird das Körpergewicht in runder Bewegung von rechts zur Mitte, nach links zurück zur Mitte, nach rechts usw. verlagert. Man konzentriert sich beim Gehen nur darauf, das Qi ins Dantian zu schicken. Herbeifliegende Gedanken entlasse man durch Hilfsvorstellungen.

Man gehe 20 bis 30 Minuten, dann ruhe man aus. Ideal ist dazu eine Bank in einem ruhigen Park. Diese Ruhepause dient dazu, «das Qi zu pflegen». Man soll während dieser Zeit noch alle äußeren Eindrücke fernhalten. Die buddhistischen Mönche empfahlen daher für die Übungen eine baumreiche Gegend mit einer stillen Wasserfläche. Das ist mit ein Grund, warum die Klöster – von einigen Ausnahmen abgesehen – weitab vom Getriebe im Gebirge oder in einer friedlichen Landschaft errichtet wurden. Die Klöster in den großen Städten sind durch ihre Gartenarchitektur und ihre alten Bäume Oasen des Friedens und der Stille.

Koordination von Atmung und Fortbewegung:

1. Schritt   kurz einatmen
2. Schritt   kurz einatmen
3. Schritt   ruhig ausatmen
4. Schritt   Atempause

Zweite Übung: Besserung der Nierenfunktion

Diese Übung hilft dem Reinen Qi, leichter über die Schwelle vom Dantian zum Lenkergefäß zu gelangen. Außerdem macht sie die Nierenmeridiane für das Organ-Qi der Niere durchgängig. Die Übung besteht aus zwei Einheiten; die erste ist der «Schritt auf der Stelle», die zweite ist eine Übung mit Fortbewegung.

Vorbereitung: Öffnen und Schließen vor dem Dantian (Abb. 410).

Erste Bewegung: Schritt auf der Stelle

Nach dem letzten Schließen das Körpergewicht auf das linke Bein verlagern, den rechten Fuß langsam einen halben Schritt vorsetzen, und zwar mit dem Ballen, ohne diesen zu belasten (Abb. 411). Bei

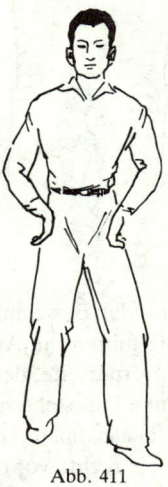

Abb. 411

chronischen Krankheiten, Leberzirrhose und Krebs setzt man den Fuß gleich mit der Ferse auf. Das Gewicht bleibt auf dem linken Bein, der Rumpf wird im Kreuz als Drehachse nach rechts gewendet, dadurch gelangen die Hände auf die rechte Seite. Wenn die rechte Hand neben (hinter) der rechten Hüfte und die linke vor dem Dantian angekommen ist, einmal kurz durch die Nase einatmen.

Nun die rechte Fußsohle langsam aufsetzen, das Körpergewicht vom linken Bein langsam in die Mitte verlagern – beide Beine sind also gleichmäßig belastet –, das Körpergewicht geht schnell wieder zurück auf das linke Bein, und der rechte Fuß steht nur mit der Ferse auf (Abb. 412). Gleichzeitig werden beide Handflächen noch ohne Armbewegung nach links gedreht. Dabei zum zweiten Mal kurz durch die Nase einatmen.

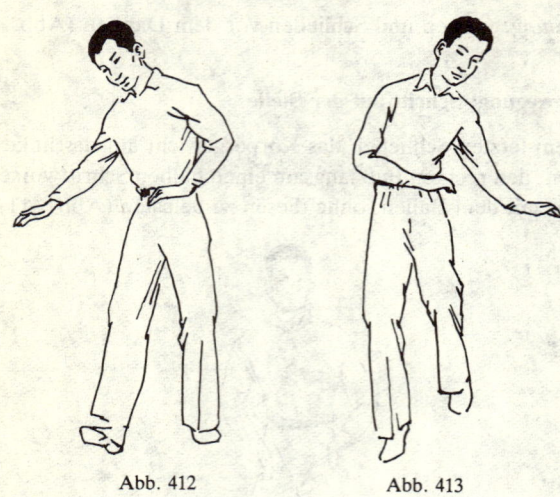

Abb. 412   Abb. 413

Das Körpergewicht in runder Bewegung auf das vordere rechte Bein verlagern, gleichzeitig führen die Arme (vom Schultergelenk aus) die Hände zur linken Körperseite, der Rumpf wird hoch aufgerichtet, der rückwärtige linke Fuß steht auf dem Ballen. Bei dieser Bewegung rund und langsam ausatmen. Die linke Hand steht neben (hinter) der linken Hüfte, die rechte vor dem Dantian. Der Rumpf wurde weiter nach links gedreht und in den Hüftgelenken gering links vorgeneigt (Abb. 413).

In der nun folgenden Atempause richtet sich der Rumpf auf und dreht sich im Kreuz als Drehachse nach rechts. Gleichzeitig wird das Körpergewicht vom vorderen rechten Bein auf das linke verlagert, der Oberkörper sitzt also wieder auf dem linken Bein, der rechte Fuß steht nur mit dem Ballen auf dem Boden. Die linke Hand ist vor

dem Dantian, die rechte neben (hinter) der rechten Hüfte angekommen.

Der gleiche Ablauf wird 9mal wiederholt.

Nach der Wiederholung setzt man den linken Fuß entsprechend
einen Schritt vor und macht die Übung 9mal wie beschrieben, jedoch seitenverkehrt (Abb. 413, 414, 415).

Zum Abschluß wird der rechte Fuß neben den linken gestellt
(schulterbreit). Als Shou Gong 3mal Öffnen und Schließen vor dem
Dantian.

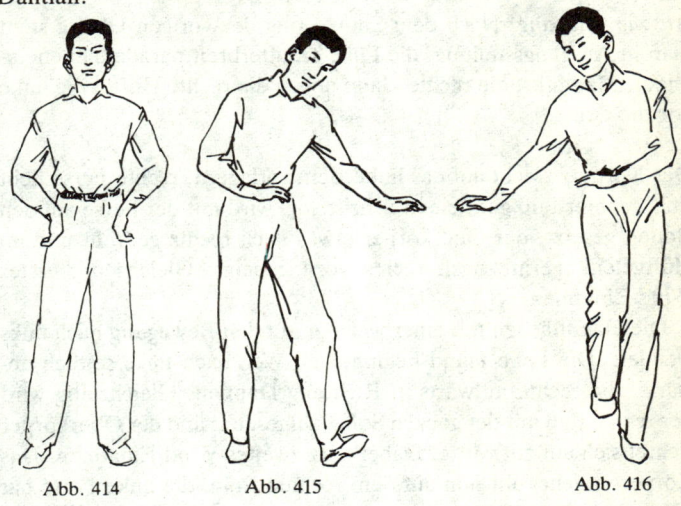

Abb. 414   Abb. 415   Abb. 416

Beachten: Wenn der hintere Fuß einen Schritt vorgehen soll, hebt
man zunächst die Ferse, führt den Fuß am Standbein vorbei und
setzt ihn breitspurig (mindestens so breit wie das Becken) mit dem
Ballen auf. Bei allen im folgenden beschriebenen Übungen wird der
Fuß nur mit der Ferse aufgesetzt. Dadurch werden die Fuß-Yin-
Yang-Meridiane noch besser für einen intensiven Qi-Transport vor-
bereitet. Man darf die Bewegungen nie nachlässig durchführen. Die
Hand, die sich neben die Hüfte bewegt, soll das Qi «heranholen».
Die Hüftgelenke und die Gelenke der Lendenwirbelsäule müssen
ganz locker sein, damit das Qi ohne Hindernisse die Schwelle zum
Nieren-Herz-Meridian überspringen kann. Bei der Übung im Ste-
hen schließt man die Augen.

Zweite Bewegung: Übung im Gehen

Die Übung für die Regeneration der Nieren wird nun im Gehen fortgesetzt. Die Augen werden so weit geöffnet, daß man den zu begehenden Weg ein Stück übersehen kann. Geatmet wird im Viertakt, d. h. beim ersten Schritt atmet man 2mal durch die Nase ein, der zweite Schritt wird mit Ausatmen begonnen und mit einer Atempause vollendet. Also ein-, ein-, aus-atmen, Pause.

Ausgangsstellung: Nach dem Shou Gong der vorigen Übung steht man in Ausgangsstellung, die Füße schulterbreit parallel nebeneinander. Man führt die rechte Hand neben die rechte Hüfte, die linke vor die Brust.

Das Körpergewicht auf das linke Bein verlagern, rechte Ferse hebt sich, rechter Fuß geht einen Schritt vor, wird mit der Ferse auf den Boden gesetzt, der Oberkörper etwas nach rechts gedreht und im Hüftgelenk gering nach rechts vorn geneigt. Gleichzeitig erstes Wind-Einatmen.

Die Handflächen mit einer weichen runden Bewegung nach links wenden. Die linke Hand beginnt den Weg nach links seitlich abwärts, die rechte aufwärts in Richtung Dantian. Gleichzeitig wird der rechte Fuß mit der ganzen Sohle aufgesetzt, und der Oberkörper richtet sich auf zur Mitte. Dabei kurz zweites Wind-Einatmen. Das Körpergewicht ruht nun auf dem rechten Bein, die linke Ferse hat sich gehoben.

Den linken Fuß mit der Ferse einen Schritt vor aufsetzen, der Rumpf dreht sich im Kreuz als Drehachse nach links und neigt sich gleichzeitig in den Hüftgelenken gering nach vorn. Die Hände werden mit der Linksdrehung des Oberkörpers weiter nach links geführt, bis die linke Hand neben der linken Hüfte und die rechte vor dem Dantian angekommen ist. Bei dieser Bewegung atmet man tief ins Dantian aus.

Das Körpergewicht auf das linke Bein, damit senkt sich der linke Fuß ganz auf den Boden, die rechte Ferse hebt sich, der Oberkörper richtet sich auf und wendet sich nach rechts zur Mitte hin. Die Handflächen werden in runder weicher Bewegung nach rechts gewendet und beginnen den Weg nach rechts, und zwar die linke nach rechts aufwärts und die rechte nach rechts abwärts. Diese Bewegung wird nicht von Atmen begleitet, findet also in der Atempause statt.

Die Drehung des Oberkörpers nach rechts geht weiter, der rechte Fuß wird mit der Ferse einen Schritt nach vorn aufgesetzt, die Vier-Takt-Übung beginnt von neuem (Abb. 417).

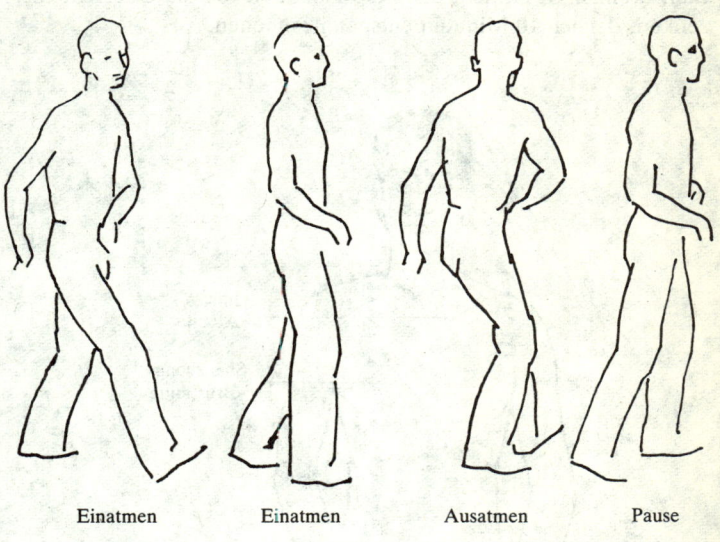

| Einatmen | Einatmen | Ausatmen | Pause |

Abb. 417

Für diese Übung wähle man ein Tempo von 65 bis 70 Schritten pro Minute; Übungsdauer 20 Minuten. Durch das kurze zweimalige Wind-Einatmen wird das Organ-Qi intensiver in Bewegung gesetzt, durch das tiefe Ausatmen gelangt das Reine Qi ausnahmslos ins Dantian. Die Wirkung auf das Qi wird noch verstärkt durch die nun folgende Abschlußübung, das Shou Gong.

Shou Gong: Das rückwärtige Bein neben das vordere Bein stellen, Füße parallel, schulterbreit auseinander. Dreimal Öffnen und Schließen vor dem Dantian. Dann legt man beide Handflächen vor den Bauch, die Mittelfingerspitzen berühren sich, die Daumen sind nach oben abgespreizt. Nun die Hände langsam vor die Brust heben, bis die Spitzen der Mittelfinger sich auf dem Punkt Shanzhong («Brustmitte») befinden. Die gespreizten Daumen berühren mit der Daumenspitze den Punkt Qihu («Atemtor») (s. Abb. 418). Leichte Punktmassage auf diesen drei Punkten. Dabei soll man seufzend, entlastend 3mal ausatmen. Dann senke man die Hände zum Dantian, dreimal Qi-Atmen, dann die Hände neben die Oberschenkel senken, danach 10 Minuten entspanntes Gehen.

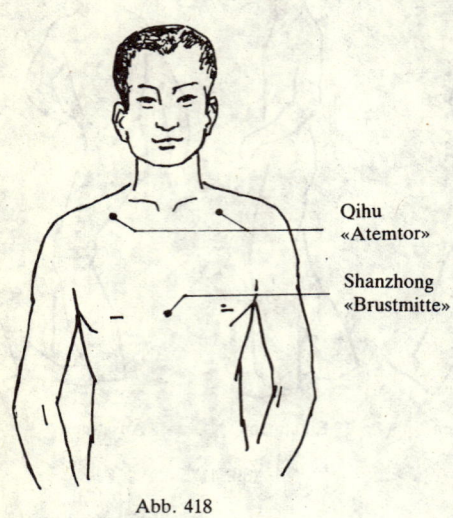

Qihu
«Atemtor»

Shanzhong
«Brustmitte»

Abb. 418

Dritte Übung: Besserung der Lungenfunktion

Diese Übung ist wirksam bei Lungentuberkulose, Asthma, Emphysem (Lungenblähung), Lungenstauung, aber auch bei Nieren- und Hauterkrankungen.

Vorbereitung: Wie in der zweiten Übung beschrieben: Dreimal Öffnen und Schließen vor dem Dantian.

Hauptübung:

Körpergewicht auf das linke Bein, der Oberkörper wendet sich nach rechts. Gleichzeitig mit der Wendung das entlastete rechte Bein einen halben Schritt vorsetzen, mit der Ferse aufsetzen. Handflächen vor dem Bauch nach rechts wenden (rund, weich), die Arme führen die Hände zur rechten Seite, die rechte Hand geht neben/hinter die rechte Hüfte, die linke wird vor die Brust gehoben. Wenn die rechte Ferse den Boden berührt, 1mal kurz Wind-Einatmen.

Rechten Fuß mit der ganzen Sohle aufsetzen, die linke Ferse anheben. Das Körpergewicht geht fließend auf das rechte Bein. Den Oberkörper hoch aufrichten, beide Handflächen wenden sich (weich, rund) nach links, die linke Hand geht vor dem Dantian abwärts seitlich neben (hinter) die linke Hüfte. Wenn die rechte Fußsohle ganz auf dem Boden steht, ein kurzes zweites Wind-Einatmen.

Den Oberkörper ganz nach links drehen, die Hände sind am Bewegungsumkehrpunkt angelangt. Das entlastete linke Bein anhe-

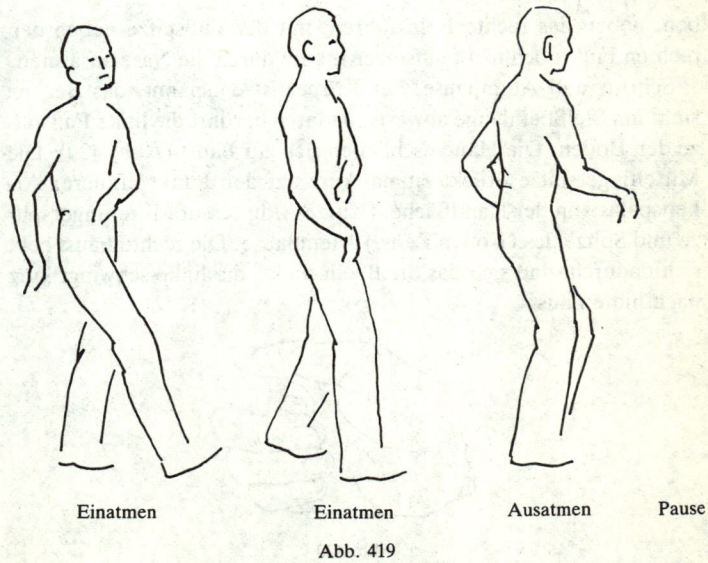

Einatmen   Einatmen   Ausatmen   Pause

Abb. 419

305

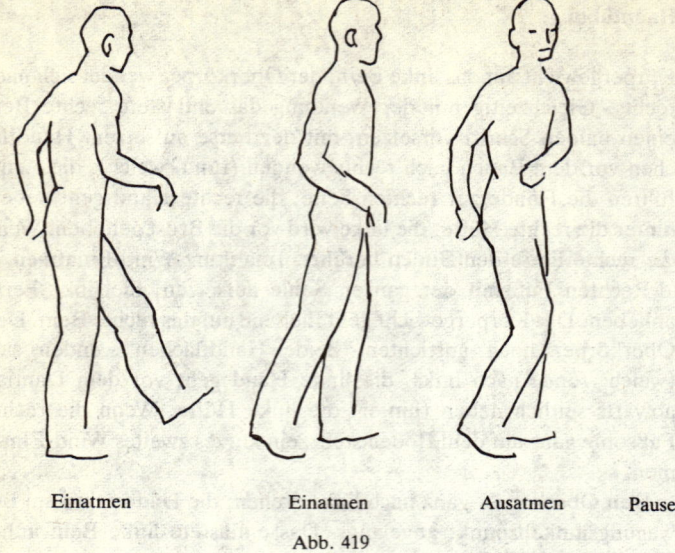

| Einatmen | Einatmen | Ausatmen | Pause |

Abb. 419

ben, neben das rechte Bein führen, mit der Fußspitze neben den rechten Fuß (noch nicht aufsetzen), kurz durch die Nase ausatmen.

Schritt- und Atempause, der Körper ist entspannt, das Becken sinkt um Steißbeinlänge abwärts, dadurch berührt die linke Fußspitze den Boden. Die Hände schließen sich zur Faust (Abb. 420). Die Mittelfingerspitze drückt einmal kurz auf den Punkt «Innerer Arbeitspalast» in der Handfläche. (Kurze Akupressur Mittelfingerspitze und Spitze des Großen Zehs.) Atempause. Die rechte Faust hebt sich dadurch, daß sich das Steißbein senkt, die linke schwingt kurz nach hinten aus.

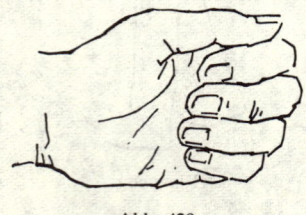

Abb. 420

Das Körpergewicht ist noch auf dem rechten Bein. Der linke Fuß wird einen Schritt nach vorn geführt und mit der Ferse aufgesetzt. Der Oberkörper wendet sich nach links, die Lendenwirbelsäule als Drehachse benutzend. Die Hände – noch auf der linken Körperseite – wenden die Handflächen (weich, rund) nach rechts. Beim Aufsetzen der linken Ferse einmal kurz Wind-Einatmen.

Die linke Fußsohle ganz aufsetzen, rechte Ferse heben, Körpergewicht auf linkes Bein, Körper wendet sich zur Mitte, rechte Hand auf dem Weg zur rechten Hüfte, die linke zur Brust. Beim Aufsetzen der ganzen linken Sohle zum viertenmal kurz Wind-Einatmen.

Rechten Fuß mit der Spitze neben den linken Fuß heben (nicht aufsetzen). Der Oberkörper ist mittig, die Hände auf dem Weg nach rechts. Wenn die rechte Fußspitze neben dem linken Fuß ankommt, hat man durch die Nase ausgeatmet.

In der Atempause Körper ganz entspannen, Becken um Steißbeinlänge senken, so daß die rechte Fußspitze auf den Boden tippt. Hände zur Faust. Beim Senken des Körpers schwingt die rechte Faust kurz nach hinten, die linke hebt sich etwas vor der Brust usw. (Abb. 419).

Beachten: Das Sinken des Oberkörpers nur wie ein kurzes Wippen. Die Bewegung der Fäuste nur relativ zum Körper.

Schrittempo: 60 bis 65 Schritte in der Minute.

Die Übungseinheit besteht aus nur 2 Schritten. Nach jedem Schritt eine Pause mit Senken des Körpers.

Übungsdauer: 20 bis 30 Minuten. Darauf muß die Übung mit Shou Gong abgeschlossen werden (siehe Beschreibung beim Abschluß der zweiten Übung).

Vierte Übung: Besserung der Milzfunktion

Die Übung ist hilfreich bei Magen-, Milz- und Pankreas-Erkrankungen (Diabetes); auch bei Bauchwassersucht. Stärkung der Widerstandskräfte gegen Infektionskrankheiten.

Die Bewegungen sind wie die in der Übung für die Lunge beschriebenen. Der Unterschied ist der, daß die Hand etwas höher vor die Brust geführt wird. Die Bewegungen zur Seite sind nicht so intensiv. Die Schrittfolge sei auch etwas langsamer, 50 bis 55 pro Minute. Das Senken des Körpers während der Atempause weniger tief.

Vorbereitung und Shou Gong wie bei der Übung für die Nieren.

Fünfte Übung: Besserung der Leberfunktion

Diese Übung ist wirksam bei Leber-, Gallen- und Augenkrankheiten, auch bei Sehnenzerrung, Hoden- und Leistenbruch.

Vorbereitung: Wie bei der Übung für die Nieren.

Hauptübung:

Wie in der dritten Übung (Milz) beschrieben, jedoch mit zwei Unterschieden: Die Ausdehnung der Bewegungen so groß wie bei der zweiten Übung (Lunge). Dadurch wird das Qi zwischen Leber und Lunge intensiver in Bewegung gesetzt. Das Schrittempo etwas langsamer als bei der dritten Übung (Milz); auch der Atemrhythmus ist in anderer Weise mit den Schritten verbunden.

Das Körpergewicht auf das linke Bein. Rechten Fuß mit der Ferse einen Schritt vorsetzen, gleichzeitig den Oberkörper nach rechts wenden. Die Handflächen – nach rechts zeigend – bewegen sich zur rechten Körperseite, dabei geht die linke Hand nicht hoch vor die Brust, sondern nur bis in Leberhöhe. Einmal kurz Wind-Einatmen.

Den rechten Fuß ganz aufsetzen, den Oberkörper mittig, die linke Ferse anheben, die Hände mit den Handflächen nach links auf dem Weg zur linken Körperseite. Rechtes Bein belasten. Den linken Fuß einen Schritt mit der Ferse vorsetzen. Oberkörper ganz nach links drehen, linke Hand bis neben (hinter) die linke Hüfte, die rechte Hand vor die Leber führen. Zweites Wind-Einatmen.

Den linken Fuß mit ganzer Sohle aufsetzen. Körpergewicht auf linkes Bein, rechte Ferse anheben, Oberkörper mittig. Die Hände mit den Handflächen nach rechts auf dem Weg zur rechten Körperseite. Den rechten Fuß mit der Ferse einen Schritt vorsetzen, der Oberkörper ist nach rechts gewendet, die linke Hand vor der Leber, die rechte neben (hinter) der rechten Hüfte. Kurzes Ausatmen.

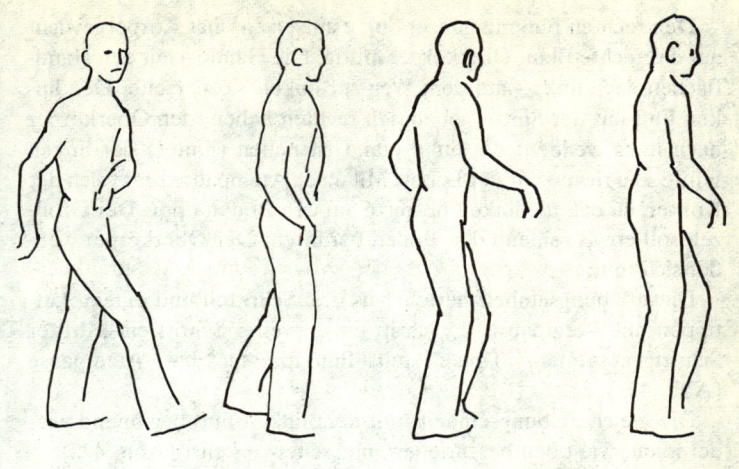

Einatmen   Einatmen

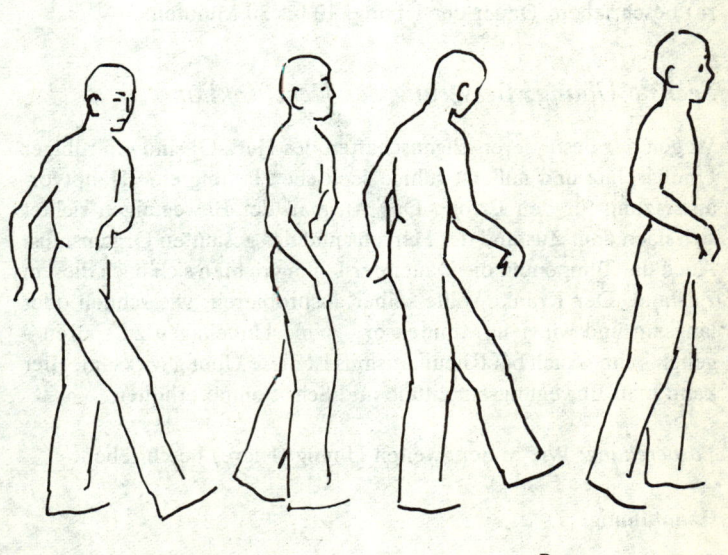

Ausatmen   Pause

Abb. 421

Den rechten Fuß mit ganzer Sohle aufsetzen. Das Körpergewicht auf das rechte Bein, Oberkörper mittig. Die Hände – mit den Handflächen nach links – auf dem Weg zur linken Körperseite. Den linken Fuß mit der Spitze neben den rechten heben, den Oberkörper nach links wenden; die linke Hand ist neben (hinter) der linken Hüfte, die rechte vor der Leber. Mit einer Atempause senkt sich der Körper, so daß die linke Fußspitze auf den Boden tippt. Der Großzeh soll etwas reibend den Boden berühren. Der Oberkörper wendet sich mittig.

Diese Übungseinheit besteht aus drei Schritten und einem Auftippen mit Atempause. 1. Schritt ein-, zweiter Schritt ein-, dritter Schritt ausatmen. Tippen mit Punktpressur bei Atempause (Abb. 421).

Die gleiche Übungseinheit, mit dem linken Fuß beginnend wiederholen, wie oben beschrieben, nur seitenverkehrt (Abb. 422).

Schrittempo: 45 bis 50 Schritte pro Minute.

Die Übung wird abgeschlossen, wie bei der zweiten Übung (Niere) beschrieben. Dauer der Übung: 10 bis 30 Minuten.

Sechste Übung: Besserung der Herzfunktion

Wegen der besonderen Eigenschaften des Herz-Qi sind ein ruhiger Übungsplatz und äußerst ruhige seelische Haltung eine Hauptvoraussetzung für den Erfolg. Das Ausmaß der Bewegungen richtet sich nach dem Zustand des Herzens und des gesamten Organismus. Auch das Tempo und die Dauer der Übung richten sich nach diesem Zustand. Der Kranke sollte selber ausprobieren, wie schnell oder langsam und wieviele Minuten er – ohne Unbehagen zu spüren – gehen kann. Auch bei Rheumatismus ist diese Übung wirksam. Hier kann man Bewegungsamplitude und Schrittempo erhöhen.

Vorbereitung: Wie in der zweiten Übung (Niere) beschrieben.

Hauptübung:

Die Schrittfolge und der Atemrhythmus genau wie bei der zweiten Übung (Niere) beschrieben. Die Handflächen sind jedoch nicht ge-

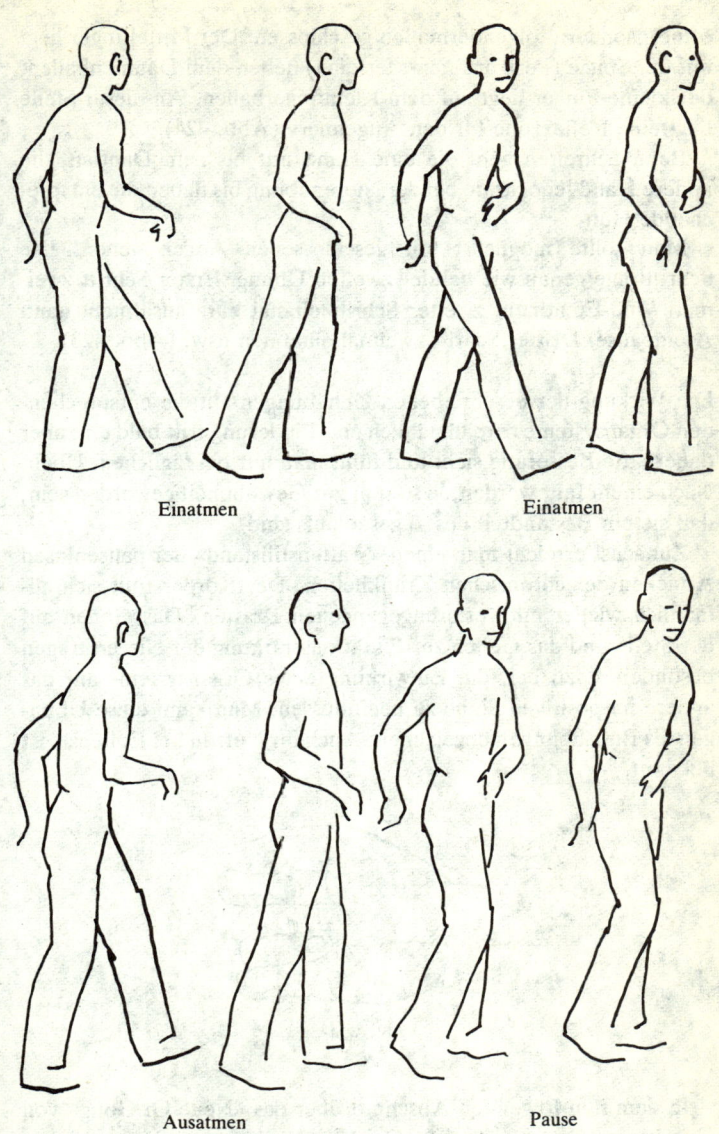

Einatmen   Einatmen

Ausatmen   Pause

Abb. 422

öffnet, sondern folgendermaßen geschlossen: Der Mittelfinger liegt mit der Spitze (Perikard-Yin-Meridian) neben dem Daumenballen, der kleine Finger liegt auf dem Kleinfingerballen. An dieser Stelle liegt eine Reflexzone für den Augennerv (Abb. 424).

Beim Schreiten geht die eine Hand nur bis zum Dantian, die andere Hand jedoch wie bei der Nierenübung bis neben die entsprechende Hüfte.

Man sollte möglichst mit geschlossenen Augen gehen. Die Schrittfolge genau wie bei der zweiten Übung. Erster Schritt zweimal Wind-Einatmen, zweiter Schritt einmal kurz ausatmen, dann Atempause. Dritter Schritt zweimal einatmen usw. (Abb. 423).

Die Wirkung der beschriebenen Gehübungen auf die entsprechenden Organsysteme tritt allmählich ein. Linderung tritt bald ein, aber dauerhafte Besserung sieht und fühlt man nur bei täglichem Üben. Nach einem Jahr werden sie so sehr zur Gewohnheit geworden sein, daß sie ein Bestandteil des Tagesablaufs sind.

Zunächst erreicht man einen «Waffenstillstand» der pausenlosen Attacken der chronischen Krankheiten. Der Körper füllt sich allmählich wieder mit verlorengegangenen Kräften. Das Gehen auf der Stelle und das Gehen zur Funktionsstärkung der Nieren tragen besonders dazu bei, die Einwirkung eines Organsystems auf das andere im positiven Sinne zu beeinflussen. Man kann diese Übungen als Basisübungen bezeichnen. Auch ihr Nutzen bei Epilepsie ist bekannt.

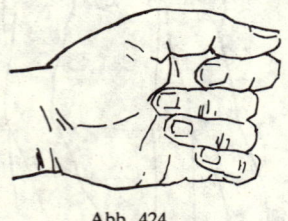

Abb. 424

In dem nun folgenden Abschnitt über das «Neue Qi Gong» von Guo Lin werden wir ähnliche Gehübungen in etwas abgewandelter Form – besonders als «Waffe» gegen den Krebs – wiederfinden.

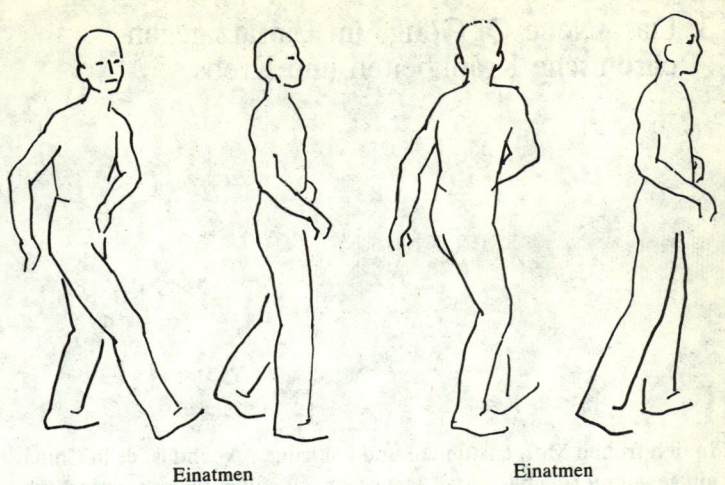

Einatmen   Einatmen

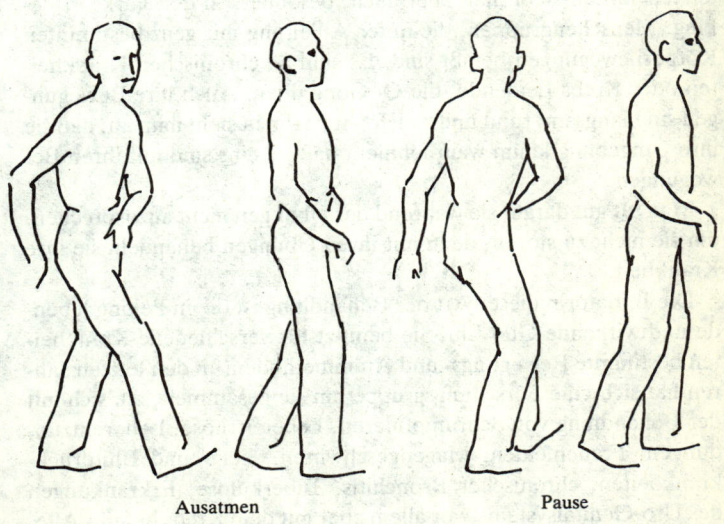

Ausatmen   Pause

Abb. 423

313

3. Das «Neue Qi Gong» im Einsatz gegen chronische Krankheiten und Krebs

In den frühen Morgenstunden und am frühen Abend ist es in China ein gewohnter Anblick, daß Menschen auf stillen Plätzen und in den Parks der Städte traumhaft langsame Bewegungsabläufe vollziehen. Sie üben das inzwischen auch in unseren westlichen Ländern allmählich bekannt gewordene Taiji Quan (Schattenboxen). In den letzten Jahren sieht man aber auch, besonders in den Parks in Peking, Menschengruppen, die unter Anleitung mit ganz bestimmten Körperbewegungen befaßt sind. Es sind an chronischen Krankheiten oder Krebs Leidende, die Qi Gong üben. Auch ihre Bewegungen sind langsam, rund und weich. Auch ihnen sieht man an, daß sie ihre Umgebung kaum wahrnehmen, daß sie eins sind mit ihren Bewegungen.

Man tut gut daran, sie während der Übungen nicht anzusprechen, um sie nicht zu stören, denn mit ihren Übungen behandeln sie ihre Krankheit.

Die Initiatorin dieser Art der Behandlung ist die in Peking lebende und wirkende Guo Lin. Sie benutzt für verschiedene Krankheiten bestimmte Bewegungs- und Atemmethoden. In den letzten Jahren hat sich eine Forschungsgruppe um sie gesammelt, die sich mit der Behandlung von Schrumpfnieren, Leberzirrhose, Leberentzündungen, Frauenleiden, Magengeschwüren, Herz- und Blutdruckkrankheiten, chronischer Bronchitis, Tuberkulose, Erkrankungen des Uro-Genitalsystems, vor allem aber mit dem Krebs befaßt. Alle, die Qi-Gong erlernt haben, bestätigen, daß sie großen positiven

Einfluß spüren, und die objektiven Befunde beweisen, daß der Einfluß auch sichtbar und meßbar ist.

Guo Lin ist über 70 Jahre alt und berichtet von sich, daß sie vor mehr als 30 Jahren selbst an metastasierendem Utertus-Karzinom erkrankt war, sechsmal operiert wurde und sich danach, trotz allem, in hoffnungslosem Zustand befand. Als Kind hatte sie von ihrem Großvater, der Daoist war, Qi Gong gelernt. Durch die Wirren des japanischen Krieges und der danach im Lande sich vollziehenden revolutionären Befreiungskämpfe vergaß sie zunächst das Erlernte, besann sich aber in ihrem desolaten Zustand wieder darauf und begann mit Qi-Gong-Übungen.

Sie wählte aus daoistischen und buddhistischen Klöstern stammende Übungen aus und wandelte sie ab, so daß sie besonders gegen Krebskrankheit eingesetzt werden können. Auch die «Bewegungen der fünf Tiere» von Hua Tuo, dem vor mehr als 2000 Jahren lebenden Arzt, hat sie in ihr Programm aufgenommen. Die von ihr als «Neues Qi Gong» bezeichnete Methode ist inzwischen im chinesischen medizinischen Schrifttum, durch die Anwendung in Kliniken und durch regelmäßige Ausstrahlungen im chinesischen Fernsehen im Lande berühmt und verbreitet. Viele kranke Menschen sind voller Erwartung und voll neuer Hoffnung.

Nach ihrer Genesung sammelte Guo Lin Krebskranke um sich, übte mit ihnen, und der Erfolg war überraschend. Während der «Kulturrevolution» wurden ihre öffentlichen Unterweisungen als «unproletarisch» untersagt. Insgeheim jedoch arbeitete sie weiter und konnte im Juni 1979 das Gesundheitsministerium in Peking für ihre Methode interessieren.

Sie berichtete über Behandlungsergebnisse bei 122 Krebskranken. Zwanzig dieser Kranken waren von den Ärzten aufgegeben. «Diese zwanzig Patienten haben bis heute überlebt», schreibt Guo Lin im Jahre 1980. Seitdem wird in verschiedenen Krebsforschungs-Instituten, zum Beispiel in dem für Lungenkrebs in Peking, die Wirkung des «Neuen Qi Gong» untersucht. Aus einem Bericht dieses Instituts geht hervor, daß mit Qi Gong Vorbehandelte die Operation und die anschließende, aus der westlichen Medizin übernommene Bestrahlungs- und Chemotherapie kraftvoller überstehen, und daß die nachteiligen Wirkungen der Nachbehandlung bedeutend geringer sind, als man erwarten mußte.

Bei allen mit Qi Gong Vorbehandelten normalisierte sich das Blutbild schnell, bald trat Gewichtszunahme mit Kräftigung der Muskulatur ein.

Zur Erläuterung dessen, was mit Qi-Gong-Behandlung möglich ist, seien vier der von Guo Lin veröffentlichten Krankengeschichten wiedergegeben.

1. Herr Gao, Marineoffizier, wurde am 30. 8. 1976 probethorakotomiert. Der Befund lautete: Hilusdrüsenkarzinom mit Befall auch anderer Lymphdrüsen und Infiltration in die rechte Lunge.
Im Mai 1977 begann er mit Qi Gong. Herr Gao sagt von sich: «Als ich zur ersten Nachuntersuchung ging, sagten die Ärzte, die mich operiert hatten: ‹Das ist ein Wunder.›» Im März 1979 begann er wieder zu arbeiten. Er hat das Todesurteil der Ärzte ad absurdum geführt.

2. Yue Runfu, Lehrer an der Technischen Hochschule von Nanjing, wurde im Alter von 42 Jahren in Nanjing thorakotomiert. Der Befund: Ein Bronchialkarzinom, so weit vorgeschritten, daß eine Operation sinnlos gewesen wäre. Er wurde nach Peking verlegt; auch hier gab es mit der konventionellen Behandlung keine Hoffnung auf Erfolg.
Am 26. 9. 1978 begann er mit Qi-Gong-Übungen im Gehen. Am 20. 6. 1979 stellte man bei einer Röntgenkontrolle fest, daß die ehemaligen Verschattungen in der rechten Lunge deutlich sichtbar waren, die Verschattungen im Hilus sich scharf abgegrenzt hatten.

3. Yang Yinju, Arbeiterin in einer Jadefabrik in Peking, war an Phäochromozytom erkrankt (47 Jahre alt). Trotz dreimaliger Krankenhausbehandlung ging es ihr immer schlechter. Sie trug sich mit Selbstmordgedanken.
Durch Überredung entschloß sie sich, Qi Gong zu versuchen. Im März 1972 begann sie damit, und schon nach einem Monat fühlte sie eine Besserung ihres Gemüts- und Körperzustandes, bekam Appetit, Hoffnung und Lebensfreude. Bis Mai 1972 wurde sie noch mit Cortison behandelt, danach nahm sie nur noch chinesische traditionelle Medizin. Sie übt seitdem täglich Qi Gong. Heute arbeitet sie wieder.

4. Sheng Xing, Lehrer am 2. Fremdspracheninstitut in Peking, erkrankte 1979 an Oesophagus-Karzinom. Nach zweimonatiger
   Strahlenbehandlung übte er ein Jahr lang Qi Gong. Bei der Nachuntersuchung am 24. 9. 1980 war die Speiseröhre glatt, normal
   durchgängig, und der Ort der Erkrankung war unauffällig.

Abgesehen von diesen Erfolgen in der Krebstherapie weiß man aus
Erfahrung, daß mit Qi Gong viele chronische Krankheiten günstig
beeinflußt, wenn nicht gar geheilt werden können.

Der Kranke bewegt sich in genau vorgeschriebener Weise. Der
damit nicht Vertraute, der bei den Übungen zusieht, mag lächeln
und fragen: «Wie kann mit einem solchen Tanz Krebs geheilt werden?» Aber diejenigen, die Qi Gong geübt haben, wissen, daß es
möglich ist. Qi Gong ist eine wirksame Waffe auch gegen Krebs.
Über die Forschungen der modernen Wissenschaft das Qi Gong
betreffend sagt Guo Lin:

«Das Qi ist nicht greifbar, nicht sichtbar, jedoch bestimmte sub-
jektive Sensationen werden wahrgenommen, wie z. B. Ameisenkribbeln auf der Haut, leichte, elektrischen Impulsen vergleichbare,
Empfindungen im Verlauf bestimmter Nerven. Die moderne Forschung hat herausgefunden, daß Qi-Gong-Meister elektromagneti-
sche Wellen im Infrarotbereich ausstrahlen können. Bei ihnen kann
man auch vermehrt Elektronenströme mit den begleitenden elektromagnetischen Feldern nachweisen ... Die alte Theorie vom Qi
und den Meridianen als dessen Leitbahnen kann mit den neuen
Erkenntnissen vom Bau der Atome und von den sie zusammenhal-
tenden Kräften sowie den Funktionen der Elementarteilchen erhär-
tet werden.»

Weiter sagt Guo Lin: «Die Gefährlichkeit der Krebszellen ist
deren mörderisch schnelles Wachstum. Durch das Qi Gong werden
innerzelluläre Umwandlungsprozesse (Ionenaustausch usw.) beschleunigt. Die Krebszellen können erheblich gestört, ja sogar zer-
stört werden. Das intensivierte Qi kann dann Zerfallsprodukte beseitigen. Durch die Wiederbelebung des Abwehrmechanismus wird
die Gefährlichkeit der Krebszellen gemindert. Nur im wehrlosen
Organismus vergrößert sich die Geschwulst, wächst infiltrierend und
metastasiert.

Es ist physikalisch nachgewiesen, daß durch die Übung im Körper vermehrt elektrische Potentiale erzeugt und in ihrem Lauf beschleunigt werden. Dadurch können die Organe vor der Ansiedlung von Krebszellen geschützt werden. Mit Qi Gong isolieren wir den Krankheitsherd, schließen ihn ein, verhindern einen Ausbruch, hungern ihn aus.

Bei der Qi-Gong-Therapie spielen sich – bildlich gesprochen – zwei Prozesse im Körper ab: Angriff und Abwehr. Die Art der Therapie richtet sich nach der jeweiligen Krankheit. Bei Bronchitis, Asthma oder Lungenblähung zum Beispiel geht man zuerst zum ‹Angriff› über. Bei Herzkranken, Hochdruckpatienten, Leberentzündung und Diabetes zum Beispiel benutzt man zuerst Abwehr-Programme. Bei Krebserkrankungen arbeitet man vor allem mit dem Wind-Atem, bei chronischen Erkrankungen hauptsächlich mit Qi-Atem und natürlichem Atem. Herzkranke sollten nie den Windatem, sondern nur den Qi-Atem üben.

Zu Beginn der Behandlung muß man zunächst die Zweifel des Patienten an der Möglichkeit einer Wiedergesundung beseitigen. Kurz nach Beginn regelmäßigen Übens werden bei den Krebskranken Appetit und Schlaf besser, die Schmerzen lassen nach. Dies sind die ersten Zeichen der Wirkung. Nun werden die erlernten Bewegungen und der besondere Atemmodus – das Windatmen – ständig beibehalten. Die vermehrt erzeugten und beschleunigten Aktionsströme mit den sie begleitenden elektromagnetischen Feldern stärken das gesunde Gewebe in seiner Abwehr und zerstören Krebszellen.

Durch das Windatmen wird die gesamte Lunge beatmet, der Körper nimmt eine große Menge Sauerstoff auf. Der Sauerstoff behindert die pathologische Atmung der Krebszellen.» (In diesem Zusammenhang wäre es interessant, die Forschungsergebnisse von Wilhelm Reich mit den Untersuchungen, die Guo Lin gerade geschildert hat, zu vergleichen. Reich hat große bioenergetische Unterschiede im intrazellulären Verhalten von gesunden Zellen und Krebszellen festgestellt und daraus eine bioenergetische Theorie der Entstehung von Krebs abgeleitet.)

Die Übungen, die später im einzelnen beschrieben werden, sind auch von kranken und von alten Menschen erlern- und ausführbar. Die Anleitung eines Therapeuten ist allerdings wünschenswert, damit die Übungen von Anfang an ohne Fehler und Zeitverlust ausgeführt werden. Vor allem aber kann der Therapeut die anfangs sich immer wieder einstellende Mutlosigkeit des Kranken beseitigen helfen.

Bei der Krebsbehandlung geht Guo Lin didaktisch in drei Stufen vor, deren erste die wichtigste ist. In der ersten Phase werden die peripheren Meridiane wieder durchgängig gemacht und die Widerstandskräfte für die Abwehr wieder aufgerüstet. In der zweiten Phase lernt man, das Qi mit Willen und Bewußtsein gezielt durch die Meridiane zu leiten. Die dritte Stufe befaßt sich mit der Technik, das Qi nicht nur zu leiten, sondern es von einem Meridian zum andern, von einem Punkt zum anderen «fliegen» zu lassen. Auch Stimmeinsatz wird praktiziert.

Vorbemerkungen zu den Übungen

Wie bei allen anderen Qi-Gong-Übungen ist die Vorbedingung für den Erfolg die Entspannung von Körper und Geist. Guo Lin macht in diesem Zusammenhang eine Reihe von besonderen Vorschlägen für das «Eintreten in die Ruhe».

Zuerst einmal soll man üben, seine Aufmerksamkeit nur auf eine Vorstellung zu richten. Diese Vorstellung soll einen Bezug zur Krankheit des Übenden haben. Bei hohem Blutdruck zum Beispiel denke man an etwas, das niedrig ist, Blumen, Sträucher, Gras am See. Bei niedrigem Blutdruck und bei Unterfunktion mancher Organe stelle man sich etwas Hohes, einen Berg oder einen Turm, vor. Bei Leberkrankheit denke man an friedliche Dinge mit grüner Farbe. Bei Herzkrankheiten soll man die Farbe vermeiden, die einem in die Augen «sticht». Ist zum Beispiel dunkelrot oder Zinnober unangenehm für die Augen des Patienten, dann kann er etwa an einen zartrosa-grünen Apfel denken oder er stellt sich eine rosa Pfingstrose an einem grünen Busch vor.

Der Inhalt der Vorstellung muß einfach und unveränderlich und möglichst friedvoll sein. Aber nicht nur eine friedliche Stimmung soll hervorgebracht werden, sondern der Friede des Bewußtseins. Man soll sich also ein entsprechendes Thema auswählen. Dieses Thema wird eine Woche lang bei allen Übungen beibehalten. Es ist nicht zweckmäßig, längere Zeit beim gleichen Thema zu verweilen, denn dann ist man so sehr vertraut damit, daß wieder Assoziationen auftreten und die Gedanken davonlaufen. Mit dieser Art mentalen Trainings gewöhnt man sich allmählich daran, «tausend Gedanken durch einen zu ersetzen».

Man soll «an das Vorstellungsbild denken und doch nicht daran denken», sich nicht verkrampft darauf konzentrieren, aber es auch nicht aus der Sicht verlieren. Ist das geschehen, dann breche man die Übung ab, mache Atemlockerungsübungen und beginne von neuem.

Hilfreich ist es, die drei «Nicht-Prinzipien» zu beachten: Nicht anstarren, nicht verfolgen und nicht halten wollen! Hat man zum Beispiel einen Apfel als Thema, dann sollte man ihn sehen und doch nicht sehen. Wenn man ihn anstarrt, wird die Erzeugung des Inneren Qi erschwert und sein Lenken behindert. Ist das Thema flüchtig, soll man es nicht verfolgen und packen wollen. Wenn man locker ist, kommt es von selbst zurück. Das ist alles nicht leicht zu erreichen, doch Beharrlichkeit bringt auch Gewöhnung an diese Art des Denkens.

Durch die mentalen Übungen hat man gelernt, seine Gedanken nur auf ein Thema zu richten. Nun kann man dazu übergehen, als Thema das Dantian zu wählen. Durch die besondere Technik des Windatmens (s. S. 46) kann man nun das Innere Qi ins Dantian fließen lassen. Von dort leitet man es über die Meridiane an den Wirkungsort.

Wie bereits gesagt wurde, benutzt man in der Krebstherapie fast ausschließlich das Windatmen. Dies bringt einen vermehrten Antrieb zur Qi-Zirkulation. Man atmet durch die Nase ein und aus. Das Einatmen sei so leise, daß man selbst es noch eben hört; es sei wie ein leichter Wind. Das Ausatmen sei unhörbar. Die Atembewegung gehe aber in einer weichen Welle bis tief in den Bauch. Beim Gehen mit normaler Geschwindigkeit atmet man bei einem Schritt zweimal kurz ein, beim nächsten Schritt langsam und tief aus. Das ist das Windatmen mittleren Grades. Es ist dies ein Wind-Atem, weil die Atemluft kurz und relativ kräftig eingeatmet wird; dabei zieht sich unwillkürlich der Bauchraum zusammen. Wir haben es also mit einer besonderen Art des «regulierten Atmens» zu tun. In welchem Rhythmus geatmet werden soll, wird bei den Übungen einzeln angegeben.

Die erste Zeit des Übens ist die anstrengendste für den Kranken. Er muß sich ständig überprüfen, ob er alle vorgeschriebenen Regeln einhält, ob alle Körperpartien locker sind, ob Geist und Gefühle in Ruhe sind. Treten bei den Übungen weitere Krankheiten auf, dann muß schnell heilend eingegriffen werden.

Die Übungen

Vorbereitung

Schon auf dem Weg zum Übungsplatz – mit lockerem und langsamem Bummelgang bei mitteltiefem Ein- und Ausatmen – kann man beginnen, sich von den Gedanken an die persönlichen Probleme zu lösen. Am ruhigen Übungsplatz angekommen, beginnen die Vorbereitungen auf die Übungen.

Man steht locker und ruhig, die Füße parallel und schulterbreit auseinander, die Knie locker, der Körperschwerpunkt tief im Bauch. Man stellt sich vor, die Unterschenkel seien ganz schwer. Die Augen sind geschlossen, nachdem man vorher in die Ferne gesehen hat. Die Lippen sind locker geschlossen, die Zungenspitze liegt am Gaumen hinter den Schneidezähnen. (Prothesenträger sollen die Prothese aus dem Mund nehmen.) Der Kopf wird von der Nacken- und Halsmuskulatur locker so getragen, als sei der Kopf am Punkt Baihui (s. Abb. 20) am Himmel aufgehängt. Hals- und Nackenmuskeln nicht gespannt, alle Gelenke locker; die Hände hängen locker neben den Oberschenkeln, Handrücken nach vorn. Die Finger sind nicht ganz gestreckt und nicht fest aneinanderliegend, Schultern gesenkt.

Die Brust ist nicht vorgewölbt, der Rücken nicht gekrümmt. Den Bauch nicht schlaff hängen lassen, aber auch nicht anspannen. Das Becken ein wenig vorkippen, um das Kreuz gerade aus dem Becken aufsteigen zu lassen. Es ist besonders wichtig, das Kreuz zu entspannen, denn nur bei lockerem Kreuz kann das Qi ins Dantian gelangen.

Um das Kreuz locker zu erhalten, ist es günstig, im Laufe des Tages immer wieder die Hocke auf ganzer Fußsohle zu üben. Man denke nur an das Thema, das man sich gewählt hat oder – wenn es schon gelingt – richte man seine Aufmerksamkeit aufs Dantian.

Erste Übung: Langsames Gehen mit Vorbereitung und Abschluß

Vorbereitungsübung (Jie Gong)

Wenn man in «die Ruhe eingetreten» ist, folgt dreimal Qi-Atmen. Damit beginnen die Übungen.

Zunächst legt der Mann die linke, die Frau die rechte Hand mit dem Winkel zwischen Daumen und Zeigefinger (abgespreizter Daumen, «Tigermaul») um den Nabel. Damit liegt die Handfläche auf dem Dantian. Die andere Hand lege man darüber (Abb. 425) und atmet nun durch die Nase ein und durch den Mund aus (Qi-Atem). Das ist wichtig für Rekonvaleszenten und Schwache. Bei chronischen Krankheiten zuerst aus-, dann einatmen. Der Atem sei leicht, fein und gerade so tief, daß die Atemmuskeln nicht angestrengt werden.

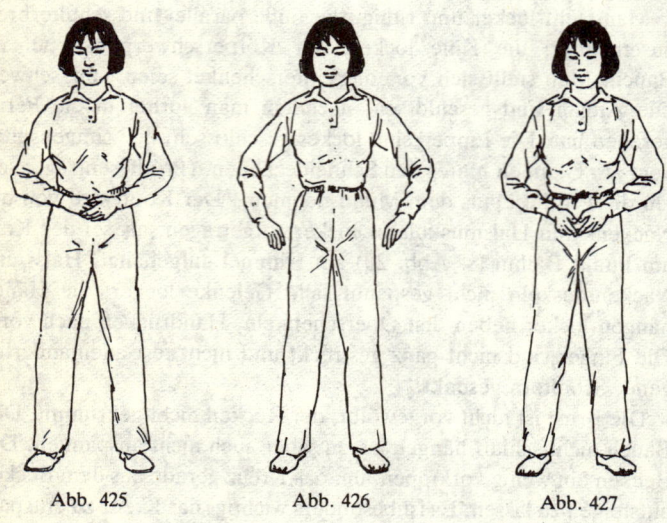

Abb. 425   Abb. 426   Abb. 427

Beim Ausatmen beugen sich die Knie leicht, so daß der Körper sich etwas senkt, jedoch aufrecht bleibt. Bei hohem Blutdruck und erhöhtem Augendruck (Glaukom) tiefer und langsam senken, bei niedrigem Blutdruck rascher, aber nicht so tief. Ist der Blutdruck sehr niedrig, dann soll man gar nicht in die Hocke gehen – lockern von Kreuz und Knien genügt dann. Beim Einatmen nicht mehr in die Höhe gehen. Bei jedem Ausatmen beugt man die Knie vor, so daß der Oberkörper tiefer zur Erde geht, aber senkrecht bleibt. Nach dreimaligem Atmen wieder aufrichten. Hochdruck- und Glaukomkranke sollen sich schnell aufrichten, Hypotoniker dagegen langsam. Also: Hypertoniker gehen langsam abwärts und schnell hoch, Hypotoniker umgekehrt.

Nun folgt dreimal «Öffnen und Schließen» vor dem Dantian. Mit dem Einatmen lösen sich die Hände vom Bauch und trennen sich so, daß die Handrücken sich gegenüberstehen, Fingerspitzen nach abwärts. Hände etwas weiter als hüftbreit auseinanderführen (Abb. 426). Die Arme im Schultergelenk so drehen, daß sich die Handflächen gegenüberstehen, dabei ausatmen und die Hände bis fast in die Mitte vors Dantian führen, die Handflächen berühren sich aber nicht (Abb. 427). Mit dieser Übung hat man das Qi vom Dantian in die Peripherie bewegt.

Hauptübung: Langsames Gehen

Nun beginnt man, langsam bummelnd zu gehen, und zwar bei Herz-, Kreislauf- und Milzkrankheiten mit dem linken Fuß, bei Leber- und Augenkrankheiten mit dem rechten Fuß zuerst. So wird zum Beispiel aus dem Stand das Körpergewicht langsam auf das linke Bein verlagert, der rechte Fuß langsam einen halben Schritt mit der Ferse vorgesetzt (zunächst die Ferse aufzusetzen, das belebt die Nierenmeridiane). Dann den rechten Fuß langsam mit der ganzen Sohle aufsetzen, das Körpergewicht auf das rechte Bein verlagern und nun erst die linke Ferse heben. Dann setzt man den linken Fuß einen Schritt nach vorn mit der Ferse auf. Und so geht man Schritt für Schritt (auf lockeres Kreuz und lockere Hüften achten).

Beim Gehen achte man auf folgendes: Die Füße werden nicht geradlinig voreinandergesetzt, sondern jeder Fuß bewegt sich auf einer Spur, wobei die rechte und linke Spur hüftbreit auseinander liegen. Die Wirbelsäule bleibt gerade, jedoch wendet sich der Oberkörper bei jedem Schritt in der Lendenwirbelsäule als Drehachse nach rechts und links: Wenn der rechte Fuß ganz auf dem Boden steht, ist der Oberkörper gering nach rechts gewendet und umgekehrt. Am

Ende der Drehbewegung beugt sich der gestreckte Oberkörper in den Hüftgelenken gering nach vorn.

Wenn die rechte Ferse den Boden berührt, geht die linke Hand vors Dantian, die rechte etwas hinter die rechte Hüfte. Wenn die linke Ferse den Boden berührt, geht die rechte Hand vors Dantian, die linke hinter die linke Hüfte (Abb. 428). Wenn der linke Fuß mit ganzer Sohle auf dem Boden steht, hat man die linke Hand vors Dantian geführt, die rechte hinter die rechte Hüfte (Abb. 429). Das Wenden der Handflächen soll nicht eckig und zackig, sondern weich, rund und fließend geschehen; auch das Anheben und Vorsetzen der Füße sei weich und fließend. Die Handbewegung wird vom Oberarm geführt. Nur so bleiben die Schultergelenke locker.

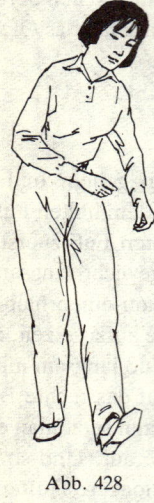 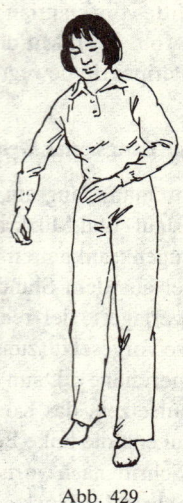

Abb. 428   Abb. 429

Beim Gehen atmet man zweimal kurz ein und einmal lang aus, und zwar synchron mit dem Schritt. Beim Aufsetzen der linken Ferse ein-, beim Aufsetzen des ganzen linken Fußes ein-, beim Aufsetzen der rechten Ferse langsam ausatmen, bis die ganze rechte Sohle auf dem Boden steht und die linke Ferse sich gehoben hat. Fängt man mit dem rechten Fuß zu gehen an, dann beim Aufsetzen der rechten Ferse einmal ein-, beim Aufsetzen der rechten Sohle wieder einatmen, beim Aufsetzen der linken Ferse und Sohle langsam ausatmen.

Beachten: Das Körpergewicht beim Gehen langsam und gleichmäßig von einem Bein auf das andere verlagern. Wenn beide Sohlen auf dem Boden stehen, ist das Körpergewicht mittig, beim Heben der rückwärtigen Ferse das Körpergewicht auf den vorderen Fuß verlagern.

Zungenstellung: Zungenspitze hinter den oberen Schneidezähnen.

Körperhaltung beim Gehen: Geht der linke Fuß vor, dann wendet man den Körper im Kreuz als Drehachse (und etwas mehr noch den Kopf) nach rechts.

Man soll sich bemühen, nichts anderes wahrzunehmen, als was zum Ausmachen des Weges nötig ist. Das Tempo des Bummelgangs wähle man selbst. Man soll sich dabei wohlfülen.

Abschlußübung (Shou Gong)

Nach 15 Minuten Gehen bleibt man locker und ruhig stehen. Nun dreimal «Öffnen und Schließen» vor dem Dantian, wie auf Seite 297 beschrieben. Beim letzten Schließen legt man die Hände auf das Dantian. Dreimal ein- und ausatmen (einatmen durch die Nase, ausatmen durch den Mund). Beim Ausatmen geht die Zungenspitze hinter die unteren Schneidezähne.

Shou Gong führt man mit geschlossenen Augen durch. Nach Beenden die Augen langsam öffnen.

Das bisher Beschriebene ist eine Übungseinheit. Man kann sie auf dem Weg zum Übungsplatz machen. Man kann sie aber auch mehrmals wiederholen. Dazu nach dem Shou Gong eine Pause. Nachdem man sich ausgeruht hat, beginne man von neuem.

Zweite Übung: Der ruhige Schritt auf der Stelle

Bei dieser Übung wird man besonders gut mit Sauerstoff versorgt. Sie läßt sich gut zu Hause am offenen Fenster ausführen, jedoch ist ein Ort draußen in frischer Luft bei weitem vorzuziehen. Die Übung wird nur für die Morgenstunden empfohlen. Man atmet mit Windatmen ein, ein und aus. Herz- und Hochdruckkranke unterlassen das Windatmen und machen diesen Schritt mit natürlichem Atmen. Besonders empfohlen wird diese Übung bei Entzündungen und leicht erhöhten Temperaturen, auch zum Vorbeugen von Infektionskrankheiten. Man unterscheidet eine im Tempo normale, eine schnelle und eine langsame Form.

Jie Gong

Dreimal Qi-Atmen und dreimal «Öffnen und Schließen», wie auf Seite 297 beschrieben.

Hauptübung (links beginnend):

Körpergewicht auf das rechte Bein verlagern, den linken Fuß einen Schritt nach vorn mit der Ferse aufsetzen. Das linke Knie ist gebeugt, das rechte Bein ist nicht ganz gestreckt. Den Oberkörper im Kreuz nach links drehen und in den Hüftgelenken ganz gering nach links vorbeugen; den Bauch etwas einziehen. Die rechte Handfläche etwa 10 cm vor das Dantian, die linke etwas hinter der linken Hüfte (Abb. 430). Das Körpergewicht langsam auf das linke Bein verlagern, also den linken Fuß allmählich mit ganzer Sohle aufstellen, den Oberkörper im Kreuz etwas rechts über die Mitte drehen; der rechte Fuß ist ganz entspannt, die rechte Ferse hebt sich. Bevor der Oberkörper sich zur Mitte wendet, schon die Hände in runder Bewegung mit der Handfläche nach rechts drehen, langsam die Arme nach rechts führen. Wenn die rechte Ferse sich gehoben hat und der Körper am Endpunkt der Wendung angekommen ist, ist die rechte Hand hinter der rechten Hüfte und die linke vor dem Dantian (Abb. 431). Ruht das Gewicht auf dem vorderen Bein, dann wird der Oberkörper nach rechts gewendet und aufgerichtet.

Die Atmung beim Schritt auf der Stelle: Wenn die linke Ferse nach vorn aufgesetzt ist, zweimal kurz einatmen. Mit dem langsamen Ausatmen beginnen, wenn die linke Sohle vom Körpergewicht belastet ganz auf dem Boden steht und der rechte Fuß ohne Gewicht auf dem Ballen steht.

Nun das Körpergewicht langsam wieder auf den rechten Fuß, beide Knie beugen, den Oberkörper im Kreuz nach links drehen und in den Hüftgelenken etwas vorneigen. Die Arme haben die Handflächen nach links gewendet und führen die Hände nach links, d. h. die rechte Hand vors Dantian und die linke neben die linke Hüfte. Man steht wie zu Beginn der Übung. Das Ausatmen begleitet dieses Zurückverlagern auf das rechte Bein.

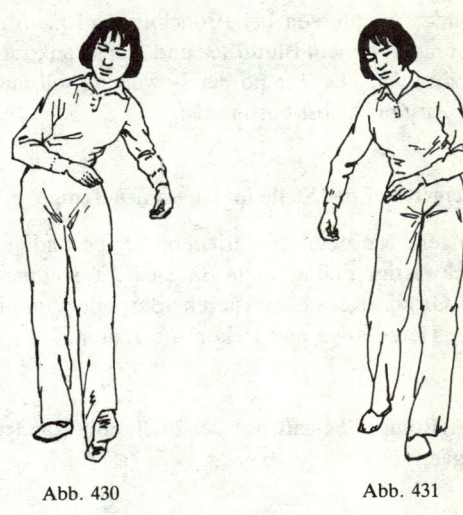

Abb. 430   Abb. 431

Wiederholung: Diesen Ablauf 9mal wiederholen.

Zwischenabschluß: Den rechten Fuß an den linken vorholen. Die Füße stehen parallel in schulterbreitem Abstand. Dreimal «Öffnen und Schließen» vor dem Dantian.

Hauptübung (rechts beginnend)

Das Körpergewicht auf das linke Bein verlagern, den rechten Fuß einen Schritt vor, mit der Ferse aufsetzen. Die gleiche Übung seitenverkehrt, wiederum 9mal wiederholen.

Shou Gong

Dreimal «Öffnen und Schließen» vor dem Dantian, dann die Hände aufs Dantian legen. Dreimal ein- und ausatmen, ausatmen durch den Mund. Dann langsam die Augen öffnen.

Der ruhige Schritt auf der Stelle im raschen Tempo

Der Bewegungsablauf ist der gleiche wie in der vorigen Hauptübung. Besonders empfohlen bei Bronchitis und niedrigem Blutdruck. Patienten mit hohem Blutdruck und Herzkranke sollen diese Übung nicht machen. Das Tempo der Bewegung soll man je nach körperlichem Zustand selbst bestimmen.

Der ruhige Schritt auf der Stelle im langsamen Tempo

Die Bewegungen, wie oben beschrieben, nur besonders langsam. Wenn der rückwärtige Fuß auf dem Ballen steht, soll man den Boden mit dem Großzeh etwas massieren. Besonders empfohlen für Hypertoniker, Herzkranke und Rekonvaleszenten.

Dritte Übung: Ruhiger Schritt auf der Stelle mit Handrücken auf der Nierengegend

Es gibt zwei Übungsformen, eine schnelle und eine langsame. Die Beinbewegung dieser Übung ist die gleiche wie vorhin beschrieben. Die Hände liegen mit den Handrücken auf der Nierengegend, rechts und links vom Punkt «Lebenstor».

Die schnelle Form unterscheidet sich folgendermaßen von der langsamen: Wenn das Körpergewicht auf dem hinteren Bein ruht und der vordere Fuß nur mit der Ferse auf dem Boden steht, soll die Hüfte des belasteten Beines etwas seitlich, locker nach außen geschoben werden.

Jie Gong

Wie bei den vorigen Übungen beschrieben.

Hauptübung (links beginnend, schnell)

Körpergewicht auf das rechte Bein, linke Ferse einen Schritt nach vorn setzen, Oberkörper im Kreuz nach links drehen und etwas vorneigen; die rechte Hüfte steht etwas nach rechts auswärts (Abb. 432 bis 434). Beim Verlagern des Körpergewichts auf das vordere linke Bein wendet sich der Oberkörper nach rechts. Die linke Hüfte wird etwas nach links seitlich geschoben – das Becken schiebt sich also bei diesem Schritt von links nach rechts, wieder nach links usw.

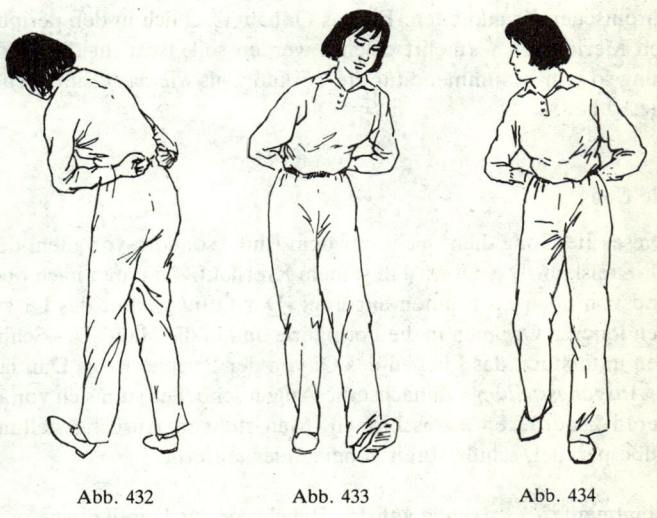

Abb. 432   Abb. 433   Abb. 434

Atemmodus bei der schnellen Form: Wie bei der vorigen Hauptübung beschrieben.

Wiederholung: 9mal.

Zwischenabschluß: Den rückwärtigen rechten Fuß neben den linken Fuß stellen (in schulterbreitem Abstand). Dreimal «Öffnen und Schließen» vor dem Dantian.

Hauptübung (rechts beginnend): Wie oben beschrieben, nur seitenverkehrt. 9mal wiederholen.

Shou Gong

Wie vorhin beschrieben.

Empfohlen bei allen Erkrankungen des Urogenitalsystems.

Vierte Übung: Langsames Gehen mit natürlichem Atmen

Diese Übung ist besonders für den Anfänger sehr wichtig. Sie wird empfohlen bei Herz- und Hochdruckleiden und vielen anderen chronischen Krankheiten. Da das Qi hauptsächlich in den peripheren Meridianen vermehrt geleitet werden soll, ist nicht die Bewegung so sehr bestimmend für die Wirkung, als wie das «Eintreten in die Ruhe».

Jie Gong

Dieses Jie Gong dient nicht nur dem Blut-, sondern vor allem dem Qi-Kreislauf. Das Qi wird in seinem Kreislauf von unten nach oben und von oben nach unten angeregt. Das Öffnen leitet das Qi von den inneren Organen in die Peripherie und in die Haut. Das Schließen unterstützt das Fließen des Qi von der Peripherie ins Dantian.

Ausgangsstellung: Zunächst die Augen schließen, um sich vor äußeren Eindrücken abzuschirmen. Man steht in Ausgangsstellung, Füße parallel, schulterbreit voneinander entfernt.

Einatmen:	Hände auf den Bauch vor das Dantian legen.
Ausatmen:	Körpergewicht auf rechtes Bein, das linke Bein locker gestreckt einen halben Schritt vor das rechte setzen. Körpergewicht auf beide Beine verlagern.
Einatmen:	Hände vom Dantian lösen, Handflächen aufwärts wenden, Fingerspitzen zeigen gegeneinander. In dieser Haltung die Hände langsam vor die Brust heben (Abb. 435).
Beachten:	Nicht nur die Hände heben. Mit gesenkten Schultern führen die Oberarme die Hände.

| Ausatmen: | Nun die Hände hochrichten, die Fingerspitzen zeigen nach oben. Die Hände langsam vor dem Gesicht weiter heben, bis die Handwurzeln vor dem Punkt Yintang (zwischen den Augenbrauen) stehen (Abb. 436). |

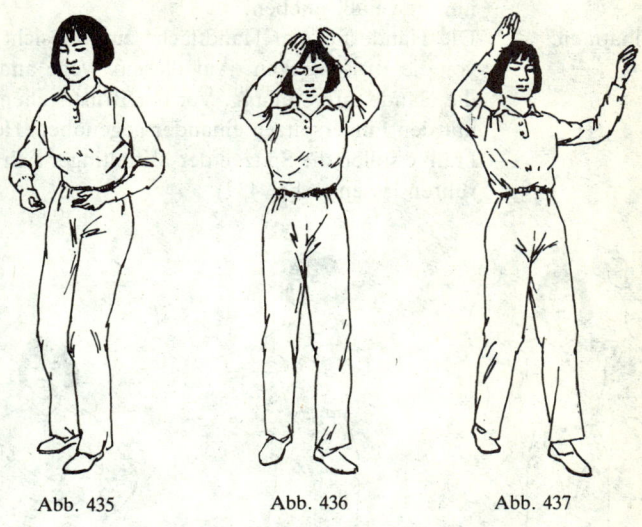

Abb. 435   Abb. 436   Abb. 437

| Beachten: | Bei Hypertonie und Glaukom die Hände schnell, bei niedrigem Blutdruck langsam heben. |
| Einatmen: | Nun die Hände so wenden, daß sich die Handflächen gegenüberstehen; weiter wenden, bis die Handrücken gegeneinander zeigen. Die Hände etwas weiter als schulterbreit auseinanderführen, gleichzeitig den Oberkörper etwas zurückbeugen und das Körpergewicht, das bisher auf beide Beine gleichmäßig verteilt war, auf das rückwärtige Bein verlagern. Das vordere linke Bein steht nur mit dem Ballen auf dem Boden (Abb. 437). Beachten: Bei Herz- und Leberkrankheiten die Arme nicht so breit öffnen. |

Ausatmen:	Hände mit den Handflächen einwärts drehen, Finger zeigen noch aufwärts (Abb. 438). Hände zusammenführen, bis sie ca. 10 cm vor der Stirn auseinanderstehen. Gleichzeitig das Körpergewicht auf den vorderen Fuß verlagern, der dabei mit ganzer Sohle auf dem Boden steht. Die Ferse des hinteren Fußes heben.
Einatmen:	Die Hände mit der Handfläche zum Gesicht bis vor die Brust senken. Auf diesem Wege ändern die Hände ihre Stellung. Vor der Brust stehen sie mit den Fingerspitzen einander gegenüber. Herzkranke sollen die Spitzen der Mittelfinger sich berühren lassen (Abb. 439).

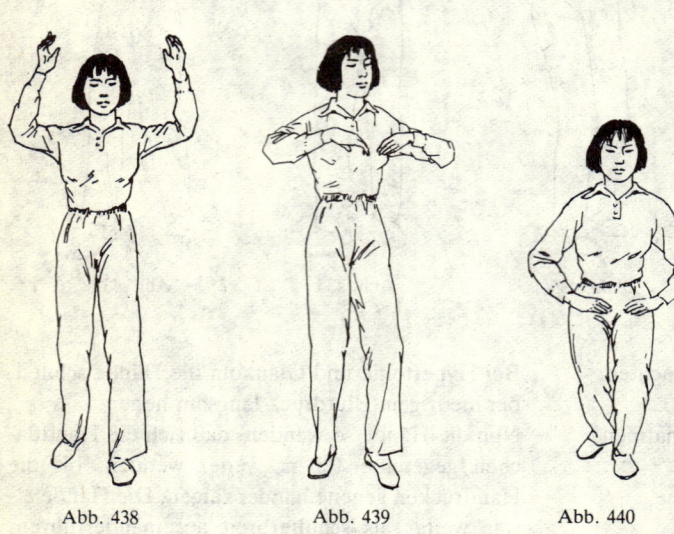

Abb. 438   Abb. 439   Abb. 440

Ausatmen:	Hände weiter senken bis zum Dantian. Das Körpergewicht auf dem vorderen Fuß, der mit ganzer Sohle auf dem Boden steht. Die Ferse des rückwärtigen Fußes ist gehoben (Abb. 440). Hände weiter senken, dabei auf dem vorderen Bein in die Hocke gehen. Man soll möglichst so weit senken,

daß der Oberschenkel des vorderen Beines parallel zum Boden steht (Abb. 441). Da dies einigermaßen schwierig ist, soll der Anfänger nur so tief in die Hocke gehen, wie es ihm möglich ist.

Beachten: Der Oberkörper muß senkrecht bleiben.

Einatmen: In der Hocke die Hände vor dem linken Knie auseinanderführen, etwas weiter als hüftbreit (Abb. 442).

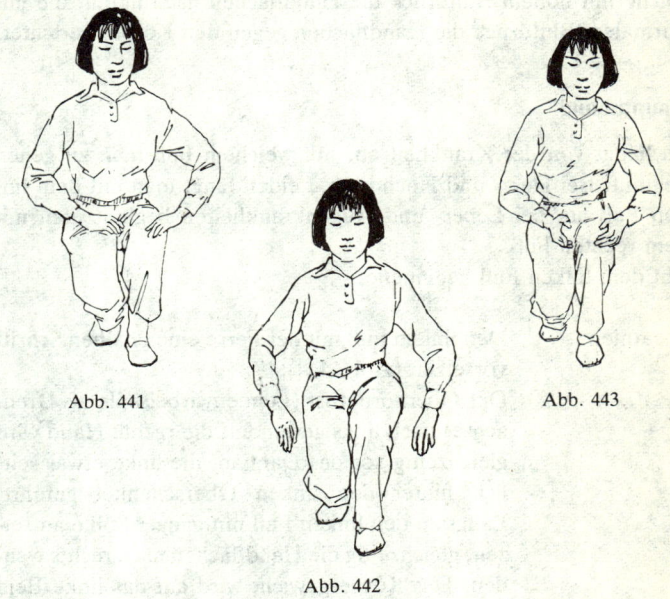

Abb. 441

Abb. 443

Abb. 442

Ausatmen: Hände mit den Handflächen einwärts, vor dem Knie wieder zusammenführen (Abb. 443).

Einatmen: Rückkehr in den Stand, langsam den Körper hochrichten, Körpergewicht auf dem hinteren Bein. Dabei hebe man die Hände mit der Handfläche nach oben bis in Brusthöhe.

Ausatmen:	Hände wenden, Handrücken nach oben, das linke vordere Bein zurückstellen in Ausgangsposition, also schulterbreit neben das rechte Bein. Das Körpergewicht ist wieder auf beiden Beinen. Die Hände langsam neben die Oberschenkel senken.

Diese Übung kann auch als Hauptübung mit «Richtungswechsel» benutzt werden und wird als solche an anderer Stelle beschrieben.

Beachten: Beim Senken der Hände von der Brust bis vor das Knie halten Kranke mit niedrigem Blutdruck die Handflächen nach oben, solche mit hohem Blutdruck die Handflächen nach unten, die mit normalem Blutdruck die Handflächen gegen den Körper gerichtet.

Hauptübung

Es hängt von der Krankheit ab, mit welchem Fuß man zu gehen beginnt. Bei Herz- und Hochdruck-Leiden fängt man mit dem linken Fuß an, bei Leber- und Augenkrankheiten beginnt man mit dem rechten Fuß.

Mit dem linken Fuß beginnend:

Einatmen:	Den linken Fuß mit der Ferse einen halben Schritt vorsetzen (Abb. 444). Der Oberkörper ist (Lendenwirbelsäule als Drehachse) nach links gewendet, die rechte Hand wird gleichzeitig vor das Dantian, die linke etwas seitlich hinter den linken Oberschenkel geführt. Langsam den linken Fuß mit ganzer Sohle aufsetzen, gleichzeitig die Handflächen nach rechts wenden. Das Körpergewicht wird auf das linke Bein verlagert. Der Oberkörper beginnt, sich nach rechts zu drehen; wenn er mittig ist, die rechte Ferse heben. Die Handflächen haben sich inzwischen nach rechts gewendet und beginnen ebenfalls, sich nach rechts zu bewegen.
Ausatmen:	Nun den rechten Fuß einen Schritt vor mit der Ferse aufsetzen. Inzwischen wurde die linke Hand

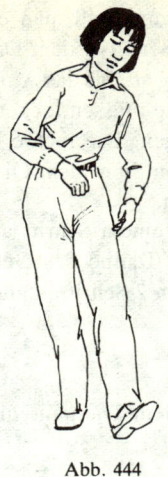

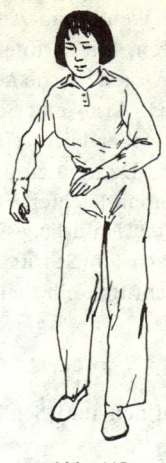

Abb. 444   Abb. 445

vor das Dantian, die rechte neben den rechten
Oberschenkel geführt. Der Oberkörper hat sich
weiter nach rechts gewendet (Abb. 445).

Nun erfolgt die gleiche Bewegung wie oben beschrieben, nur seitenverkehrt. So geht man Schritt für Schritt.

Man gehe möglichst mit geschlossenen Augen. Entsprechend der
Größe des Übungsplatzes bestimme man die Zahl der Schritte, die
man ohne Hindernisse gehen kann. Am Ende des Platzes muß man
dann die Richtung wechseln, entweder um 90 Grad oder um
180 Grad.

Wendung um 90 Grad: Ist z. B. der linke Fuß vorn, dann das Gewicht auf den rechten Fuß verlagern, die linke Ferse als Achse benutzen und den linken Fuß 90 Grad nach links drehen. Nun das
Körpergewicht auf das linke Bein, den rechten Fuß anheben, Hüfte
nach links drehen und den rechten Fuß neben den linken stellen
(fußbreiter Abstand). Körpergewicht auf rechtes Bein, wieder mit
dem linken Fuß zu gehen beginnen, wie eingangs beschrieben.

Wendung um 180 Grad: Diese geschieht mit 2maligem, eben beschriebenen Wenden des Körpers um je 90 Grad:

335

Beachten: Wenn man Atemnot bekommt, soll man eine kleine Pause einlegen. Mit «Öffnen und Schließen» vor dem Dantian und dreimal Qi-Atmen breche man die Übung ab, bis das Atmen wieder mühelos wird. Arm- und Schultergelenke müssen locker sein. Die Finger sind locker leicht einwärts gebogen. Die rechte bzw. linke Hand vor das Dantian zu führen, hat den Sinn, dem Qi die Rückkehr ins Dantian leichter zu ermöglichen.

Atemmodus: Natürliches Atmen; bei einem Schritt atmen man ein, beim nächsten Schritt aus. Je nach Tempo des Gehens atme man bei 2 Schritten ein, bei den nächsten 2 Schritten aus.

Shou Gong

Dreimal «Öffnen und Schließen» vor dem Dantian, dreimal Qi-Atmen.

Fünfte Übung: Den Stab mit den Händen formen

Mit dieser Übung sollen Blutgefäße wieder elastisch und durchgängig werden. Sie wird daher empfohlen besonders bei Krampfadern, Thrombosen, aber auch bei chronischer Bronchitis und Lungenemphysem, denn die Elastizität der Lungenbläschen wird vermehrt.

Die nun folgende Beschreibung ist die der Übung im Stehen. Aber auch im Gehen ist sie möglich. Dabei entspannt sich der Körper noch mehr und die Hirnrinde ruht besser aus.

Das Holz des Pfefferbaums wird in der chinesischen Medizin als Mittel gegen Thrombosen benutzt. Darum schlägt man auch für diese Übung einen Stab aus diesem Holze vor. Die Länge des Stabes ist knapp 30 cm, sein Durchmesser 3 bis 3,5 cm. Die beiden Enden sind abgerundet. (Natürlich können wir auch einen Stab aus einem anderen Holz benutzen.)

Jie Gong

Zunächst locker und ruhig stehen. Männer die rechte, Frauen die linke Hand um die Mitte des Stabes. Daumen und Mittelfinger berühren sich. Die linke Hand liegt mit der Handfläche auf dem Dantian (bei Frauen die rechte). Die Hand, die den Stab umgreift, liegt mit dem Daumenballen auf dem Handrücken der unteren Hand (Abb. 446). Nun 3mal aus- und einatmen, 3mal «Öffnen und Schließen». Dann beide Stabenden in eine Handfläche, der Stab liegt horizontal vor dem Dantian (Abb. 447).

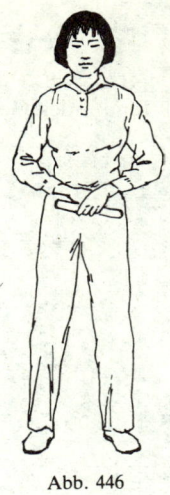 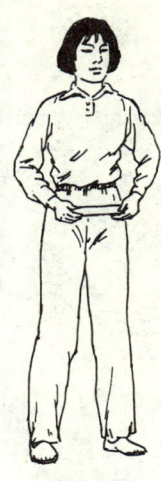

Abb. 446   Abb. 447

Hauptübung 1: Den Stab drehend formen

Einatmen: Den Stab mit seinen Enden zwischen die Handflä-
                chen legen. Mit drehenden Bewegungen der Hän-
                de den Stab drehen, als wollte man ihn umformen.
                (Rechte Hand im Handgelenk nach vorn, die linke
                zum Körper hin und umgekehrt, dabei stehen sich
                die Handflächen gegenüber.) Unter ständigem
                Stabdrehen den linken Fuß einen Schritt vorset-
                zen, mit dem Ballen zuerst auf den Boden (Krebs-
                kranke setzen zuerst die Ferse auf) (Abb. 448).
Ausatmen: Langsam das Körpergewicht nach vorn auf den
                linken Fuß verlagern, dabei die linke Sohle ganz
                auf dem Boden. Die rechte Ferse hebt sich.

<table>
<tbody>
<tr><td>Einatmen:</td><td>Körpergewicht langsam wieder auf rückwärtiges Bein verlagern, der vordere linke Fuß steht auf dem Ballen, der rechte auf ganzer Sohle. So wiegt man sich 4mal vor und zurück.</td></tr>
</tbody>
</table>

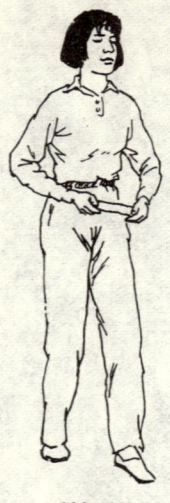

Abb. 448

Zwischenabschluß: Nach dem 4. Verlagern des Körpergewichts auf den vorderen linken Fuß hebt man das «leere» rechte Bein an und stellt es einen Schritt vor, neben den linken Fuß im schulterbreiten Abstand. Nun dreimal «Öffnen und Schließen» vor dem Dantian.

    Wiederholung: Die Hauptübung nun mit dem rechten Fuß beginnend 4mal wiederholen.

Hauptübung 2: Beim Stabdrehen das Knie beugen

<table>
<tbody>
<tr><td>Einatmen:</td><td>Bei ständigem Bewegen der Stabenden in den Handflächen geht das linke Bein einen Schritt vor, das Körpergewicht wird auf das linke Bein verlagert, der Oberkörper beugt sich ein wenig vor.</td></tr>
</tbody>
</table>

Ausatmen:	Langsam in die Hocke gehen, der linke Unterschenkel senkrecht, der linke Oberschenkel horizontal. Das rechte Knie neben dem linken Fuß (Abb. 449).

(Ungeübte werden anfangs nicht tief in die Hocke gehen können, sie üben so weit niederzuhocken, wie sie ohne Mühe können.)

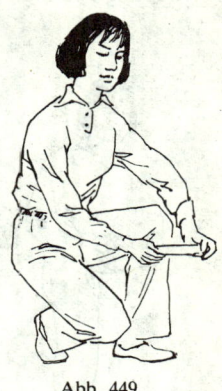

Abb. 449

Einatmen:	Das Kreuz, das bis hierhin locker war, wird nun angespannt, der Körper wird aufgerichtet. Beim Hochkommen das Gewicht etwas auf das rückwärtige Bein.
Ausatmen:	Unter ständigem Drehen des Stabes den rückwärtigen Fuß belasten.
Einatmen:	Gewicht wieder auf vorderes Bein usw.

Wiederholung: 4mal.

Nach dem 4. Aufrichten des Körpers den rechten Fuß schulterbreit neben den linken stellen.

Zwischenabschluß: Männer mit dem Stab in der rechten, Frauen in der linken Hand 1mal «Öffnen und Schließen» vorm Dantian.

Einatmen: Den rechten Fuß einen Schritt vorsetzen. Die gleiche Übung wie schon beschrieben, nur seitenverkehrt.

Wiederholung: 4mal, danach Zwischenabschluß wie oben beschrieben.

Hauptübung 3: Den Stab drehen und ihn dabei zur linken und rechten Seite bewegen

Nach der letzten Zwischenübung den Stab wieder mit den Handflächen halten.

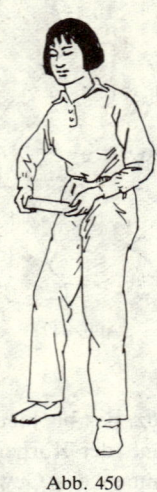

Abb. 450

Einatmen:	Linken Fuß einen Schritt vorsetzen, Körpergewicht auf das linke Bein. Der rechte Fuß dreht sich auf der Ferse nach rechts außen.
Ausatmen:	Oberkörper in der Lendenwirbelsäule nach rechts drehen (langsam); dabei drehen die Hände unablässig den Stab. Schultern hängen, Ellbogen gesenkt. Knie locker!
Einatmen:	Wieder nach links drehen, linken Fuß etwas mehr belasten usw.; 4mal wiederholen (Abb. 450).

Zwischenabschluß: Rechten Fuß schulterbreit neben den linken stellen, 3mal «Öffnen und Schließen».

Fortsetzung der Hauptübung: mit dem rechten Fuß einen Schritt vor, den linken Fuß um 90 Grad nach links außen drehen usw.

Nach erneutem Zwischenabschluß Übergang zu Hauptübung 4.

Beachten: Wenn sich der Körper nach rechts wendet, dreht sich der linke Fuß auf der Ferse etwas einwärts, und der rechte Fuß steht auf dem Ballen auf. Bei der Körperwendung nach links dreht sich der rechte Fuß etwas nach links, und der linke Fuß steht auf dem Ballen. Körperwendung je 45 Grad zu jeder Seite.

Hauptübung 4: Den Stab über den Kopfpunkten Yamen (LG 15) und Baihui (LG 20) drehen

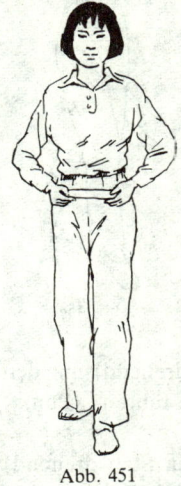 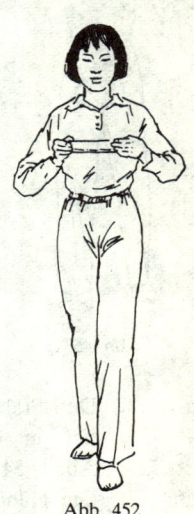

Abb. 451   Abb. 452

Einatmen: Nach dem letzten Zwischenabschluß den linken Fuß einen Schritt vorsetzen. Beide Fußsohlen stehen fest auf dem Boden. Bei ständigem Drehen des Stabes heben sich die Oberarme langsam aufwärts, bis Stab und Hände über dem Scheitel stehen. Dabei hat man das Körpergewicht allmählich auf das rückwärtige Bein verlagert, das vordere linke ist «leer» (Abb. 451, 452, 453).

Ausatmen:	Wenn man mit dem Stab über dem Punkt Baihui angekommen ist, Rumpf ein wenig zurückneigen, dann die Ferse des vorderen linken Fußes einwärts drehen. Danach senkt man die Ferse, und beide Füße stehen gleich fest auf dem Boden; Oberkörper etwas zurückbiegen, dabei linker Fuß auf dem Ballen.

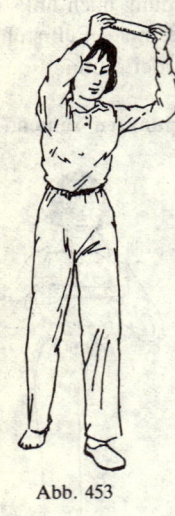 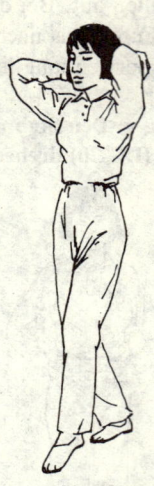

Abb. 453   Abb. 454

Einatmen:	Den Stab (ihn weiter drehend) mit den Händen tief in den Nacken führen (Punkt Yamen, Abb. 454).
Ausatmen:	Die Hände (ständig den Stab drehend) hochheben, das vordere (linke) Bein wird allmählich «voll» belastet, das linke Knie beugt sich. Man steht im linken Bogenschritt, und der Stab senkt sich allmählich vor den Bauch, in Höhe des Dantian.

Wiederholung: 4mal Heben bis in den Nacken und Senken bis vors Dantian.

Zwischenabschluß: Beim 4. Senken des Stabes vor das Dantian den Stab in eine Hand nehmen, rechten Fuß einen Schritt vor (schulterbreit neben den linken), dreimal «Öffnen und Schließen» vor dem Dantian.

Fortsetzung der Hauptübung mit dem rechten Fuß beginnend. Ablauf genau wie oben beschrieben, nur seitenverkehrt.

Wiederholung: 4mal.

Shou Gong

Nach dreimal «Öffnen und Schließen» der vorigen Übung geht man einen Schritt vor, der Mann mit dem linken Fuß, die Frau mit dem rechten. Der Stab liegt in einer Hand, beim Mann in der rechten, bei der Frau in der linken Hand. Die ganze Aufmerksamkeit auf das Dantian richten (aus vorigem Zwischenabschluß liegen beide Hände noch auf dem Dantian). Die Hand, die den Stab trägt, geht langsam vor dem Körper nach oben, der hintere Fuß, der sich inzwischen auf den Ballen gehoben hatte, steht wieder fest auf (Abb. 455, 456).

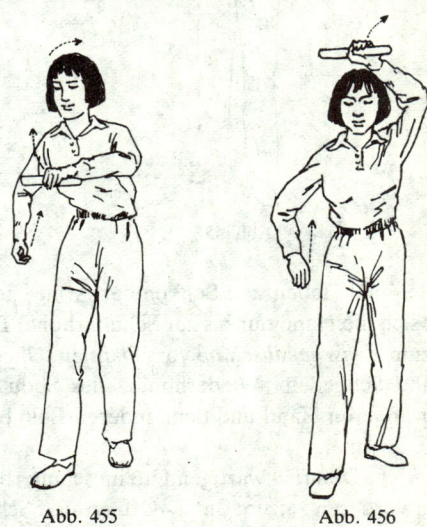

Abb. 455   Abb. 456

Nun beschreibt die Hand, die den Stab trägt, einen weit ausholenden Kreis zur Seite. Die andere Hand hat sich schon vom Dantian gelöst und hängt neben dem Oberschenkel. Während der den Stab tragende Arm sich senkt, hebt sich auf der anderen Seite die leere

343

Hand wie ein «magnetischer Gegenpol» in weit ausholendem seitlichem Kreisbogen nach oben (Abb. 457).

Nun senkt sich die leere Hand vor dem Körper. Die Hand, die den Stab trägt, hebt sich wieder vor dem Körper; oben angekommen, geht sie im seitlichen Kreisbogen nach unten, während die leere Hand im seitlichen Kreisbogen (zur entgegengesetzten Seite) nach oben geht.

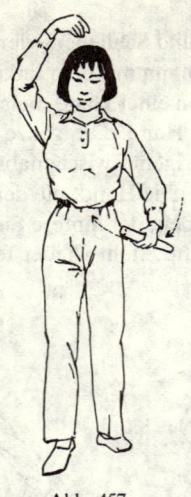

Abb. 457

Wiederholung: Je 4mal Heben und Senken der Arme, beim 4. Mal hebt bzw. senkt sich die Hand nur bis zur Schulterhöhe. Beide Hände senken sich zum *Zwischenabschluß* vors Dantian. Nach dreimaligem «Öffnen und Schließen» Wiederholung des Shou Gong, im Wechsel mit der anderen Hand und dem anderen Bein beginnend.

Wiederholung: Je 4mal.

Zwischenabschluß: Den rückwärtigen Fuß im schulterbreiten Abstand neben den vorderen setzen; 3mal «Öffnen und Schließen».

Nun die leere Hand vor den Bauch in Höhe des Dantian, und zwar mit der Handwurzel zum Körper gerichtet; die Finger zeigen nach vorn (also vom Körper abgewendet). Die Hand, die den Stab hält, führt dessen Ende in die Handfläche der leeren Hand. Die stabtragende Hand macht dreimal die Gebärde des «Öffnens und

Schließens» und führt das Stabende jedesmal bis in die leere Handfläche, die unbewegt stehen bleibt. Danach nimmt die leere Hand
den Stab, der gleiche Ablauf wird seitenverkehrt ebenfalls 4mal
wiederholt.

Das Shou Gong dieser Übung besteht aus mehreren Bewegungsformen. Beim ersten Lesen könnte die Beschreibung verwirren, die
Ausführung jedoch ist einfach. Mit sehr großer Sorgfalt wird in ihr
das Qi mehrmals von allen Richtungen zurückgeführt.

Sechste Übung: Heben, Öffnen, Schließen und Senken, Öffnen, Schließen – mit Richtungswechsel

Jie Gong

Augen schließen, Hände aufs Dantian, dreimal tief ein- und ausatmen, Gedanken sind nur aufs Dantian gerichtet.

Hauptübung

Ausatmen: Nach eingetretener Ruhe den Körperschwerpunkt
auf ein Bein verlagern, und zwar der Mann auf das
rechte, die Frau auf das linke Bein. Nun das «leere» Bein anheben, locker mit der Ferse einen
Schritt nach vorn aufsetzen, den Körper im Kreuz
(Lendenwirbelsäule) etwa 20 Grad zu der Seite
drehen, die dem nach vorn gesetzten Fuß entspricht. Nun die Hände langsam vor den Bauch in
Höhe des Dantian heben, Mittelfingerspitzen berühren sich fast (Abb. 435).

Einatmen: Nun das Körpergewicht langsam auf den vorderen
Fuß verlagern, die Hände (mit den Handflächen
nach oben) heben sich langsam entlang der Mittellinie des Körpers bis zum Punkt «Brustmitte»
(zwischen beiden Brustwarzen). Schultern, Ellbogen, Handgelenke locker.
Kranke mit hohem Blutdruck wenden beim He-

345

ben nicht die Handflächen, sondern die Handrük-
ken nach oben; Bewegung auch schneller als ein
Kranker mit niedrigem Blutdruck, der besonders
langsam die Hände heben soll, damit möglichst
viele Meridiane über das Dienergefäß (Abb. 1)
mit Qi beschickt werden.

Beim Verlagern des Körperschwerpunktes nach
vorn und Heben der Hände, hebt sich allmählich
die Ferse des rückwärtigen Fußes; der Oberkörper ist gering vorgestreckt.

Ausatmen: Mit den Händen am Punkt «Brustmitte» angekommen, stellen sich die Hände langsam aufrecht,
die Fingerspitzen zeigen also nach oben, die Daumen und Handflächen stehen einander gegenüber; Hände heben bis vor die Stirn (Abb. 436).

Einatmen: Nun bereitet man sich aufs Öffnen vor. Handflächen langsam nach außen drehen, Daumen stehen
nebeneinander. Dann weiter nach außen drehen
und gleichzeitig die Hände aus dem Schultergelenk in Stirnhöhe nach rechts und links auseinanderführen, bis die Handrücken sich etwas mehr
als schulterbreit gegenüberstehen (Abb. 437).
Gleichzeitig das Körpergewicht langsam vom vorderen auf das rückwärtige Bein verlagern, dabei
geht der Oberkörper aus seiner Drehung nach
rechts (links) langsam in Frontalstellung zurück
(etwas nach rückwärts geneigt). Der vordere Fuß
steht dabei auf dem Ballen, die Ferse hat sich etwas gehoben (Abb. 438).

Ausatmen: Nun die Hände mit Unter- und Oberarm in runder, weicher Bewegung so drehen, daß sich die
Handflächen gegenüberstehen. Die Arme führen
die Hände vor der Stirn fast zusammen.

Einatmen: Nun Hände langsam senken bis in Brusthöhe; hier
stehen sich die Mittelfingerspitzen gegenüber, sich
fast berührend (Abb. 439). Gleichzeitig wird das
Körpergewicht wieder auf das vordere Bein verlagert.

Ausatmen:	Die Hände weiter bis zum Dantian senken. Dabei gleichzeitig das vordere Bein im Knie beugen, bis der Oberschenkel horizontal und der Unterschenkel senkrecht zur Erde stehen. Das Knie des rückwärtigen Beines berührt fast den Boden, der Fuß steht nur auf dem Ballen.
Einatmen:	Nun die Hände so drehen, daß die Daumen nach unten und die Handflächen nach außen zeigen. Die Hände einer Bogenlinie entlang nach außen führen (etwas mehr als hüftbreit). Kurze Pausen (Abb. 441, 442).
Ausatmen:	Handflächen wieder nach innen wenden, Hände vor dem Knie fast zusammenführen (Abb. 443). Die Handgelenke sollen der tiefste Punkt der Hände sein.
Einatmen:	Langsam aufstehen. Handgelenke heben, das Kreuz leicht anspannen, als ob man sich von einem Sitz erheben will. Das Körpergewicht ruht beim Aufstehen auf dem rückwärtigen Bein, der vordere Fuß ist «leer». Die Ferse des vorderen Fußes anheben. Beim Aufrichten aus der Hocke gehen die Hände bis vor die Brust.
Ausatmen:	Die Hände wenden, Handflächen zeigen abwärts. Beim Wenden der Hände geht das vordere Bein schon in die Ausgangsstellung zurück, also den vorgesetzten Fuß einen Schritt zurück (schulterbreit neben das Standbein). Das Körpergewicht ist wieder auf beiden Beinen. Hände langsam senken bis zum Dantian, dann weiter bis zu beiden Seiten der Oberschenkel.

Wiederholung: 3mal.

Beachten: Herzkranke, Hypertoniker und Blutkrebskranke haben beim Senken der Hände die Mittelfingerspitzen sich berührend zusammen. Beim Senken der Hände von der Stirn zur Brust sollen Hypotoniker diese nicht vor dem Gesicht sondern seitlich des Kopfes senken, sie vor die Brust führen und hier die Handflächen nach aufwärts drehen.

Für Anfänger und Schwache ist die Kniehocke etwas schwierig, sie senken sich nur so weit, wie es möglich ist. Man soll sich keinesfalls unbehaglich fühlen, sonst gelingt es nicht, das Innere Qi in Bewegung zu setzen.

Nach dreimaliger Wiederholung erfolgt der Richtungswechsel. Hat man im ersten Durchgang der Übung mit dem Gesicht nach Westen gestanden, dann wendet man sich nach Süden, also um 90 Grad nach links. Nach dem zweiten Durchgang wendet man sich nach Norden, zum Schluß nach Osten.

Durchführung des Richtungswechsels (nach links): Nach der Rückkehr in die Ausgangsstellung die linke Ferse an die Innenkante des rechten Fußes führen, auf der Ferse den linken Fuß um 90 Grad nach links drehen, Gewicht auf linken Fuß, den rechten Fuß im Abstand einer Fußbreite neben den linken Fuß stellen; damit hat sich auch der Körper nach links gedreht.

Nun folgt dreimalige Wiederholung der Hauptübung nach Süden, danach Richtungswechsel nach links um 180 Grad (2mal 90 Grad-Wendung) nach Norden.

Wiederholen der Hauptübung nach Norden (3mal), dann erfolgt Richtungswechsel nach Osten. Man vollzieht dazu eine Wendung nach rechts: Körpergewicht auf das linke Bein. Der Ballen des rechten Fußes dient nun als Drehpunkt. Die rechte Ferse dreht sich um 90 Grad einwärts (links), Körpergewicht geht auf den rechten Fuß. Nun stellt man den linken Fuß in schulterbreitem Abstand neben den rechten. Dreimalige Wiederholung der Hauptübung in dieser Richtung.

Zum Ausgang der Übung wird diesesmal das rückwärtige Bein nach vorn gestellt, schulterbreit vom Standbein entfernt. Locker und ruhig aufgerichtet stehen.

Shou Gong

Die entspannte Aufmerksamkeit ist aufs Dantian gerichtet. Die Hände vor das Dantian heben, Handflächen nach oben. Dann Hände weiterheben bis zum Punkt «Brustmitte». Die Mittelfingerspitzen berühren leicht diesen Akupunkturpunkt. Beim Berühren 3mal tief ein- und ausatmen. Danach werden die Hände leicht und locker abwärts zum Dantian gesenkt, hier 3mal «Öffnen und Schließen», dann mit den Handflächen auf dem Dantian 3mal Qi-Atmen. Danach die Hände zu beiden Seiten des Körpers senken, langsam die Augen öffnen. Nun erst ist das Shou Gong zu Ende. Die Aufmerksamkeit hat sich vom Dantian gelöst.

Der Punkt «Brustmitte» ist der Treffpunkt mehrerer Meridiane (Fuß-Yin-Niere, Fuß-Yin-Milz, Hand-Yang-Dünndarm, Hand-Yang-Drei-Erwärmer), die in diesem Punkt in das Dienergefäß einmünden. Nach alten medizinischen Lehrbüchern heilt man an diesem Punkt Keuchhusten, Schluckauf, Luftröhrenkrampf, Asthma, Lungenblähung, mangelnde Milchentwicklung bei Stillenden, Lungen-, Nieren- und Brustkrebs.

4. Spezielle Übungen für die Krebstherapie

Bevor man mit der Behandlung beginnt, stellt man sich ein Übungsprogramm zusammen. Dieses Programm richtet sich nach Ort und Stadium des Krebsbefalls. In welchem Stadium auch immer die Krankheit sich befindet, immer bemüht man sich, Yin und Yang ins Gleichgewicht zu bringen. Dazu benutzt man starkes Windatmen, Hauptübungen und Hilfsübungen. Sinn jeder Übung ist Ausscheiden des Qi, das an kranke Abfallprodukte gebunden ist, und Zuführen von neuem, wirksamem Qi.

Bei der Krebserkrankung unterscheidet man drei Stadien:
1. Krebs im Frühstadium; die Geschwulst ist noch lokal begrenzt.
2. Mittleres Stadium; die Lymphdrüsen sind bereits befallen.
3. Krebsabsiedlung in anderen Organen (Metastasen).

Übungen im Frühstadium

Auch in China wird nach der Früherkennung des Karzinoms möglichst bald operiert. Nach der Operation, wenn weder Rezidive noch Metastasen bestehen, seien die Übungen wir folgt:

a) Windatmen beim schnellen Gehen, 20 Minuten.
   Pause, 20 Minuten.

b) Windatmen beim ruhigen Schritt auf der Stelle, mit rechtem bzw. linkem Fuß; je 30 Minuten.
   Pause, 10 Minuten.
c) Ein-, Zwei- oder Drei-Schritt-Übungen kombiniert mit Windatmen, 1 Stunde.
   Pause, 30 Minuten.
d) Windatmen bei schnellem Gehen, 30 Minuten.
   Pause, 20 Minuten.
e) Heben, Öffnen, Schließen, Senken, Öffnen, Schließen.
   (Diese Übung auch zur Einleitung als Jie Gong.)

Alle Übungen im Freien ausführen. Immer wieder kontrollieren, ob die Bedingungen wie Lockerheit, Ruhe, Weichheit und Fließen der Bewegungen erfüllt sind. Was «schnell» ist, ist relativ und soll vom Patienten selbst festgelegt werden. Die Schrittzahl pro Minute richtet sich nach dem Kräftezustand. An keinem Tag die Übung auslassen. Am günstigsten ist der frühe Morgen, Übungsdauer 2 bis 3 Stunden. Zum zweiten Mal übe man abends, wieder 2 bis 3 Stunden. Wer dazu keine Zeit hat, übe morgens und abends je eine Stunde. Das ist besser, als einen Tag ganz auszulassen.

Übungen im mittleren Stadium

Vorbereitungsübung: Heben, Öffnen, Schließen; Senken, Öffnen, Schließen, dann:

a) Windatmen beim schnellen Gehen, 20 Minuten.
   Pause, 20 Minuten.
b) Windatmen beim ruhigen Schritt auf der Stelle, 20 Minuten.
   Windatmen mittleren Grades bei der Ein-Schritt-Übung, 30 Minuten.
c) Zwei-Schritt-Übung mit Windatmen, 20 Minuten.
   Drei-Schritt-Übung mit Windatmen, 20 Minuten.
   Pause 30 Minuten.

d) Windatmen mit langsamem Gehen, 20 Minuten.
   Windatmen mit mittelschnellem Gehen, 20 Minuten.
   Windatmen mit schnellem Gehen, 20 Minuten.
   Pause, 20 Minuten.
e) Heben, Öffnen, Schließen; Senken, Öffnen, Schließen.
   Danach Hilfsübungen, wie sie später beschrieben werden.

Übungen im Spätstadium

Vorbereitungsübung: Heben, Öffnen, Schließen; Senken, Öffnen, Schließen.

a) Windatmen bei schnellem Gehen, 20 Minuten.
   Pause mit Ruhe im Liegen, 20 Minuten.

b) Windatmen bei ruhigem Schritt auf der Stelle, 15–20 Minuten.
c) Windatmen beim schnellen Gehen, 20 Minuten.
d) Dreimal Heben, Öffnen, Schließen; Senken, Öffnen, Schließen.
   Dreimal Qi-Atmen.

Zusätzlich Lockerungs-Übungen für Hüften und Kreuz (s. Beschreibung der einzelnen Übungen).

Zu den Übungen, besonders denen mit Windatmen, begebe man sich möglichst ins Freie, in einen Garten, einen Park oder in den Wald. Zu Kopf- und Fußpunktmassage hat man dagegen zu Hause mehr Ruhe.

Die Reihenfolge des Ein- und Ausatmens hat auch ihre Bedeutung. Es gibt Krankheitszustände, bei denen man ergänzen und aufbauen muß. In diesen beginne man die Übung mit Einatmen. Soll man jedoch mehr Schlechtes ausscheiden, dann fange man mit Ausatmen an.

Bei der Punkt-Massage ist die Drehrichtung zu beachten. Im Sinne des Uhrzeigers massieren bedeutet Ergänzung, im entgegengesetzten Sinne massiert man, wenn Abfall- und Schadstoffe ausgeschieden werden müssen. Krebs im Spätstadium erfordert in der

Regel Ausscheidung. (Schwangere und Frauen zur Zeit der Regel sollten keine Kopf- und Fußpunkt-Massage machen.)

Durch Lenkung der Aufmerksamkeit leitet man nur das Reine Qi über die Meridiane und deren Organschaltstellen in Richtung auf das erkrankte Organ. Man sollte nie bewußt das im Tumor befindliche und mit Schadstoffen beladene Qi in die Peripherie leiten. Ist das neu aufgenommene Reine Qi stark und mächtig, dann wird das verbrauchte Qi im erkrankten Organ über Blut- und Lymphbahnen durch z. B. Nieren und Lungen ausgeschieden.

Die *Gehübungen* sind die wichtigsten in der Krebsbehandlung mit dem «Neuen Qi Gong». Beim Gehen wird die Muskulatur der Lendenwirbelsäule beidseitig im Wechsel gespannt und entspannt. Man darf es nicht unterlassen, seine Bewegungen zu «fühlen». Man achte auf die Verlagerung des Körpergewichts bei jedem Schritt. Mit wachsender Erfahrung erlangt man das Gefühl für den eigenen Körper. Ohne Einbeziehung der gesammelten Aufmerksamkeit bleibt die Übung reine Gymnastik und gegen die Krankheit wirkungslos. Es wurde schon davon gesprochen, welch wichtige Rolle die Hirnrinde bei der Mobilisierung der Abwehrkräfte spielt. Man muß sie ruhigstellen; nur einen Gedanken denken, das Wahrnehmungsvermögen entspannen. Sehen und doch nicht sehen, hören und doch nicht hören. Erst dann kann das Qi den Körper und das Zentralnervensystem durchlaufen.

Der Ungeübte, der mit den eigenen Problemen belastet ist, der düster seiner Krankheit gegenübersteht, soll nicht fürchten, daß er die geforderte geistige Haltung nicht erlernen könne. Allein durch die anfangs nötige Konzentration auf die korrekte Ausführung der Bewegungen und das richtige Atmen werden seine Gedanken nicht abschweifen können. Die zu Beginn des vorigen Kapitels gemachten Vorschläge, wie man ein Thema wählt und beibehält, schulen die Fähigkeit, sich nur auf ein Thema zu konzentrieren.

Erste Übung: Einfaches Gehen mit mittlerem Windatmen

Mittels Spannung und Entspannung der Muskeln beim Gehen werden Yin und Yang neu ins Gleichgewicht gebracht. Äußerlich wirkt man ruhig und gelassen, im Inneren aber entsteht ein stark wirkendes Qi. Schon auf dem Weg zum Übungsplatz kann man «Einfaches Gehen mit Windatmen» benutzen.

Auf dem Platz angekommen, steht man ruhig, die Füße schulterbreit auseinander, Knie locker – prüfen, ob Nacken und Kreuz locker sind. Wie schon beschrieben, sind die Lippen geschlossen und doch nicht geschlossen, die Zungenspitze liegt hinter den oberen Schneidezähnen am Gaumen. Man schließt die Augen und beginnt, die Atemzüge langsamer werden zu lassen. Man stellt sich vor, die Unterschenkel und Füße seien schwer und fest mit dem Boden verwachsen; dadurch werden viele belastende Alltagsgedanken entlassen.

Jie Gong

Man legt die Hände aufs Dantian: dreimal Qi-Atmen. Die Aufmerksamkeit wendet sich nun dem Thema zu, an das zu denken man sich vorgenommen hat. Geübtere sammeln sich nur auf das Dantian. Nun folgt dreimal «Öffnen und Schließen» vor dem Dantian.

Beachten: Man darf das Jie Gong nicht als lästig oder überflüssig ansehen.

Hauptübung

Langsam die Lider öffnen und geradeaus blicken. Körpergewichtsverlagerung: Männer auf das rechte Bein, Frauen auf das linke Bein.

Erster Schritt: Männer setzen den linken, Frauen den rechten Fuß einen Schritt vor. Unabhängig vom Geschlecht jedoch beginnen Herz- und Hochdruckkranke mit dem linken Fuß, Leberkranke beginnen immer rechts. Ist der Krebsherd auf der linken Körperseite, dann zuerst den linken Fuß vorsetzen, ist der Herd rechts, dann fängt man mit dem rechten Fuß zu gehen an.

Angenommen, es soll mit dem linken Fuß begonnen werden, dann hebt man den linken Fuß leicht und sanft vom Boden und setzt ihn mit der Ferse einen Schritt nach vorn. Nun verlagert man das Körpergewicht langsam auf den vorgesetzten Fuß; dabei setzt die ganze Sohle auf. Nun hebt sich die rechte Ferse. Das Körpergewicht ruht jetzt ganz auf dem linken Bein. Der rechte Fuß wird einen

Schritt nach vorn gesetzt, wieder zuerst mit der Ferse, dann mit der ganzen Sohle, das Körpergewicht wird auf das rechte Bein verlagert.

Beim einfachen Gehen soll die ganze Wirbelsäule mit einbezogen werden. Setzt man den linken Fuß vor, dann dreht sich der Oberkörper in der Lendenwirbelsäule etwas nach links, der Kopf dreht sich auf der Halswirbelsäule noch etwas weiter links (Eisbär-Gang). Dadurch werden die Kapseln und Bänder zwischen den einzelnen Wirbelkörpern gelockert, wichtige neben der Wirbelsäule verlaufende Meridiane bewegt und gedehnt, und außerdem wirkt das Drehen der Wirbelsäule wie eine Massage auf Akupunkturpunkte. Besonders deutlich wirkt sich die Massage auf die Punkte am hinteren Schädelrand aus, wo der lange Halsdreher und die Nackenmuskulatur am Schädel ansetzen. Besonders die Gelenke zwischen dem 1. und 2. Halswirbelkörper werden gelockert.

Beim Vorsetzen des rechten Fußes zum Schritt dreht man den Oberkörper entsprechend nach rechts, und den Kopf dreht man noch etwas weiter als den Oberkörper nach rechts. So geht man Schritt für Schritt.

Die Arme werden ebenfalls in die Gehbewegung einbezogen. Wenn die linke Ferse beim Schritt nach vorn aufgesetzt wird, wird die rechte Hand vor das Dantian geführt, die linke (mit der Handfläche nach links) etwas schräg hinter die linke Hüfte. Wenn der linke Fuß vorn flach aufsitzt, ruht das Körpergewicht für kurze Zeit gleichmäßig auf beiden Beinen, danach verlagert es sich weiter auf das linke Bein. Wenn sich die rechte Ferse hebt, werden die Hände durch den Oberarm gewendet, die Handflächen zeigen nun nach rechts.

Nun den rechten Fuß einen Schritt vorsetzen, die linke Hand vors Dantian heben, der rechte Arm führt die rechte Hand seitlich etwas hinter die rechte Hüfte. Der Abstand der linken Hand vom Dantian beträgt etwa eine Faustbreite. Alle Bewegungen müssen locker, weich und fließend sein, besonders das Wenden der Hände darf nicht abrupt und eckig geschehen. Alle Gelenke entspannt, die Ellbogen locker gekrümmt, damit die Hände mühelos vor das Dantian gelangen können. Locker besonders das Kreuz; wenn Lendenwirbelgelenke und der lange Rückenmuskel dort nicht entspannt sind, kann das Qi den Körper nicht durchlaufen.

Beachten: Die Armbewegungen beschränken sich nicht auf die Bewegungen der Hände und Unterarme, sondern der Oberarm führt die Hände aus dem Schultergelenk. Dadurch spannt und entspannt sich die gesamte bewegende Muskulatur. Nur so kann das Qi vom Kopf in die Füße, von den Fingerspitzen in den Kopf und den Körper fließen.

Das Atmen beim Gehen: Die Atmung in der Krebsbehandlung ist das Windatmen. Dieser Atemmodus hat aufbauende, regenerierende Wirkung. Windatmen unterscheidet sich vom Qi-Atmen durch folgendes: Ai-Atmen heißt, durch die Nase ein- und durch den Mund ausatmen, leise, unhörbar. Beim Windatmen atmet man durch die Nase ein und aus, und zwar zweimal kurz ein (für den Kranken selbst hörbar). Ausatmen langsam, nicht hörbar, mit entspannten Bauchmuskeln. Durch das relativ heftige Einatmen werden die Bauchmuskeln leicht eingezogen. Windatmen ist also auch «reguliertes Atmen». (Beim Ausatmen die Atemluft langsam ausströmen lassen, nicht auspressen).

Beim Vorsetzen der Ferse (also beim ersten Schritt) zweimal hörbar kurz einatmen. Beim zweiten Schritt (also beim Aufsetzen der anderen Ferse) langsam, nicht hörbar, mit Wellenbewegung in den Bauch langsam ausatmen.

Zum Bewegungsablauf siehe Abb. 417 und den entsprechenden Text.

Shou Gong

Will man die Hauptübung abbrechen (und das sollte man nach 20 Minuten Gehen), dann bleibe man stehen und hole das hintere Bein schulterbreit neben das Standbein. Man bleibt eine kurze Zeit ruhig stehen. Dann dreimal «Öffnen und Schließen» vor dem Dantian, dreimal Qi-Atmen mit den Handflächen auf dem Dantian.

Beachten: Den bei der Übung vermehrt fließenden Speichel herunterschlucken.

Wiederholung: Nach dem Shou Gong macht man eine Pause von 5 bis 10 Minuten; entweder geht man bummelnd umher, oder aber (bei zu großer Schwäche) man ruhe im Liegen oder im Sitzen aus. Nach der Pause soll man die Übung noch zweimal je 20 Minuten wiederholen.

Zweite Übung: Ruhiger Schritt auf der Stelle mit mittlerem Windatmen

Diese Übung ist auf Seite 325 ff., Abb. 430, 431 beschrieben.

Dritte Übung: Ruhiger Schritt auf der Stelle mit Windatmen und den Händen auf der Nierengegend

Diese Übung ist auf Seite 328 f., Abb. 432 bis 434 beschrieben. Sie wird empfohlen bei allen Erkrankungen des Urogenitalsystems (Nieren, Blase, Geschlechtsorgane).

Vierte Übung: Ein-Schritt-Übung mit Windatmen

Diese Übung unterscheidet sich von der auf Seite 323 f. beschriebenen dadurch, daß schon bei einem Schritt zweimal ein- und einmal ausgeatmet wird. Hier wird also die Atemfrequenz entsprechend höher. Durch die besondere Bewegungsform wird das Qi auf die acht senkrechten Nebenkanäle und deren Querverbindungen, wie auch die horizontalen Meridiane geleitet. Das an auszuscheidende Abfallstoffe gebundene Qi wird in größerer Menge aus dem Körper entfernt.

Jie Gong

Zur Vorbereitung übt man entweder Qi-Atmen mit anschließendem «Öffnen und Schließen» vor dem Dantian, oder aber man wählt eine von den bereits beschriebenen erweiterten Jie-Gong-Übungen, z. B. Heben, Öffnen, Schließen, Senken, Öffnen, Schließen.

Hauptübung

Will man mit dem linken Fuß zu gehen anfangen, verlagere man das Körpergewicht auf das rechte Bein (rechtes Knie leicht gekrümmt). Das Becken nun nach links drehen, linken Fuß vom Boden abheben, ihn mit der Ferse einen Schritt nach links vorn setzen. Oberkörper im Hüftgelenk ein wenig links vorbeugen. Die rechte Hand

357

vor das Dantian, die linke neben die linke Hüfte führen. Gleichzeitig zweimal kurz einatmen.

Das Körpergewicht auf das linke Bein verlagern, die ganze Fußsohle aufsetzen und dabei relativ lang ausatmen. Nun wird der rechte Fuß vom Boden abgehoben, die Handflächen haben sich langsam und rund so gewendet, daß die Handflächen beide nach rechts zeigen.

Nun den rechten Fuß mit der Ferse einen Schritt nach vorn aufsetzen, die linke Hand ist inzwischen vor das Dantian, die rechte schräg nach außen etwas hinter den rechten Oberschenkel geführt worden. Beim Aufsetzen der rechten Ferse zweimal einatmen.

Das Körpergewicht auf das rechte Bein, dabei senkt sich die rechte Fußsohle, gleichzeitig wenden sich die Handflächen und weisen zur linken Seite. Gleichzeitig hat sich aber auch das Becken nach rechts gewendet und den Oberkörper mitgeführt. Beim Aufsetzen der rechten Fußsohle hat man ausgeatmet.

Hauptübung mit abgewandeltem Atemrhythmus

Anstatt beim Aufsetzen der Ferse zweimal einzuatmen, kann man auch nur einmal einatmen (mit Windatmen), beim Aufsetzen der ganzen Sohle ausatmen.

Hauptübung mit abgewandeltem Bewegungsrhythmus

Aufsetzen der linken Ferse, zweimal einatmen; linke Fußsohle aufsetzen einmal ausatmen. Nun nicht den rechten Fuß fließend vorsetzen, sondern bei «vollem», belastetem linkem Bein den rechten Fuß mit der Spitze nach unten neben die linke Fußinnenkante führen; mit dem Großzeh den Boden einmal tippend berühren. Dabei Atempause.

Nun die rechte Ferse vorsetzen, zweimal einatmen, ganze Sohle aufsetzen, ausatmen, dann Atempause und den linken Fuß mit der Spitze nach unten neben die rechte Fußinnenkante führen, mit dem linken Großzeh den Boden tippend berühren, dabei Atempause.

Die Hauptübung wird empfohlen bei: Chronischer Bronchitis, Lungenemphysem und Erkältungskrankheiten der oberen Luftwege, vor allem aber als Vorbeugung und zur Heilung bei Lungenkrebs (wirksam auch bei metastasiertem Lungenkrebs). Hier ist der Angriff stärker als die Abwehr.

Die abgewandelte Form mit Zehentippen ist eine der besten Übungen zum Regulieren von Yin und Yang. Sie hilft dem Körper Inneres Qi zu bilden. (Siehe auch die Übungen zur Stärkung und Heilung der fünf Organe, S. 299 ff., und die entsprechenden Abbildungen.)

Shou Gong

Man schließt mit derselben Form ab, mit der man auch die Hauptübung eingeleitet hat. Zum Schluß 3mal Qi-Atmen.

Fünfte Übung: Zwei-Schritt-Übung mit Windatmen

Bei dieser Übung sind Angriff und Abwehr im Gleichgewicht. Die Anzahl der Atemzüge, aber auch deren Tiefe sind um die Hälfte vermindert, doch ist die Menge des zirkulierenden Qi kaum geringer als in der vorigen Übung.

Jie Gong

Als Einleitung wähle man eine der schon beschriebenen Übungen, die mit Öffnen und Schließen ausgeführt werden.

Hauptübung

Aus der letzten Bewegung der Einleitungsübung führe man die rechte Hand vor das Dantian, die linke etwas hinter die linke Hüfte. Gleichzeitig verlagere man das Körpergewicht auf den rechten Fuß.

Den linken Fuß sanft vom Boden abheben und mit der Ferse einen Schritt nach vorn (etwas links von der Gehrichtung) aufsetzen. Gleichzeitig wendet man den Oberkörper vom Becken aus etwas nach links; gleichzeitig die Handflächen so wenden, daß diese nach rechts weisen.

Beim Aufsetzen der linken Ferse einmal Wind-Einatmen.

Linken Fuß mit der Sohle aufsetzen, das Körpergewicht auf das linke Bein. Der Oberkörper beginnt sich mittig zu drehen, und die Hände beginnen den Weg vor dem Körper nach rechts. Hände weiter nach rechts führen, so daß die linke vor dem Dantian, die rechte rechts neben der rechten Hüfte steht. Inzwischen hat man den rechten Fuß vom Boden abgehoben, und die rechte Ferse einen Schritt vorgesetzt, die Handflächen wurden inzwischen nach links gewendet.

Beim Aufsetzen der Ferse einmal Wind-Einatmen. Gleichzeitig die Hände nach links führen, die rechte steht vor dem Dantian, die linke seitlich neben der linken Hüfte, Handfläche nach links außen.

Mit Ausatmen den rechten Fuß zurück, mit der Fußspitze neben die linke Fußinnenkante führen, aber den Boden noch nicht berühren. Inzwischen haben sich die Handflächen wieder nach rechts gewendet und werden von den Armen wieder nach rechts geführt. Die linke Hand steht nun vor dem Dantian, die rechte seitlich neben der rechten Hüfte. Bei der nächsten Fuß/Körperbewegung machen die Hände einen Takt Pause.

In der Atempause mit der rechten Großzehenspitze den Boden tippend berühren. Dabei ist es günstig, nicht den Fuß nach unten zu bewegen, sondern die Hüften etwas zu senken. Dadurch gelangt der Großzeh von selbst auf den Boden (dabei das linke Knie etwas beugen).

Im ersten Schritt gibt es also 4 Bewegungseinheiten, die man beim Atmen als ¼ Takt auszählen kann: ein, ein, aus, Pause.

Die gleiche Bewegung, die vorstehend beschrieben ist, wird nun, mit dem rechten Fuß beginnend, seitenverkehrt ausgeführt. So geht man weiter, Schritt für Schritt.

Shou Gong

Zum Abschluß dieser Übung setzt man den jeweiligen Fuß nicht mehr vor, sondern schulterbreit neben das Standbein. Dann «Öffnen und Schließen» vor dem Dantian und 3mal Qi-Atmen.

Sechste Übung: Drei-Schritt-Übung mit Windatmen

Bei dieser Übung ist die Abwehr stärker als der Angriff. Außer bei Krebskrankheiten wird sie auch bei Hypotonie, Anämie, chronischer Lungenentzündung, Diabetes und allen Herzleiden empfohlen, denn der Qi-Verlust ist bei diesen Krankheiten besonders hoch. (Durch Lungenstauung ist die Atmung erschwert.)

Beim Üben soll man die Lider fast ganz schließen; dadurch wird das gesamte Nervensystem ruhiggestellt. Bei geschlossenen Augen kann das Reine oder Innere Qi eher in Bewegung kommen, «Spannungsstärke» und «Strömungsgeschwindigkeit» werden erhöht.

Jie Gong

Dreimaliges Qi-Atmen und dreimaliges «Öffnen und Schließen» vor dem Dantian oder auch Öffnen, Schließen, Heben, Öffnen, Schließen, Senken.

Hauptübung (links beginnend)

Nach der letzten Bewegung des Jie Gong die rechte Hand vor das Dantian, die linke seitlich etwas hinter die linke Hüfte.

Körpergewicht auf das rechte Bein verlagern, dabei die Handflächen wenden, die rechte Hand geht seitlich der rechten Hüfte, die linke vor das Dantian. Gleichzeitig den Oberkörper (Lendenwirbelsäule als Drehachse) gering nach links drehen; bei gestrecktem Kreuz den Oberkörper etwas nach links vorneigen.

Den linken Fuß sanft vom Boden heben und mit der Ferse einen Schritt nach vorn (etwas links von der Gehrichtung) aufsetzen.

Einmal kurz durch die Nase einatmen.

Linken Fuß flach aufsetzen, Körpergewicht auf den linken Fuß verlagern; den Oberkörper (Lendenwirbelsäule als Drehachse) gering nach rechts drehen, bei gestrecktem Kreuz etwas nach rechts vorbeugen.

Handflächen wenden, die linke Hand links seitlich neben die linke Hüfte, die rechte vor das Dantian. Rechten Fuß sanft vom Boden heben und mit der Ferse einen Schritt vorsetzen.

Gleichzeitig kurz durch die Nase einatmen.

Den rechten Fuß ganz aufsetzen, das Körpergewicht auf den rechten Fuß verlagern. Handflächen wenden, die rechte Hand seitlich der rechten Hüfte, die linke vor das Dantian. Gleichzeitig den

Oberkörper in der Lendenwirbelsäule etwas nach links, in den Hüftgelenken bei gestrecktem Kreuz etwas vorbeugen.

Die linke Ferse einen Schritt vorsetzen, dabei ausatmen.

Langsam den linken Fuß ganz belasten (ständig langsam dabei ausatmen, die Hände langsam neben beide Oberschenkel führen. Die rechte Fußspitze neben den linken Fußinnenrand führen (nicht auf den Boden setzen). Knie ganz leicht beugen, dadurch tippt der Großzeh auf den Boden.

Bewegungspause: Einmal natürlich ein- und ausatmen.

Nun geht die Bewegung weiter, das heißt es folgen drei weitere Schritte, mit dem rechten Fuß beginnend. Der Ablauf ist wie beschrieben, nur seitenverkehrt. So geht man Schritt für Schritt, 20 Minuten lang.

Shou Gong

3maliges «Öffnen und Schließen» vor Dantian und Yintang, 3maliges Qi-Atmen.

Drei-Schritt-Übung, mit dem rechten Fuß beginnend:
Wie oben beschrieben, nur seitenverkehrt. Links statt rechts, und rechts statt links. Mit welchem Fuß man beginnt, ist abhängig von der Krankheit, die geheilt werden soll.

Ausführung der Schrittübungen:
Das Auftippen der Großzehe hat mehrere Wirkungen. Die drei Fuß-Yin-Meridiane werden angeregt; durch das Verlegen des Körperschwerpunktes nach unten (beim Tippen) werden die Muskeln im Nacken- und Schulterbereich zusätzlich entspannt. Durch die kurze Bewegungspause kommen Yin und Yang eher ins Gleichgewicht.

Welche Übungen auch immer durchgeführt werden, man darf nie vergessen: Die Bewegungen müssen rund, weich und langsam sein. Der Blick sei weit. Auch die Bewegungen, die wir bei anderen Qi-Gong-Formen beobachten, sind nie eckig. Sie wirken nur zeitweilig durch die Abruptheit der Bewegung, als seien sie hart. Die Bewegungsausdehnung sei nie so groß, daß das Gleichgewicht, die Standfestigkeit, in Gefahr geraten.

Die Wirkung des Windatmens auf Erkrankungen der Atmungsorgane ist außerordentlich. Die Bewegung der gesammelten Aufmerksamkeit, die man erst mit der Zeit richtig zu beherrschen lernt, wird von dem, der Erfahrung hat, so beschrieben: «Wo die Aufmerksamkeit ist, ist auch das Qi; wo das Qi ist, ist auch die Aufmerksamkeit.»

Noch einmal sei auf die Notwendigkeit des Shou Gong hingewiesen. Verkürzt man die Übung, oder ändert man sie ab, dann können grobe Fehler im Qi-Kreislauf entstehen.

Siebte Übung: Beschleunigtes Gehen mit Windatmen

Das beschleunigte Gehen ist vor allem gegen Krebs einzusetzen. Seine Besonderheit: Zweimal kurz Wind-Einatmen (beim Aufsetzen des Fußes beim ersten Schritt), ausgeatmet wird lang und langsam beim nächsten Schritt, d. h. beim Aufsetzen des anderen Fußes.

Mit dieser Art zu gehen, werden Schad- und Abbaustoffe vermehrt durch die Nieren ausgeschieden.

Jie Gong

Dreimal Qi-Atmen, dreimal «Öffnen und Schließen» vor dem Dantian, oder Öffnen, Schließen, Heben, Öffnen, Schließen, Senken.

Hauptübung (links beginnend)

Nach der Vorbereitung die rechte Hand von der Körperseite vor die Brust heben (Punkt «Brustmitte»); die linke Hand hinter die linke Hüfte führen. Körpergewicht auf das rechte Bein, Oberkörper dreht sich etwas nach links und neigt sich leicht nach vorn. Linken Fuß locker anheben, einen Schritt vorsetzen (zunächst mit der Ferse, aber sofort auf die ganze Sohle abrollen). Beim Abrollen zweimal kurz Wind-Einatmen.

Das Körpergewicht auf das linke Bein, gleichzeitig den rechten Arm nach rechts, bis die rechte Hand etwas hinter der rechten Hüfte steht (Handfläche schräg nach außen); die linke Hand bis vor den Punkt «Brustmitte» anheben. Das Körpergewicht ist nun voll auf dem linken Bein.

Oberkörper nach rechts drehen und vorbeugen, den rechten Fuß

anheben, einen Schritt vorsetzen, beim Abrollen des Fußes ausatmen.

So geht man Schritt für Schritt, links 2mal Wind-Einatmen, rechts
ausatmen. Die Atmung sei genügend tief, aber nicht heftig.

Hauptübung, mit dem rechten Bein beginnend:
Der Ablauf ist der gleiche wie für «links beginnend» beschrieben,
nur seitenverkehrt.

Shou Gong

3maliges Heben, Öffnen, Schließen, Senken, Öffnen, Schließen.
3maliges Qi-Atmen.

Besonderheiten: Durch «Beschleunigtes Gehen mit Windatmen»
wird die Zirkulation des Qi in den Yin- und Yang-Meridianen vermehrt in Fluß gebracht. Zweimal ein-, einmal ausatmen hilft außerdem, das Qi in größerer Menge zu erneuern. Vor allem die im
Inneren des Körpers verlaufenden Yin-Kanäle werden vermehrt mit
frischem Qi beschickt. Die Organe gelangen dadurch in die «Offen-
sive».

Auch beim beschleunigten Gehen muß man auf die Verlagerung
des Körperschwerpunktes achten, das belastete Bein ist «voll», das
andere ist «leer». Beim Verlagern vom «vollen» Bein auf das «leere», sind für einen Moment beide Beine gleichmäßig belastet. Dann
fließt die Kraft weiter in das bisher «leere» Bein, das nun «voll»
wird.

Rechts ein-, links ausatmen, bedeutet: Yin-Qi heben, Yang-Qi
senken. Links ein-, rechts ausatmen, bewirkt Heben des Yang-Qi,
Senken des Yin-Qi.

Die Fußbewegung beim schnelleren Gehen geschieht zwar relativ
schnell, aber mit viel Inhalt. Würde man sie in der Zeitlupe ausein-
anderziehen, dann könnten wir sehen, daß jede kleinste Stellungsänderung voller Intensität ist. Die Bewegung ist nicht nur mechanisch intensiv, als Therapie wirkt der «intensive» Energiefluß, der
mit Qi Gong bezweckt wird.

Dauer der Übung: 20 Minuten; danach 20 Minuten Pause (vorher
Shou Gong!).

Wiederholung: 3mal.

Achte Übung: Schnelles Gehen mit Windatmen

Beim «schnellen Gehen» hebt sich die Ferse des rückwärtigen Fußes schon, wenn der vordere beim Schritt nach vorn erst die Ferse aufsetzt.

Jie Gong

Entweder 3maliges Qi-Atmen mit anschließendem «Öffnen und Schließen» vor dem Dantian, oder Heben, Öffnen, Schließen, Senken, Öffnen, Schließen mit Richtungswechsel.

Hauptübung (rechts beginnend)

Nach der letzten Bewegung der Vorbereitung die linke Hand vor die Brust heben (Punkt «Brustmitte»), Handfläche gegen die Brust gerichtet (die rechte Hand mit der Handfläche nach schräg rechts außen, hinter die rechte Hüfte).

Das Körpergewicht auf das linke Bein, der Oberkörper dreht sich etwas nach rechts; rechten Fuß heben, einen Schritt vor, mit der Ferse aufsetzen. Zweimal kurz Wind-Einatmen.

Die linke Ferse hat sich inzwischen angehoben. Die rechte Fußsohle ganz aufsetzen, Handflächen wenden sich, die linke (vor der Brust) zeigt abwärts, die rechte wendet sich nach links. Beim Aufsetzen der rechten Sohle ausatmen.

Nun erst das rechte Bein ganz belasten, den Oberkörper mittig drehen; die linke Hand beginnt, sich links seitlich zu senken, die rechte geht nach oben vor die Mitte der Brust.

Wenn das rechte Bein «voll» ist, hat sich der Oberkörper etwas nach links vorn gedreht. Die linke Hand ist neben der linken Hüfte, die rechte steht nun vor dem Punkt «Brustmitte».

Nun die linke Ferse einen Schritt nach vorn aufsetzen, rechten Fuß auf den Ballen stellen, 2mal Wind-Einatmen.

Handflächen wieder wenden. Die linke Fußsohle ganz aufsetzen, ausatmen.

Erst jetzt das Körpergewicht ganz auf das linke Bein, den Körper mittig drehen und die Hände ihren Weg beginnen lassen. Oberkörper weiter nach rechts drehen, die linke Hand vor der Brust, die rechte geht bis neben die rechte Hüfte.

So geht man Schritt für Schritt, gerade so schnell, daß man noch Herr über jede Bewegung ist und das Gleichgewicht halten kann.

Hauptübung, mit dem linken Fuß beginnend:
Wie oben beschrieben, nur seitenverkehrt.

Shou Gong

Die Form des Shou Gong ist abhängig von der Vorbereitungsübung. Hat man die Einleitung in vier Richtungen geübt, dann muß man auch mit dieser Form abschließen. Zum letzten Abschluß noch 3mal Qi-Atmen.

Dauer der Übung: 20 Minuten schnelles Gehen, dann Shou Gong und Pause.

Neunte Übung: Besonders schnelles Gehen mit Windatmen

Bei dieser Übung bewegt man sich relativ schnell. Das Wenden der Hände jedoch bleibt weich und rund, es sei nie abrupt. Beim Aufsetzen einer Ferse einmal einatmen (Windatmen), beim Aufsetzen der anderen ausatmen. Niere und Milzmeridiane werden gut mit Qi beschickt, die Darmtätigkeit wird angeregt. Man fühlt sich frisch und bekommt Appetit; auch im Kopf fühlt man sich frei. Die seelische Kräftigung bei Krebskranken ist erfreulich.

Jie Gong

Wie bei der achten Übung.

Hauptübung (links beginnend)

Die Bewegungen sind genau wie in der vorigen Übung; der Unterschied besteht im Atemmodus: Linker Fuß vor, einmal Wind-Einatmen, rechter Fuß vor, einmal ausatmen.

Alle 5 bis 10 Minuten bleibt man stehen und übt 3mal Öffnen und Schließen« vor dem Dantian; danach noch einige Minuten ruhig stehenbleiben. Dann die Übung mit dem rechten Fuß beginnen. (Man bleibt auf dem hinteren Fuß stehen und holt den vorderen zurück neben den hinteren Fuß.)

Shou Gong: Zum Abschluß bleibt man auf dem vorderen Fuß stehen und holt den hinteren neben den vorderen. Dann dreimal Heben, Öffnen, Schließen, Senken, Öffnen, Schließen. Dreimal Qi-Atmen.

Hauptübung (rechts beginnend):
Wie oben beschrieben, nur seitenverkehrt.

Wirkung der achten und neunten Übung:
Alle Formen des schnellen Gehens mit Windatmen sind geeignet für Krebskranke im Früh- oder Mittelstadium. Kranke im Spätstadium oder Schwache müssen zunächst andere Übungen auswählen, um sich aufzubauen. Das mit der Atemluft neu aufgenommene Qi würde bald bis zum Krankheitsherd vordringen. Das käme einem Direktangriff gleich, und dies muß zunächst unbedingt vermieden werden. In der medizinischen Anwendung des Qi Gong handelt es sich darum, Zufuhr und Ausscheidung des Qi im Gleichgewicht zu halten. Jedes Ungleichgewicht kann Krankheiten hervorrufen. Bei einer Erkrankung ist entweder das Reine Qi oder das Nahrungs-Qi gestaut, und die Stauung muß beseitigt werden. Das erreicht man mit den genau dosierten Übungen.

Die Wirkung des Qi Gong in der Therapie tritt nicht rasch ein; nur Beharrlichkeit führt zum Erfolg.

5. Zusatzübungen zur Entspannung

Durch die Gelenke des Körpers verlaufen wichtige Meridiane; daher wird soviel Nachdruck darauf gelegt, daß alle Gelenke locker sein müssen.

Eine besonders wichtige Stelle für die Qi-Passage ist das Kreuz. Hier ist nicht nur die Schwelle vom Dantian zum Lenkergefäß, von hier steigen auch die Nierenmeridiane zum Herzen. Nur durch völlige Entspannung (besonders im Kreuz) werden Durchgänge und Übergänge von Meridian zu Meridian geöffnet. Guo Lin schlägt zur Lockerung des Kreuzes Übungen vor, die schon den alten Chinesen bekannt waren und von ihnen als «elegante Übungen» bezeichnet wurden.

Die Übungen dienen nicht nur zur Stärkung der Kreuzmuskulatur, sondern auch zur Vergrößerung der Elasitzität der Sehnen und Gelenkkapseln zwischen den Lendenwirbelkörpern. Sind diese nicht entspannt, dann sind wichtige Meridiane abgeklemmt und dem Qi wird der Weg versperrt.

Erste Übung: Das Kreuz entspannen durch Kreisen des Oberkörpers

Jie Gong

3mal Qi-Atmen, 3mal «Öffnen und Schließen» vor dem Dantian.

Hauptübung

Aus der letzten Bewegung der Einleitung den linken Handrücken auf die Nierengegend legen, die rechte Handfläche auf das Dantian.

Einatmen: Die rechte Hand vor der Mittellinie des Körpers (Dienergefäß) aufwärts führen; in Gesichtshöhe die Handfläche nach außen wenden. Die Hand mit der Fläche nach oben über den Scheitel (Punkt Baihui) führen.

Ausatmen: Das linke Knie leicht und locker beugen, Körpergewicht auf das rechte Bein. Den Oberkörper im Kreuz nach rechts drehen (nicht die Hüften mitdrehen). Dabei die rechte Hand im großen Kreisbogen nach rückwärts abwärts und wieder vor die rechte Hüfte, von da zum Dantian führen.

Dreimal ununterbrochen kreisen. Danach beide Hände vor den Bauch, dreimal «Öffnen und Schließen».

Nach dem Zwischenabschluß die gleiche Bewegung mit der linken Hand, den Körper in der Lendenwirbelsäule nach links drehen.

Shou Gong

3mal «Öffnen und Schließen» vor dem Dantian, 3mal Qi-Atmen.

Zweite Übung: Das Kreuz drehen im Bogenschritt

Jie Gong

Wie in der ersten Übung.

Hauptübung (rechts beginnend)

Körpergewicht auf das linke Bein verlagern. Rechten Fuß einen Schritt vorsetzen. Nun das Körpergewicht auf das rechte Bein, rechtes Knie beugen zum rechten Bogenschritt. Beide Hände mit den Handrücken auf die Nierengegend. Der Daumen drückt auf die

Mittelfingerspitze, das Körpergewicht bleibt auf dem rechten Bein. Kreuz und Hüften lockern.

Einatmen:	Den Oberkörper in der Lendenwirbelsäule nach links drehen; der Kopf dreht sich auf der Halswirbelsäule noch weiter nach links als der Rumpf. Die Augen blicken nach links oben. In dieser Haltung bis 9 zählen (Atempause).
Ausatmen:	Körper wieder mittig drehen.

Wiederholung: 3mal.
Danach zieht man den linken Fuß an den rechten, so daß die Füße parallel (schulterbreit voneinander entfernt) stehen.

Zwischenabschluß: 3mal «Öffnen und Schließen».

Hauptübung (links beginnend):
Die gleichen Bewegungen seitenverkehrt, im ganzen dreimal.

Shou Gong

Bewegungen wie Jie Gong.

Dritte Übung: Den Oberkörper rückwärts biegen

Jie Gong

3mal Heben, Öffnen, Schließen; Senken, Öffnen, Schließen. Beim Senken aber nicht in die Hocke gehen, Öffnen, Schließen vor dem Dantian.

Hauptübung (rechts beginnend)

Nach dem letzten Heben, Öffnen, Schließen die Hände das Dienergefäß entlang herunterführen bis vor das Dantian, dann entlang der Gürtellinie nach rückwärts; die Handrücken auf die Nierengegend legen. Der Daumen berührt die Mittelfingerspitze.

Das Körpergewicht auf den linken Fuß, den rechten Fuß zum Bogenschritt vorsetzen. Das Körpergewicht auf das rechte Bein verlagern.

Einatmen: Den Oberkörper in der Lendenwirbelsäule nach rückwärts biegen (so weit wie möglich). Das Körpergewicht verlagert sich langsam auf das rückwärtige Bein. Wenn der Schwerpunkt beim Zurückverlagern genau zwischen beiden Beinen liegt, das Gesicht heben.

Ausatmen: Das Körpergewicht wieder langsam auf das rechte Bein zum rechten Bogenschritt, der Kopf steht wieder senkrecht. Locker und ruhig stehen. Das Ganze insgesamt dreimal.

Zwischenabschluß: Den rückwärtigen Fuß schulterbreit neben den vorderen stellen, dreimal «Öffnen und Schließen» vor dem Dantian.

Hauptübung (links beginnend):

Die gleiche Bewegung zur linken Seite, d. h. linken Fuß zum Bogenschritt vor. Den Rumpf dreimal nach rückwärts biegen, wie oben beschrieben.

Shou Gong

Wie Jie Gong; danach 3maliges Qi-Atmen.

6. Druckpunkt-Massage als Zusatzübungen

Die zu massierenden Punkte liegen alle auf Yang-Meridianen. Bekanntermaßen kann man durch die Massage Schmerzen beseitigen, aber auch gestörte Körperfunktionen auf Normal-Regelung einstellen.

Mit Massage meint man hier aber keinen starken Druck. Die Punkte sollen ganz umkreist und nur ganz leise mit der Fingerkuppe berührt werden. Auf keinen Fall auch nur den leichtesten Druck ausüben! Durch diese Methode wird an diesen Stellen Akupunktur überflüssig, aber vor allem das Einnehmen von Medikamenten.

Zu den Vorteilen dieser Methode gehört, daß sie unabhängig von Zeit und Ort ist und man keine Hilfsmittel braucht. Man setzt das Qi mit den eigenen Händen in Bewegung. Da die Massageübungen alle mit erhobenen Armen und Händen durchgeführt werden, muß man auf die nötige Lockerheit in Arm-, Schulter- und Nackenmuskulatur achten. Die Schultern dürfen bei der Übung nie angehoben werden.

Bei allen Organkrankheiten kann man auf diese Einfluß nehmen, indem man die Punkte massiert, die sich am Beginn bzw. am Ende der Yang-Meridiane befinden. Diese Punkte liegen alle am Kopf (Abb. 458, 459, 460). Auch die Wirkung der Massage auf «Gehirnverkalkung», Cerebralsklerose, ist nicht zu unterschätzen. Nur bei Hirntumoren und Hirnmetastasen darf man die Punkte am Kopf nicht massieren.

Man sitzt zu dieser Massage auf einem Hocker mit weicher Sitzfläche, gerade so hoch, daß Ober- und Unterschenkel rechtwinklig

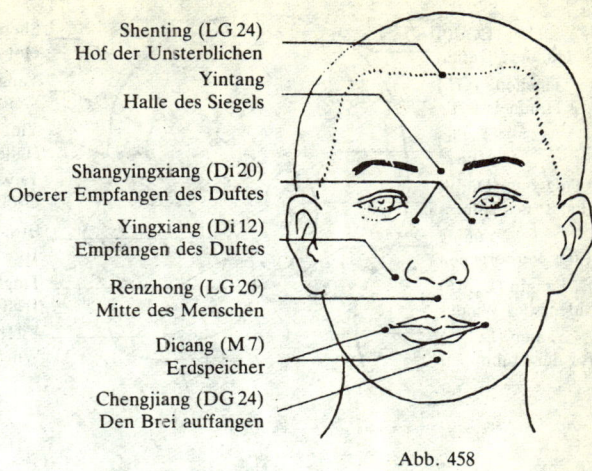

Shenting (LG 24)
Hof der Unsterblichen

Yintang
Halle des Siegels

Shangyingxiang (Di 20)
Oberer Empfangen des Duftes

Yingxiang (Di 12)
Empfangen des Duftes

Renzhong (LG 26)
Mitte des Menschen

Dicang (M 7)
Erdspeicher

Chengjiang (DG 24)
Den Brei auffangen

Abb. 458

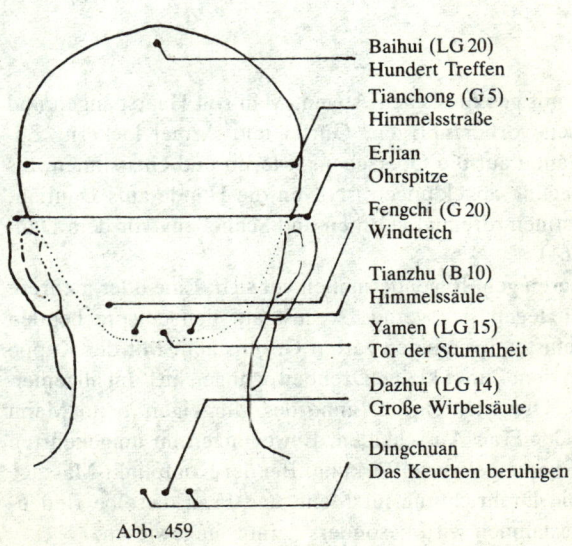

Baihui (LG 20)
Hundert Treffen

Tianchong (G 5)
Himmelsstraße

Erjian
Ohrspitze

Fengchi (G 20)
Windteich

Tianzhu (B 10)
Himmelssäule

Yamen (LG 15)
Tor der Stummheit

Dazhui (LG 14)
Große Wirbelsäule

Dingchuan
Das Keuchen beruhigen

Abb. 459

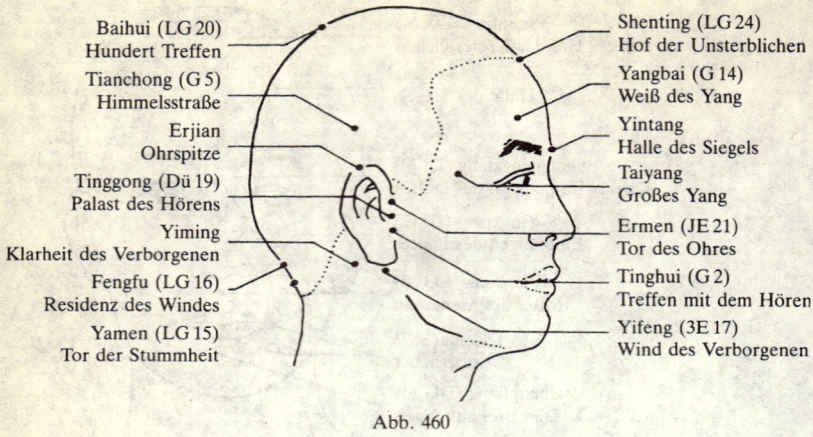

Baihui (LG 20)
Hundert Treffen

Tianchong (G 5)
Himmelsstraße

Erjian
Ohrspitze

Tinggong (Dü 19)
Palast des Hörens

Yiming
Klarheit des Verborgenen

Fengfu (LG 16)
Residenz des Windes

Yamen (LG 15)
Tor der Stummheit

Shenting (LG 24)
Hof der Unsterblichen

Yangbai (G 14)
Weiß des Yang

Yintang
Halle des Siegels

Taiyang
Großes Yang

Ermen (JE 21)
Tor des Ohres

Tinghui (G 2)
Treffen mit dem Hören

Yifeng (3E 17)
Wind des Verborgenen

Abb. 460

zueinander stehen. Da die Übung mindestens 20 Minuten dauert, sollte man weich genug sitzen, um die Yang-Meridiane in den Beinen nicht abzuklemmen und damit den Qi-Umlauf zu stören.

Vorbereitung

Ruhig sitzen mit geschlossenen Augen. Man soll Haarspangen und Zahnprothesen vorher ablegen, Gürtel und Ärmel lockern. Zunächst die Hände auf die Oberschenkel legen und entspannen, bis die Tageserregung abgeklungen ist. Nun die Hände aufs Dantian, dreimal tief atmen, dreimal «Öffnen und Schließen» vor dem Dantian (Abb. 461).

Das Massieren geht folgendermaßen vor sich: Eine oder mehrere Fingerkuppen legen sich gerade so fest auf den entsprechenden Punkt, als betasteten sie einen zarten Gegenstand. Mit der Kuppe führt man auf dem Punkt kleine Drehbewegungen aus. Im allgemeinen bedeutet Drehrichtung im Sinne des Uhrzeigers beim Mann Aufbau, bei der Frau Ausscheiden. Bewegungen im umgekehrten Sinne haben die umgekehrte Wirkung. Bei der Kopfpunkt-Massage jedoch hat die Drehrichtung für Mann und Frau dieselbe Bedeutung. Bei Ausnahmen wird besonders darauf hingewiesen.

Bei seitlich gelegenen Punkten ist die Drehrichtung von oben nach vorn, von da nach unten, von da rückwärts usw. Bei seitlich der Mittellinie gelegenen Punkten ist die Drehrichtung von oben zur Körpermitte, von da abwärts, auswärts usw. (Ergänzung). Dreht man umgekehrt, so bedeutet das Abbau, Ausscheidung. Bei Krebs (ebenso bei Entzündungen) muß «ausgeschieden» werden.

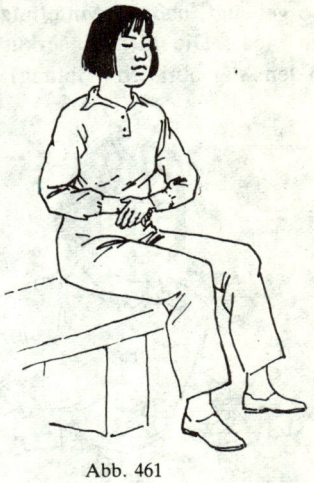

Abb. 461

1. Massage des Punktes auf der Stirn zwischen den Augenbrauen (Yintang)

Man löst die Hände, sanft vom Dantian, Finger nicht gestreckt, sondern locker gebeugt (Mittelfingerspitzen berühren sich fast). Daumen locker abgespreizt. Die lockeren Hände langsam heben, Kranke mit niedrigem Blutdruck wenden die Handflächen nach oben; bei hohem Blutdruck sind die Handrücken nach oben gewendet. Bei normalem Blutdruck zeigen die Handflächen gegen den Körper.

Nun entlang der Mittellinie (entspricht dem Dienergefäß) bis zur Brust heben. Dort (ohne das Heben zu unterbrechen) drehen sich die Hände im Handgelenk, so daß die Fingerspitzen aufwärts zei-

375

gen. Weiter heben bis zum Punkt zwischen den Augenbrauen (Abb. 462, 463).

Hier ändert man die Handhaltung: Daumenspitze berührt die Nagelkuppe des vierten Fingers, der fünfte Finger legt sich leicht unter den vierten Finger. Mittel- und Zeigefinger liegen gestreckt nebeneinander. Diese Handform bezeichnen wir in den folgenden Beschreibungen als «Pfeil-Hand». In dieser Haltung werden die Handgelenke so gebeugt, daß die Mittelfinger parallel übereinanderstehen (Abb. 464). Die Mittelfingerkuppen werden auf den Punkt zwischen den Augenbrauen (Yintang) gelegt und eine leichte

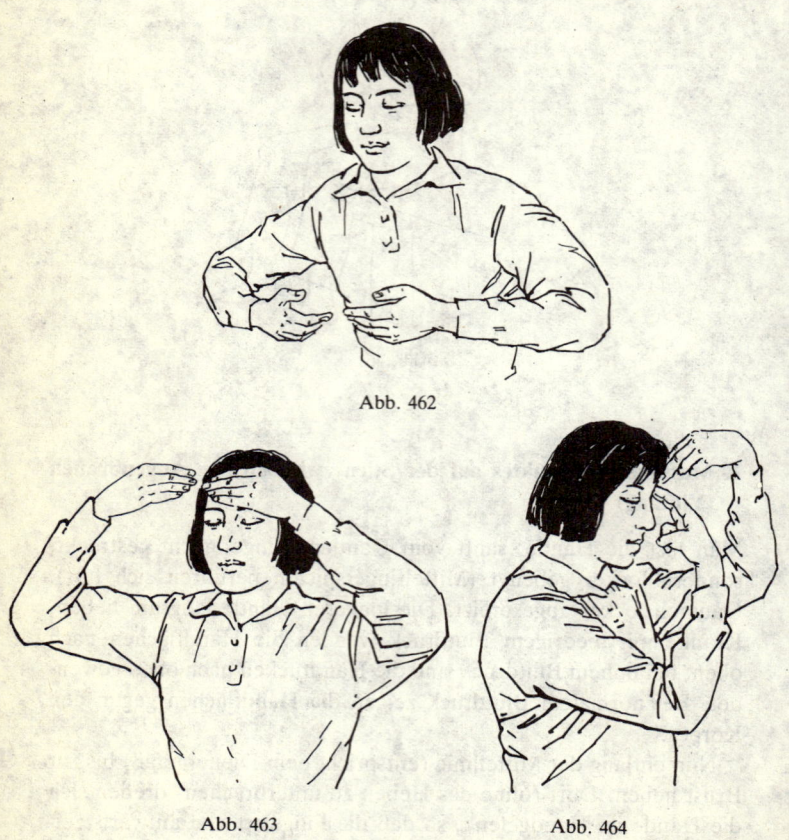

Abb. 462

Abb. 463

Abb. 464

Drehmassage, 9mal im Sinne des Uhrzeigers, 9mal im umgekehrten Sinne, ausgeführt. Während der Massage natürliches, tiefes Bauchatmen. Wem es schon gelingt, der sammle die Aufmerksamkeit aufs Dantian (oder übe die Sammlung mit einem Thema als Hilfsvorstellung).

Die Drehrichtung hängt natürlich von der Krankheit ab. Beachten: *Bei Krebs und Entzündungen in umgekehrter Richtung beginnen, also mit «Ausscheiden».*

Nach Beendigung der Massage Atemweise wechseln. Bei der Massage natürliches Bauchatmen. Nun reguliertes Atmen, Zungenspitze hinter die oberen Schneidezähne, durch die Nase einatmen, die Zungenspitze hinter die unteren Schneidezähne, durch den Mund ausatmen. Beim Einatmen den Oberkörper hoch aufrichten, beim Ausatmen kann man sogar das Kreuz etwas krümmen, d. h. die Wirbelsäule etwas zusammensinken lassen. Beim Ausatmen nun mit den Mittelfingerkuppen sanft auf den Massagepunkt drücken. Das «Drücken» mehr in der Vorstellung als in Wirklichkeit; die Aufmerksamkeit weiter aufs Dantian zu richten, ist sehr wichtig.

Nach dem sanften Drücken auf Yintang geht man mit leicht tupfenden Bewegungen über die Mittellinie der Stirn aufwärts bis zum Haaransatz, wieder abwärts über den Nasenrücken bis zur Oberlippe. Hier endet die Tupfmassage am Endpunkt des Lenkergefäßes im Punkt Renzhong (LG 26, s. Abb. 458).

Nun die Hände (gerundete Finger, die Fingerspitzen gegeneinander) senken zum Dantian.

Massage des Yintang wird empfohlen bei Kopfschmerzen und Schwindel, gegen Augen- und Nasenkrankheiten.

2. Massage der Schläfen (Punkt Taiyang)

Man findet diesen Punkt zu beiden Seiten der knöchernen Augenhöhlen in der Senke über dem Jochbein (Abb. 460). Er ist mit dem Trigeminus-Ast verbunden, der zum Ohr zieht.

Anschließend an die vorige Übung wendet man die Hände weich und locker – nicht nur die Handgelenke locker, der Arm macht die Wendung mit, die Finger locker gebogen. Man hebt die Hände wie in der vorigen Übung bis zur Brust, von da mit veränderter Hand-

stellung bis zum Yintang. Wieder Änderung der Handform in Pfeil-
finger; außerdem trennen sich hier die Hände und man fährt mit der
Mittelfinger-Spitze über die Augenbrauen bis zum Punkt Taiyang.
Nun beginnt die sanfte Drehmassage. Die Fingerkuppe bleibt dabei
immer auf dem Punkt, beim Massieren fährt sie also nicht über die
Haut. Die Haut wird bei der leichten Drehung mitbewegt. Massiert
wird neunmal von oben nach vorn, von da nach unten, von da nach
hinten (Abb. 465). Diese Umdrehung bedeutet Aufbau. Noch neun
Umdrehungen in der umgekehrten Richtung ergeben zusammen
Yin-Yang-Gleichgewicht. Während der Massage atmet man natürlich.

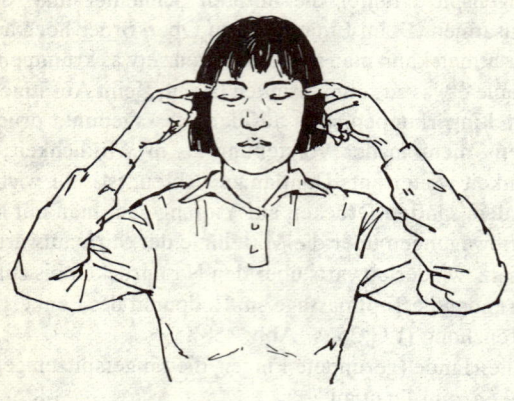

Abb. 465

Nun dreimal reguliertes Atmen, durch die Nase ein-, durch den
Mund (Zunge hinter den unteren Schneidezähnen) ausatmen. Wirbelsäule beim Ausatmen etwas zusammensinken lassen, dabei leichten Druck auf den Punkt Taiyang ausüben.

Nach der Punktpressur klopft man mit den Fingerkuppen leicht
die Wangen abwärts bis zum Kinn. Von da streichen sie über die
Haut des Halses, unter weiterem Senken formt man die Hände
wieder wie in der vorigen Übung. Bei normalem Blutdruck zeigen
die Handflächen zum Körper, bei Hochdruck zeigen die Handrük-
ken nach oben, bei Hypotonus die Handflächen. Man senkt die
Hände bis zum Dantian und atmet gleichzeitig aus.

Heilwirkungen: Psychische Erregungen, Herz- und Kopfschmer-zen, Kehlkopfentzündung, Gesichtslähmung (Facialisparese), Au-genleiden sowie Blutkrankheiten.

3. Massage der Augenbrauen und der Ohrenpunkte

Lage und Bezeichnung der Punkte:

1. Zhuanzhu (B 2), am nasenseitigen Ansatz der Augenbrauen (Abb. 466). Er hängt mit dem Nervenbereich von Nervus facialis und Trigeminus I zusammen.

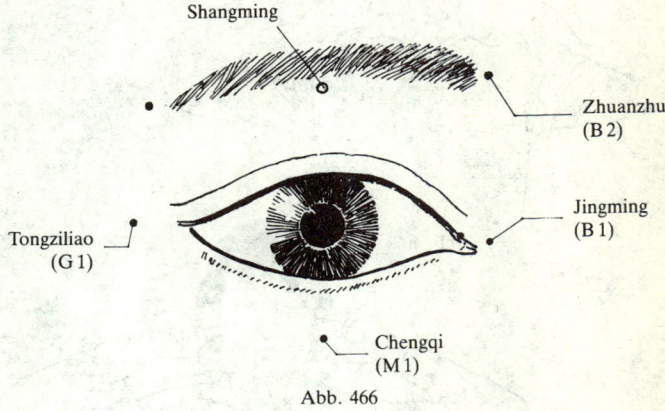

Abb. 466

2. Drei Punkte vor dem Eingang zum äußeren Gehörgang:
a) Ermen (3 E 21).
b) Tinggong (Dü 19).   } s. Abb. 460
c) Tinghui (D 2).

Massage-Methode:

Nach dem Senken der Hände beim Abschluß der vorigen Übung erneutes Wenden der Hände, Heben bis zum Punkt zwischen den Augenbrauen (wie schon beschrieben). Die Finger sind locker ge-krümmt.

Die Mittelfingerspitze legt sich auf die Augenbrauenwurzel, der Daumen auf den Punkt Taiyang (Abb. 460). Der Mittelfinger streicht dreimal langsam über die Augenbraue (seitlich bis zum Daumen) (Abb. 467). Danach Daumen auf Kleinfingerkuppe; 2., 3. und 4. Fingerkuppe kreisen 3mal um das Auge. Dann legt man die Kuppen der drei mittleren Finger so auf die drei Ohrpunkte, daß die Handfläche nach vorn zeigt (Abb. 468).

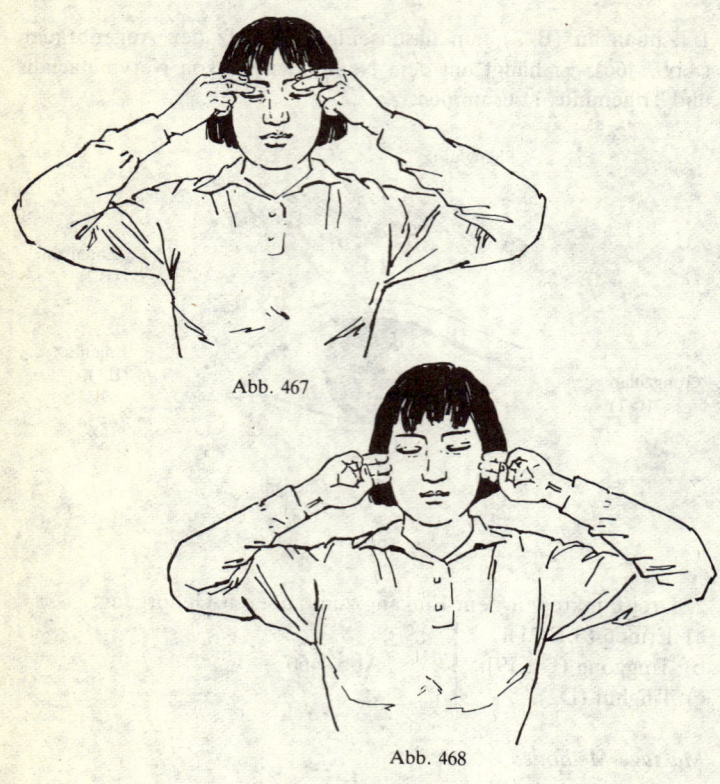

Abb. 467

Abb. 468

Mit leichtem Druck 9mal vorwärts, 9mal rückwärts massieren. Danach wieder dreimal einatmen durch die Nase und Ausatmen durch den Mund (Zunge ist beim Ausatmen hinter den unteren Schneidezähnen). Finger üben beim Ausatmen leichten Druck auf die Ohrpunkte aus. Beim Einatmen den Körper hoch aufrichten, besonders das Kreuz ganz gestreckt, beim Ausatmen kann dieWirbelsäule etwas zusammensinken.

Nun wieder die Finger sanft öffnen, mit den Fingerkuppen die Wangen abwärts bis zum Kinn leicht tupfen. Dann streichen die Fingerkuppen über den Hals bis zur Brust, dann in üblicher Handhaltung mit Ausatmen senken bis zum Dantian.

Wirkung: Besonders beeinflußt werden die Ciliarkörper im Auge, Kopfschmerzen und «Augenschwindel».

4. Massage der Augenpunkte

Bezeichnung und Lage der Punkte:

a) Jingming (B 1). Der Punkt befindet sich 1 mm einwärts des inneren Lidwinkels. Energiefluß zur elastischen Auskleidung der Augenhöhle, auf die Stirn- und Lidmuskulatur. In ihm treffen sich 5 Meridiane (4 Yang- und 1 Yin-Meridian) (Abb. 466).

b) Tongziliao (G 1) liegt einen Fingerbreit neben dem äußeren Lidwinkel (Abb. 466).

c) Chengqi (M 1); Lage in der Mitte des unteren Augenhöhlenrandes, 1 mm höher als der Knochenrand, also auf dem Unterlid. Energiestrom in die geraden und schrägen Augenmuskeln. Einflußgebiet auch auf N. Trigeminus II und einen Facialis-Ast (Abb. 466).

d) Shangming (Sonderpunkt) liegt auf keinem der 12 Organ-Meridiane, etwas unterhalb der Mitte des oberen Augenhöhlenrandes zwischen diesem und dem Augapfel (Abb. 466).

Massage-Methode:

Heben der Hände wie gehabt bis zum Punkt Yintang. Nun forme man die Hände zu einer lockeren Hohlfaust, der Daumen liege quer über 2., 3. und 4. Fingernagel. Der 5. Finger ist locker abgespreitzt. Die Kuppe des 5. Fingers lege man sanft auf den Punkt Jingming am inneren Lidwinkel (Abb. 469). 9mal von oben nach innen, nach außen, nach oben kreisend massieren, dabei wie bei jeder Drehmassage tiefes, natürliches Bauchatmen. 9mal in umgekehrter Richtung massieren. Darauf 3mal Punktpressur mit reguliertem Atmen. Beim Ausatmen die Zungenspitze hinter die unteren Schneidezähne. Pressur beim Ausatmen.

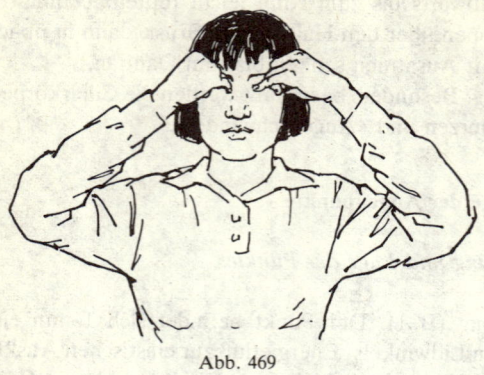

Abb. 469

Nun den kleinen Finger über den Lidspalt nach außen führen. Auf dem Punkt Tongziliao wieder 9mal kreisend massieren, gleichfalls 9mal in der umgekehrten Richtung. Darauf 3mal leichte Punktpressur. Darauf die Hände öffnen, mit den Fingerspitzen die Wangen abwärts klopfen bis zum Kinn. Von da in üblicher Weise die Hände zum Dantian senken.

Massage von Chengqi und Shangming:

Einatmen und Hände heben zum Yintang. Hier wieder die Handstellung wechseln. Man forme wieder die lockere Hohlfaust und lege den Daumen quer über die Nägel des 2., 3. und 4. Fingers. Die Kuppe des 4. Fingers berührt nun ganz sanft den Punkt Chengqi (Abb. 466). Will man nur Yin-Yang-Gleichgewicht erreichen, dann 9mal Drehmassage nach innen, 9mal Drehmassage nach außen, darauf 3mal Punktpressur beim Ausatmen (wie vorher mit reguliertem Atmen).

Darauf führt man die Hände höher, legt die Kuppe des 5. Fingers auf den Sonderpunkt Shangming. Auf ihm wird die gleiche Massage ausgeführt. Wieder Punktpressur, Öffnen der Hände und Klopfmassage die Wangen abwärts bis zum Kinn. Von da streichen die Hände über Hals und Brust bis zum Punkt «Brustmitte». Hände in üblicher Weise senken bis vor das Dantian.

Beachten: Bei der Augenpunktmassage ist besonders darauf zu achten, daß die Oberarme locker sind, die Schultergelenke hängen, Nackenmuskulatur nicht angespannt.

Wirkung: Unklares Sehen, Kopfschmerz bei Kälte. Die Massage des Punktes Shangming ist besonders wirksam bei Trigeminus-Neuralgie und Optikus-Atrophie. Chengqi-Massage hilft bei Kurzsichtigkeit, ebenfalls bei Sehnervenatrophie (Opticus-Atrophie).

Speziell bei Glaukom empfiehlt Guo Lin folgende Übung: Nach Beendigung der Massage der Augenpunkte führt man die Hände wieder hoch, formt die lockere Hohlfaust, und mit der Kuppe des 5. Fingers (beider Hände, versteht sich) tupft man von der Nasenwurzel an (Jingming) Millimeter für Millimeter entlang der Augenbrauen und weiter den gesamten Rand der Augenhöhle entlang. Bei einer Umrundung soll man mindestens 40mal auftupfen. Insgesamt 3mal um die Augenhöhle tupfend kreisen. Danach auf Jingming 3mal Punktpressur mit reguliertem Atmen. Danach Senken der Hände zum Dantian.

5. Massage der Nasenpunkte

Bezeichnung und Lage der Punkte:

a) Yintang (Sonderpunkt), zwischen den Augenbrauen (Abb. 458).
b) Shangyingxiang (Di 20), am knöchernen Nasenrand (Abb. 458).
c) Yingxiang (Di 19), zu beiden Seiten der Nasenflügel.
d) Dicang (M 7), zu beiden Seiten der Lippen.
e) Chengjiang (DG 24), der Punkt zwischen Kinn und Unterlippe.

Massage-Methode:

Heben der Hände wie bei jeder Übung. Schon ab dem Punkt «Brustmitte» Handform wechseln und langsam in Pfeilfinger-Stellung übergehen. Die Mittelfingerspitzen auf den Punkt Yintang legen, dort etwas verweilen; dann streichen die Finger zum Shangyingxiang (Abb. 470). Hier verweilen, dann weiter zum Yingxiang, weiter zum Lippenwinkel (Dicang); danach treffen sich die Mittelfinger über dem Kinn (DG 24).

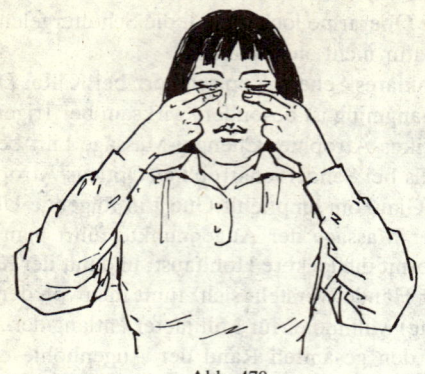

Abb. 470

Nun die Hände vom Gesicht lösen, und in der gleichen Weise noch zweimal die Streichmassage wiederholen. Bei häufiger Nasennebenhöhlenentzündung wiederhole man 9mal. In hartnäckigen Fällen sollte man auf diesen fünf Punkten sogar Punkt-Drehmassage durchführen. Abschließend wieder Punkt-Pressur und Senken der Hände zum Dantian.

Wirkung: Geschmacksstörungen, Sinusitis, Magenausgangsgeschwür, Gesichtslähmung.

6. Massage von Scheitel und Nacken

Bezeichnung und Lage der Punkte:

a) Baihui (LG 20), auf dem Scheitel (Abb. 20).
b) Yamen (LG 15), in der Mitte dicht unter dem Schädelende, dort, wo der 1. und 2. Halswirbel mit dem «Großen Schädelknochen» (Foramen occipitale) verbunden sind. In diesem Punkt mündet der Yangweimai (s. S. 39) in das Lenkergefäß (Abb. 459).
c) Yangbai (G 14), auf der Stirn über der Augenbrauenmitte (Abb. 460).

Massage-Methode:

Die Hände wie üblich zum Yintang heben. Hier die Handform ändern. Die Daumenkuppe auf den Nagel des 5. Fingers legen. Die Ellbogen heben sich in Schulterhöhe (bei gesenktem Schultergelenk). 2., 3. und 4. Fingerkuppe liegen nebeneinander, bei locker gekrümmter Hand. Die Mittelfingerkuppe legt man auf Yangbai, den 2. und 4. Finger senkrecht darüber und darunter. 9mal Drehmassage, die Richtung je nach der Erkrankung. Nach oben, einwärts, unten, außen entspricht Aufbau usw. Darauf 3mal Punkt-Pressur beim Ausatmen (Abb. 471).

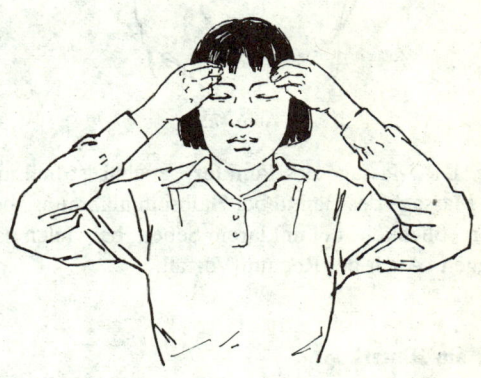

Abb. 471

Nun öffnet man die Hände. Die Kuppen der 4 langen Finger stehen, sich berührend, einander gegenüber. Man legt die Hände so auf den Kopf, daß die Mittelfingerkuppen den Punkt Baihui berühren. Die Handwurzel liegt über den Ohren. Nach kurzem Verweilen die Hände locker heben und mehrmals am Hinterkopf abwärts (stufenweise) wieder auflegen.

Vor dem Nacken angekommen (die Hände in Pfeilfinger-Stellung), die Mittelfingerspitzen auf den Punkt Yamen legen, 2 bis 3mal je neun Drehmassagen. Diesmal bedeutet links, oben, rechts, unten Aufbau. Dies gilt für Frauen, bei Männern ist es umgekehrt (Abb. 472).

Nach der Massage 3mal Punktpressur. Dann die Hände abheben, öffnen, mit den Fingerspitzen den Hals entlang zum Punkt «Brustmitte» streichen, von da wie üblich senken zum Dantian.

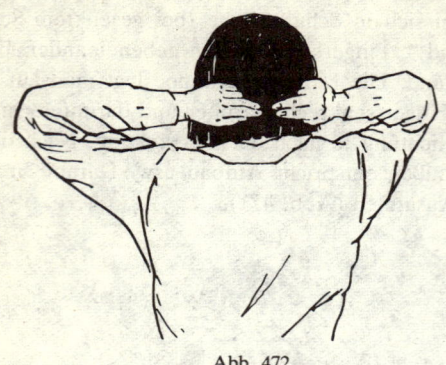

Abb. 472

Wirkung: Die Massage des Punktes Yangbai ist heilsam bei Augenleiden. Massage des Baihui bei Halbseitenlähmung, bei Depressionen, Vergeßlichkeit, bei unklarem Sehen, bei vielen psychischen Erkrankungen. Auch bei Rectum-Vorfall.

7. Massage am Hinterkopf

Bezeichnung und Lage der Punkte:

a) Fengfu (LG 16), liegt etwa 3 cm oberhalb des Yamen, und zwar auf dem Knochenvorsprung über dem großen Schädelloch (Foramen occipitale). An diesem Punkt fließen wichtige Meridiane in das Lenkergefäß (Abb. 460).
b) Tianzhu (B 10), zwei Fingerbreit rechts und links vom Yamen (Abb. 459).

Massage-Methode:

Die Hände wie üblich heben, diesmal langsam bis zum Baihui. Die Handhaltung wie in der vorigen Übung, d. h. die Mittelfingerkuppen auf dem Punkt Baihui, die Handwurzeln über dem Ohr. Nach kurzem Verweilen die Hände sanft abheben und in derselben Haltung den Hinterkopf abwärts führen, dabei mehrmals den Hinterkopf berühren.

Am Punkt Fengfu angekommen, Pfeilfinger-Stellung; die Mittelfingerkuppen auf diesen Punkt legen und 2 oder 3mal je 9 Drehmassagen ausführen. Bei diesem Punkt bedeutet die Massage von oben nach rechts, unten, links Ausscheiden; von oben nach links, unten, rechts bedeutet Aufbau (das gilt für beide Geschlechter). Nach entsprechender Massage dreimal Punkt-Pressur mit Ausatmen durch den Mund (Abb. 473).

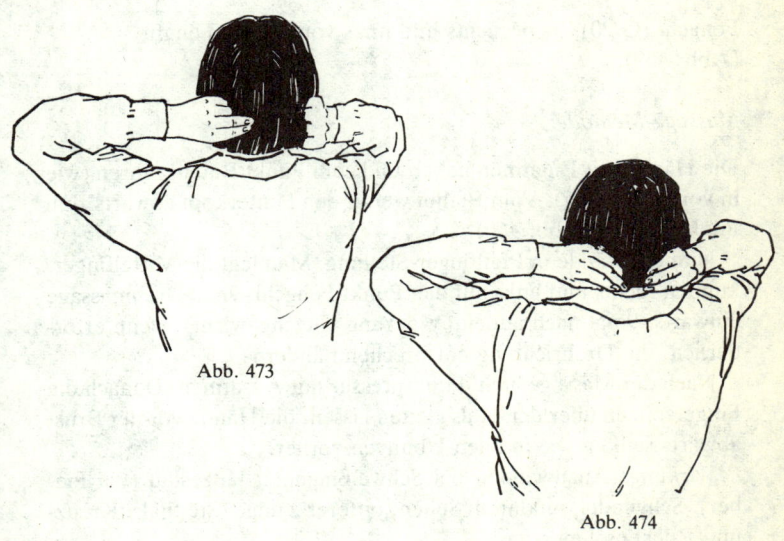

Abb. 473

Abb. 474

Nun löst man die Hände, legt die Spitzen des 2., 3. und 4. Fingers nebeneinander; der Daumen steht ihnen zum Greifen gegenüber. Vom Punkt Tianzhu abwärts knetet man kräftig die Nackenmuskulatur; bei jedem Kneten eine Stufe tiefer greifen. Beim 6. Mal ist man an der horizontalen Schultermuskulatur angekommen. Das Kneten abwärts 3mal wiederholen (Abb. 474).

Nun berühren sich die Kuppen von Daumen und 5. Finger. Die drei mittleren Fingerspitzen berühren sanft dieselben Partien, die zuvor geknetet wurden. Auch dieses sanfte Tupfen 3mal von oben nach unten. Nun die Hände öffnen. Die Finger gleiten den Hals entlang abwärts zur Brust. Von da Senken der Hände zum Dantian.

Wirkung: Zungenlähmung, Halbseitenlähmung, Nasen- und Rachenentzündung. Die Massage des Punktes Tianzhu ist besonders wirksam bei Atembeschwerden, Hals-, Nacken- und Rückenschmerzen, Schwindel und Kältegefühl.

8. Massage des Punktes Fengchi am Hinterkopf

Bezeichnung und Lage des Punktes:

Fengchi (G 20), 3 cm rechts und links vom Punkt Fengfu (Abb. 459).

Massage-Methode:

Die Hände mit Einatmen heben und zum Punkt Baihui führen (wie in voriger Übung). Vom Baihui weiter den Hinterkopf abwärts zum Punkt Fengfu (Abb. 460).

Nun die Hände in Pfeilfinger-Stellung. Man legt die Mittelfingerkuppen rechts und links auf den Punkt Fengchi. 9mal Drehmassage einwärts, 9mal nach außen (Yin-Yang-Gleichgewicht); wenn erforderlich, die Drehrichtung entsprechend ändern.

Nach der Massage 3mal Punktpressur mit Ausatmen. Danach die Fingerspitzen über den Hals gleiten lassen, die Hände vor der Brust abwärts senken wie in allen Übungen vorher.

Wirkung: Anzuwenden bei Schweißmangel, Hitzestau (bei Fieber), Schwindel, unklarem Sehen, bitterer Zunge, Steifhals, Kreuz- und Rückenschmerzen.

9. Massage der seitlichen Halsregion

Bezeichnung und Lage der Punkte:

a) Yifeng (3 E 17), unter dem Ohrläppchen (Abb. 460).
b) Yiming, liegt auf derselben Höhe, etwas rückwärts auf dem langen Halsdreher (Sternokleidomastoideus) (Abb. 460).

Massage-Methode:

Heben der Hände wie vorher bis zum Punkt Baihui. Hier trennen sich die Hände, gehen seitwärts über die Ohren abwärts bis zum Kieferwinkel. Hier Pfeilfinger-Stellung.

Die Mittelfingerkuppe legt man auf den Punkt Yifeng unter den Ohrläppchen. Nun folgen 9 Kreisbewegungen nach oben, vorn, unten und rückwärts, danach 9mal in umgekehrter Richtung. (Je nach Erfordernis dreimaliger Richtungswechsel.) Darauf Punkt-Pressur beim Ausatmen (Abb. 475).

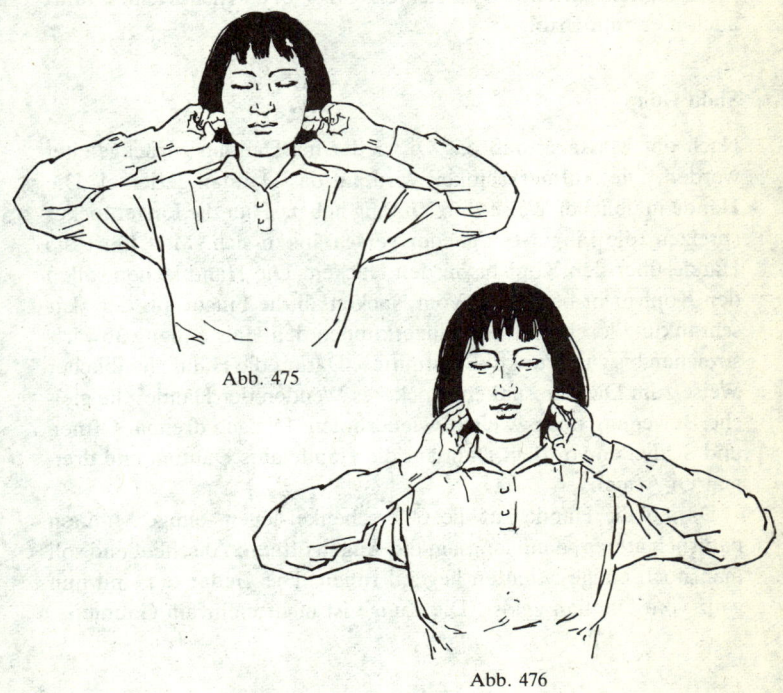

Abb. 475

Abb. 476

Danach den Mittelfinger zum Daumen krümmen, den Zeigefinger mit der Kuppe auf den Punkt Yiming. Es folgt die gleiche Drehmassage wie vorher. Danach Punkt-Pressur mit Ausatmen (Abb. 476).

Darauf streichen die Hände mit den Fingerkuppen den Hals entlang bis zur Brust; von da senkt man die Hände bis vor das Dantian.

Wirkung: Die Massage des Punktes Yifeng hilft gegen Taubheit, Facialislähmung. Massage des Punktes Yiming wirkt günstig bei Opticus-Atrophie, Kurzsichtigkeit, Ohrensausen, Astigmatismus, Schlaflosigkeit, Unruhe, Ohrspeicheldrüsenentzündung.

Damit ist die Massage aller wichtigen Kopfpunkte beendet. Für den Anfänger ist es nicht leicht, die Bewegungen locker, weich, rund und entspannt zu machen und gleichzeitig die gesammelte Aufmerksamkeit auf das Qi zu richten. Aber beharrliches Üben führt auch hier zum Erfolg.

Shou Gong

Nach der Massage muß das Qi wieder ins Dantian zurückgeleitet werden. Die Aufmerksamkeit wird auf das Dantian gerichtet. Die Hände in üblicher Weise zum Yintang heben. Hier die Finger locker spreizen, die Finger-Endglieder verschränken sich. Man führt die Hände über den Kopf bis in den Nacken. Die Handflächen sollen den Kopf nicht berühren. Vom Nacken ab die Finger aus der Verschränkung lösen, mit den Fingerkuppen den Hals entlang abwärts streichen bis zum Punkt «Brustmitte». Darauf die Hände in üblicher Weise zum Dantian senken. Lockeres Wenden der Hände, die gleiche Bewegung noch zweimal wiederholen. Danach dreimal Öffnen und Schließen vor dem Dantian, die Hände aufs Dantian und dreimal Qi-Atmen.

Darauf die Hände auf die Oberschenkel legen, einige Minuten natürlich atmen, dann langsam die Augen öffnen. Anschließend soll man noch einige Minuten liegend ruhen. Die Gedanken sind nun ganz vom Dantian gelöst. Die Zunge ist nicht mehr am Gaumen.

10. Fußpunkt-Massage

Man betrachte den Kopf des Menschen als mit dem Himmel in Beziehung stehend (wobei im Chinesischen Tian = Himmel nicht zu vergleichen ist mit dem, was das westliche Denken mit «Himmel» verbindet). Der Fuß steht mit der Erde in Verbindung. Er ist die Wurzel des menschlichen Körpers. Ist zum Beispiel bei Bluthochdruck der Kopf voll, der Fuß leer, dann ist der Kopf schwer, der Fuß leicht; das Yin-Yang-Gleichgewicht ist gestört. Auf der Fußsohle liegen viele Punkte, die durch Meridiane mit den Organen des Körpers in Verbindung stehen. (Da sich Krankheiten dort widerspiegeln, kann man auch Krankheiten aus der Fußsohle diagnostizieren.)

In diesem Abschnitt wird nun die Massagemethode für den Punkt Yongquan («Sprudelnde Quelle», N 1) beschrieben (Abb. 477).

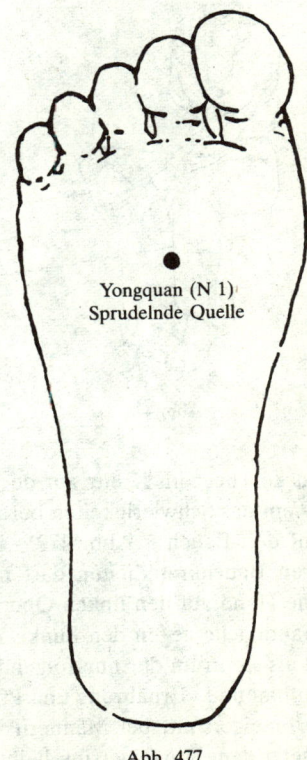

Yongquan (N 1)
Sprudelnde Quelle

Abb. 477

Der Punkt liegt zwischen Groß- und Kleinzehballen. In ihm tritt der
Fuß-Yin-Nierenmeridian dicht unter die Oberfläche.

Zur Massage sitzt man wiederum auf einem Hocker, einer Bank
oder auf einer Bettkante; die Höhe des Sitzes muß gleich der Höhe
der Unterschenkel sein. Nach der Vorbereitung (3mal «Öffnen und
Schließen» vor dem Dantian) legt man das linke Bein im Knie angewinkelt seitlich flach auf das Bett, so daß die Fußsohle (etwas über
die Bett-/Bankkante hinaushängend) zur rechten Seite steht. Man
sitzt seitlich auf dem linken Gesäß. Der rechte Fuß steht mit ganzer
Sohle auf dem Boden.

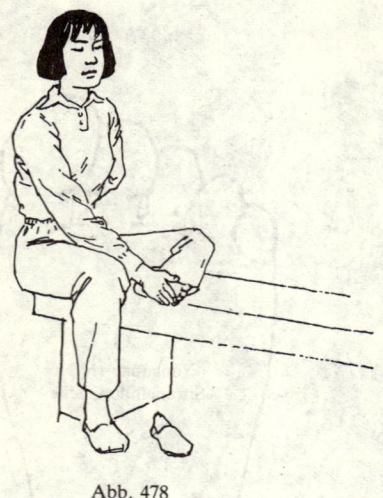

Abb. 478

Der linke Handrücken liegt im Kreuz auf der linken Nierengegend (Abb. 478). (Wem das Schwierigkeiten bereitet, der kann die
linke Handfläche auf den Bauch – Abb. 479 – legen; bei Bauch-
tumoren und anderen Bauchkrankheiten darf man das natürlich
nicht. In dem Fall die Hand auf den linken Oberschenkel.)

Nun die rechte Handfläche gegen den Punkt Yongquan richten.
Der Fußpunkt dient als Zentrum der nun folgenden Drehmassage.
Für Frauen heißt Aufbau und «Ernährung und Pflege des Qi» Dre-
hen der Hand im Uhrzeigersinn, bei Männern ist es umgekehrt.
Drehen entgegengesetzt dem Uhrzeigersinn heißt bei Frauen Aus-

scheidung des schlechten, verbrauchten Qi. Krebskranke oder Kranke mit Entzündungen fangen immer mit dem Ausscheiden an; bei anderen Krankheiten immer mit Aufbau-Massage anfangen.

Aufbau-Massage heißt: Eine Umdrehung Aufbau, eine Umdrehung Abbau, eine Umdrehung Aufbau. Verlangt jedoch die Krankheit Ausscheidung, dann eine Umdrehung Ausscheidung, eine Umdrehung Aufbau, eine Umdrehung Abbau.

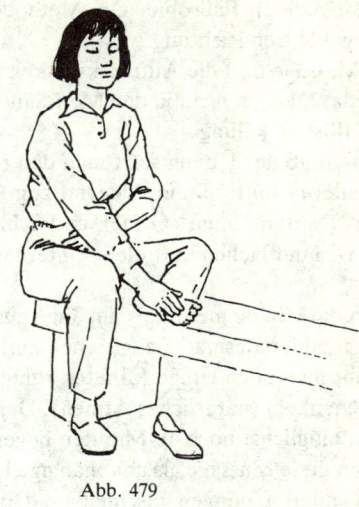

Abb. 479

Soll nur das Gleichgewicht zwischen Yin und Yang wiederhergestellt werden, dann eine Umdrehung Aufbau, eine Umdrehung Ausscheidung. Je zwei oder drei zusammengehörende Umdrehungen sollen als «eine komplette Umdrehung» bezeichnet werden.

Wie oft soll man nun eine komplette Umdrehung machen? Es soll eine Zahl sein, in der sowohl 6 als auch 9 als Faktor enthalten ist. 6 entspricht Yin und 9 entspricht Yang, also 18, 36, 54 oder 72mal. Sollen stärker die Yin-Meridiane beschickt werden, dann ein Vielfaches von 6, stärker die Yang-Meridiane, dann ein Vielfaches von 9. Man gehe nie über 72 Umdrehungen hinaus.

Man umfährt mit der Handfläche den Fußpunkt Yongquan in kleinen Kreisen. Nach Beendigung die Handfläche einige Zeit auf dem Fußpunkt ruhen lassen, 3mal reguliertes Atmen (durch die Nase ein-, durch den Mund ausatmen). Krebskranke zuerst durch den Mund ausatmen, erst dann durch die Nase einatmen. Nun setzt man den linken Fuß mit ganzer Sohle auf den Boden und beginne mit der Massage der rechten Fußsohle. Die Methode ist gleich, nur dreht man in umgekehrter Richtung.

Bei der Massage darf die Aufmerksamkeit nicht abschweifen. Solange man das Qi noch nicht in den Meridianen leiten kann, benütze man eine Hilfsvorstellung.

Zum Abschluß der Übung setzt man den rechten Fuß neben den linken parallel in hüftbreitem Abstand zum Boden. Man sammelt sich auf das Dantian; 3mal «Öffnen und Schließen» vor dem Dantian. Dann Handflächen auf den Unterbauch, 3mal reguliertes Atmen.

Will man die Übung mehrmals am Tage ausführen, dann muß die Umdrehungszahl jedesmal die gleiche sein. Nach der Abschlußübung bleibt man noch einige Minuten ruhig sitzen, die Hände auf den Oberschenkeln (natürliches Atmen). Dann öffnet man langsam die Augen; möglichst noch 10 Minuten liegend ruhen.

Man kann diese Massage als unabhängige Übung betrachten. Will man sie an andere Übungen anschließen, dann soll man 10 Minuten Pause dazwischen legen. Nach der Kopfpunkt-Massage muß man bis zu jeglicher neuen Übung eine Stunde warten.

Das Zählen der Umdrehungen darf nicht die gedankliche Hauptleistung sein. Man halte sich an die drei «Nicht-Prinzipien»: nicht anstarren, nicht packen wollen, nicht verfolgen. Man sollte zählen und doch nicht zählen. Sollte man sich verzählen, dann ist das nicht so schlimm. Schlimmer ist die mit bewußtem Festhalten am Zählprozeß einhergehende Anspannung und Nicht-Lockerheit des Geistes.

Anwendung bei: Angstgefühl, trockene Zunge, Druckgefühl im Hals (Schilddrüse), Kreuzschmerzen, Verstopfung, Angina pectoris, Kopfschmerzen, «Augenschwindel», Unbehagen des ganzen Körpers, Kältegefühl in der Nierengegend, kalte Hände und Füße.

Schlußwort

In diesem Buch wurde eine Anzahl von überlieferten, aber auch in den letzten Jahren neu geschaffenen und abgewandelten Übungen zusammengestellt. Ihre Anwendung dient der Pflege der Gesundheit. Aber auch der von Krankheiten «Heimgesuchte» wird, wenn er mit Beharrlichkeit Qi Gong ausübt, seine Leiden lindern oder sogar heilen können.

Im theoretischen Teil dieses Buches wird ein kurzer Einblick in einen Bereich der sehr alten medizinischen Wissenschaft in China gegeben, um Form und Inhalt der Übungen plausibel zu machen. Neue Therapiekonzeptionen sind erfreulich und Hoffnung erweckend. Wesentlich an diesen – für uns neuen – Behandlungsmöglichkeiten sind jedoch die Einsichten, die über Gesundbleiben und Krankheitsentstehung vermittelt werden. Ein Lebewesen besteht nicht aus Einzelteilen. Die Unterteilung in Körper und Geist (Seele) schafft eine unnatürliche Trennung, eine dualistische Betrachtung des Organismus. Es blieb offenbar Gesellschaften mit analytischer Denkstruktur, analytischer Schrift und Grammatik vorbehalten, auch im Erforschen der Natur analytisch vorzugehen.

Die chinesische Naturwissenschaft betrachtete von jeher die Korrelation alles dessen, was es in der Natur gibt, als Kernpunkt. Analytische Forschung führt zu Dualismus, synthetische dagegen zur Korrelation, zur Relativität – einer Relativität von Ruhe und Bewegung, von Materie und Energie, von Yin und Yang. Man gelangte so zu andersartigen Einsichten. Man dachte mehr in Kategorien wie «dynamisches Gleichgewicht», das – eben erreicht – wieder in pulsierende Bewegung gerät.

In jedem Lebewesen besteht dieses Pendeln um ein Gleichgewicht. Ist das Pendeln zu einer Seite hin zu groß, chronisch zu groß, dann ist die Harmonie gestört, dann entstehen Krankheiten. An der Störung der Harmonie ist der betroffene Mensch nie unbeteiligt. Er ist einer der Faktoren, die eine Krankheit entstehen lassen. Er ist also nicht so sehr der von Krankheiten «Heimgesuchte», sondern mehr ein «die Krankheit Zulassender». Er bereitet den Boden und läßt zu, daß alle übrigen «Krankheits-Erreger» als Komplex ihre Wirkung tun.

Mit dieser Einsicht und dem Vorgehen dagegen kann jeder Kranke den Teufelskreis durchtrennen, denn *er selbst* ist der wichtigste Krankheitsfaktor. Die Bereitschaft, der potentiellen Krankheit das Feld zu ebnen, setzt schon in der Jugend ein. Wir sprechen daher besser nicht von «altersbedingten» Degenerationserscheinungen, sondern von jugendbedingten Alterserscheinungen.

Diese Art der Krankheitsbetrachtung beginnt auch in Europa Platz zu greifen. Nur das «energetische Prinzip» (eine ungenaue Bezeichnung) hat man bisher völlig außer acht gelassen. Lediglich der Begriff der «vegetativen Dystonie» kommt einer Ganzheitsbetrachtung des Organismus nahe. Die Neuraltherapie, die Kneippsche Wassertherapie, die Homöopathie, gehören nicht zu dem, was unsere Schulmedizin lehrt.

Auch die Koordination der Funktion unserer Sinnesorgane wird in unserer medizinischen Betrachtungsweise nicht beachtet. Daß die Tätigkeit unserer Sinnesorgane miteinander gekoppelt ist, zeigt folgendes Beispiel: Wenn man bei einem konstanten Ton oder Geräusch eine Brille vorsetzt oder mit den Handflächen die Augen bedeckt, ist die Wahrnehmung des Geräusches in seiner Qualität geändert. Es gehen Obertöne verloren, auch nimmt die Lautstärke etwas ab. Bei einem plötzlichen Knall können Funken oder andere optische Erscheinungen vor den Augen blitzen. Durch das Verschließen der Gehörgänge ändert sich der Tastsinn an den Fingerspitzen. Wie sehr Reize an den Geschmacksnerven Einflüsse auf andere Sinnesorgane haben können, bleibt noch nachzuprüfen. Immerhin sind alle Sinnesorgane am Kopf von Ausgangs- oder Endpunkten aller Yang-Meridiane umgeben.

Das Qi und seine Leitbahnen sind keine Fiktion – sie sind ein Faktum. Wer vor mehr als 200 Jahren behauptet hätte, es gebe «Elektrizität», der wäre wahrscheinlich als Hexe(r) angesehen und behandelt worden. Heute gehen wir zwar täglich mit Elektrizität um, was sie eigentlich ist, wissen wir noch immer nicht. Ebenso geht es uns mit Kräften wie dem Magnetismus und der Gravitation. Die Chinesen haben die Existenz des Qi wahrgenommen, es anerkannt und nicht versucht, es zu erklären. Sie haben seine Gesetzmäßigkeit erforscht, erkannt und gezeigt, wie der Mensch durch sein «Verhalten» das Qi in seiner Funktion im dynamischen Gleichgewicht halten kann. Ist diese Funktion im Ungleichgewicht und sind daraus Krankheiten entstanden, dann kann man mit Qi Gong die Harmonie wieder herstellen.

Man kann die in diesem Buch angeführten Übungen zwar im Selbststudium erlernen, aber es ist besser, einen Lehrer zu haben. Kann man Meditation im Selbststudium erlernen? Ja. Aber es ist besser, einen Lehrer zu haben.

Aus eigener Erfahrung halte ich für empfehlenswert, daß alle Kranken, ungeachtet ihrer Krankheiten, die «Achtzehnfache Methode der Übung» (S. 197 ff.) als Basisübung täglich üben. Mit diesen Übungen werden vor allem alle Gelenke der Wirbelsäule und die großen Gelenke wieder geschmeidig. Die bei fast allen Krankheiten entstehende Asymmetrie unserer Statik wird mit der Zeit beseitigt, die Irritation aller vegetativen Ganglien entlang der Wirbelsäule verliert sich allmählich. Die Übungen sind selbst von alten Menschen gut zu erlernen und schon bei Beginn wirksam, auch wenn noch nicht in meditativer Bewußtseinshaltung geübt werden kann.

Auch die fünf verschiedenen Gangarten (Schritte, je ein inneres Organ betreffend) sind von großem Nutzen. Bei jedem Schritt wird die Lendenwirbelsäule gedreht und gebeugt, und damit der Akupunkturpunkt «Lebenstor» geöffnet. Das Qi kann durch diesen Punkt von links nach rechts und von rechts nach links fließen, aber auch die Anfangspunkte der Yin-Fuß-Meridiane werden durch das Auftippen mit dem großen Zeh massiert.

Gerade in der Krebstherapie kann Qi Gong eine nicht zu unterschätzende Ergänzung zu den Behandlungsmethoden der westlichen Schulmedizin sein. Entsprechende Therapeuten ausbilden zu lassen, wäre nur ein geringer Aufwand in Relation zu den Summen, die in unserem Gesundheitssystem für die «Krebsforschung» ausgegeben werden und die die Vorsorgeuntersuchungen verschlingen. Angesichts der Erfolge, die in China mit dieser Form der Heilbehandlung erzielt werden, sollte man Qi Gong, dieses uralte «Tao (Weg) der Selbstheilung», auch im Westen als Therapieform aufgreifen und untersuchen. Auch ohne daß man – bis heute – das Qi-Energiesystem «wissenschaftlich erklären» kann, könnten die Ergebnisse, an denen allein der Kranke interessiert ist, für sich sprechen.

Nachtrag

Dieses Kapitel soll nicht abgeschlossen werden, bevor nicht auf die Fehler hingewiesen wurde, die bei der Ausführung der Übungen so leicht entstehen können. Zur Vorbereitung jeder Übung, sei sie im Sitzen ohne oder mit Bewegung, sei sie im Stehen ohne oder mit Bewegung – auch der Übungen mit Fortbewegung – ist immer auf folgendes zu achten:

1. Geisteshaltung in Meditation,
2. Augen und Mund lächelnd entspannt,
3. die gesamte Muskulatur entspannt, ab Lendenwirbel aufwärts eine gerade Wirbelsäule ohne Lordose,
4. die Füße wie Wurzeln auf dem Boden, im Sitzen die beiden Sitzknochen (ossa ischii) symmetrisch auf der Sitzunterlage – usw.

Beginnen wir mit Meditation. Meditari heißt: zur Mitte hingegangen werden. Diese Mitte ist die Leibesmitte, exakt drei Daumen breit unter dem Nabel, genau auf der Mittellinie. Unser geistiges Auge, d. h. unsere Vorstellung gehe in diesem Punkt hinter die Bauchdecke. Keine Gedanken sollen sich in der Hirnrinde bewegen. Wir sollen uns auf dieses Zentrum in der Leibesmitte, das Dantian con-centrieren. Das ist die erste Schwierigkeit. «Ich kann nicht nichtdenken», hört man oft in den Übungsstunden. Am Anfang wird dies auch sehr schwierig sein, denn man hat zu sehr auf die Ausführung der Bewegung zu achten. Wenn die Bewegung aber durch beharrliches Üben so vertraut ist, daß sie sich ohne unser Zutun ereignet, dann ist kein Gedanke mehr auf sie zu richten.

«Wie kann ich nichtdenken?» wird man fragen. Nun, durch Ruhigstellen der Augen und der Zunge. Diese beiden Sinnesorgane sind die einzigen, die wir mit der willkürlichen Muskulatur bewegen. Sie haben noch eine Besonderheit: Sie sind durch Muskeln mit dem Keilbein verbunden, dem Knochen, der die Schädelbasis bildet. In der Kinesiologie ist mittels Computer-Tomogramm nachgewiesen, daß das Keilbein durch Tätigkeit der Augenmuskeln und Bewegung des Zungengrundes (musculus pterygoideus) beweglich ist, wenn auch minimal. Alle Schädelknochen erhalten von diesen Bewegungen Information, aber nicht nur sie: Unsere gesamte Architektur, als die wir unser Skelett ansehen können, erhält diese Information, insbesondere unsere Körperbasis, des Becken, und da wiederum besonders die Beckenmitte mit dem Kreuzbein zwischen den beiden Beckenschaufeln. Das Kreuzbein, os sacrum oder das «heilige Bein»: In allen mir bekannten Sprachen heißt dieser Knochen «heiliges Bein», im Chinesischen allerdings *Di gu*, Basisknochen. Ist die Achse des Kreuzbeins nicht senkrecht, dann sind auch die darüberstehende Wirbelsäule und das Steißbein nicht gerade, es entstehen Torsionen und Skoliosen (S-förmige Verkrümmungen) in der Wirbelsäule. Der oberflächliche Zentral-Meridian Du Mai und auch die in der Tiefe neben der Wirbelsäule verlaufenden Meridiane können blockiert werden.

Jedoch zunächst zurück zu den Augen. Sie können sich leicht von der Bewegung am Schädel überzeugen, welche die Augenbewegungen hervorrufen. Legen Sie beide Handflächen auf den Kopf, rechts und links neben die Mittellinie. Lassen Sie nun die Augen – ohne den Kopf zu bewegen – weit nach rechts und links gehen. Sie werden diese Bewegung deutlich unter Ihren Händen spüren. Noch ein Versuch: Lassen Sie die Hände ruhig auf dem Kopf liegen, bewegen Sie weder den Kopf noch die Augen, denken Sie lediglich, daß Sie abwechselnd nach rechts und links schauen, und Sie werden wieder die gleiche Sensation unter Ihren Händen spüren. Gedanken sind Energie; wenn Gedankenenergie hin- und hergeht, geht sie auch in unserem Leib hin und her. Und noch eins: Wer denkt, bewegt immer die Augen.

Aber auch «Starren» bringt nicht die optimale entspannte Stellung des Keilbeins und aller damit verbundenen Orte in unserem Leib. Auch das können Sie selbst nachprüfen. Lächeln Sie mit Mund und Augen, ganz entspannt; lassen Sie dann den Mund unverändert, aber die Augen blicken ernst oder sogar böse; wechseln Sie mehrmals zwischen Lächeln und ernstem oder ärgerlich-bösem Blick. Sie werden in den Augen, aber auch auf der Stirn über der Nase und auch auf dem Schädeldach leichte Bewegung unter Ihren Händen verspüren. Dauernd ernster oder sogar böser oder ängstlicher Blick verspannt zum Beispiel den Beginn des Blasen-Meridians rechts und links neben der Nasenwurzel. Das ist aber nur einer der Effekte, von denen wir uns überzeugen können. Wenn wir dazu noch bedenken, daß das Auge – wie jedes andere Sinnesorgan – eine Kopie des ganzen Menschen in sich birgt, dann wird verständlich, daß wir mit verspannten Augen dem ganzen Organismus schaden können, wenn diese Verspannung chronisch ist.

Diese kleinen Aktionen im Auge, wie sie eben besprochen wurden, haben direkte Veränderungen als analoge Bewegungen auch in anderen Sinnesorganen zur Folge. Legen Sie beide Mittelfingerkuppen in die Ohrmuscheln (aus der Ohr-Akkupunktur ist bekannt, daß die Ohrmuschel die Kopie des ganzen Menschen ist), dann fühlen Sie auch Bewegung in den Ohrmuscheln, wenn Sie die beschriebenen Bewegungen mit den Augen vollziehen. Auch die Fußsohle, die Handflächen sind Kopien des ganzen Menschen. Bewegen Sie nur leicht einen Großzehballen, dann werden Sie Bewegung in den Ohrmuscheln fühlen. Fehlstellung der Füße – davon soll später noch die Rede sein – hat auch immensen Einfluß auf Funktionen in unserem Leib.

Jedes Sinnesorgan ist also als eine Art Hologramm des Leibes anzusehen: Sinnesorgan als Mikrokosmos, der mit Qi durchflossene, also lebende Leib als Makrokosmos. Mit Zungen- und Lippenbewegungen können Sie nach gewisser Sensibilisierung diese Erfahrungen immer mehr erweitern.

Nach diesem kurzen Abriß, nach diesen faszinierenden Feststellungen können wir besser verstehen, warum die Forderung zur Übungsvorbereitung lautet, die Augen ruhig und lächelnd zu belassen – und zwar während der ganzen Übung. Der Kopf ist dann leicht wie eine Feder, die Muskelansätze des Nackens zum Kopf entspannen optimal. Versuchen Sie nun noch zu fühlen, daß Sie die Augen in den Augenhöhlen aggressiv nach vorn drücken, aber auch entspannt leicht zurückziehen können, dann wird Ihnen wohltuend klar, welche Entspannung im ganzen Körper durch das lächelnde Zurücknehmen der Augen entsteht. Die Zungenspitze am Gaumen hinter den oberen Schneidezähnen, d. h. die beiden Sondermeridiane Du Mai und Ren Mai, werden damit geschlossen, aber auch der Zungengrund ist ruhig und breit, es entsteht kein Zug am Kehlbein durch den musculus pterygoideus.

Die Lippen seien fast geschlossen, fast geöffnet. Es bleibe Ihnen überlassen zu prüfen, welche feinen Veränderungen in Gesichtshaut und -muskeln, aber auch an den Augen und Augenlidern bewirkt werden können, je nachdem, ob Sie rechts oder links die Lippen etwas fester zusammenführen. Nicht «verkniffen» üben, aber auch im Alltag nicht mehr «verkniffen» sein. Auch nicht «verbissen», d. h. die Zahnreihen sollen sich nicht berühren. Auf den Zusammenhang zwischen Zähnen, Meridianen und Organen sei hier nur hingewiesen. Durch Beseitigen von Asymmetrie im Biß können Halbseitenkopfschmerz, aber auch Wirbelsäulenveränderungen günstig beeinflußt werden. Das wissen Kieferorthopäden, die sich mit Naturheilverfahren befassen.

Aus dem bisher Gesagten wird plausibel, daß es unerläßlich ist, Augen, Zunge und Lippen entspannt und ruhig zu halten, um dem Keilbein als Schädelbasis die symmetrische Mitte-Stellung zu ermöglichen. Mit dem entspannten Gesicht können wir uns so «den Kopf zurechtsetzen». Bedenken wir noch, daß die Energie «Qi», die wir einatmen, auf den Yang-Meridianen von den Fingern zum Gesicht fließt (Ge-Sicht – Auge) und beim Ausatmen von den Augen hinab in Füße und Zehen fließt. Mit Entspannen und Symmetrie in der Schädelbasis, dem Keilbein, schaffen wir optimale Bedingung für den Qi-Fluß.

Symmetrie in der Körperbasis, dem Becken – bestehend aus dem Kreuzbein, os sacrum, und zu beiden Seiten den Beckenschaufeln, die mit dem Kreuzbein durch die Ileosacralgelenke verbunden sind – kann bei Schiefstellung des Beckens erst langsam durch Qi-Gong-Übung hergestellt werden. Das architektonische Prinzip dieser beiden Basisknochen weist auf die Form von Schmetterlingen, und was liegt näher, als die Wirbelsäule mit der Architektur einer Raupe zu vergleichen. Mit dem Denken hinein in die Leibesmitte wird es allmählich gelingen, einen Beckenschiefstand bei sich nicht nur zu fühlen, sondern ihn auch allmählich zu beseitigen. Denn auch der Knochen ist in Struktur und Funktion ein lebendes Gewebe und im Laufe des Lebens veränderbar. Daher ist es so wichtig, bei den Übungen mit seiner Vorstellung, dem geistigen Auge, in der Leibesmitte, dem Dantian, zu verweilen oder immer wieder dorthin zurückzukehren. Die sich verändernde Stellung des Beckens und der Hüftgelenke ist beim Denken ins Dantian deutlich zu fühlen.

Unser Becken wird getragen von zwei Säulen, den Beinen, und diese stehen auf den Füßen, sie sich mittlerweile von einem Oberschenkelknochen in 5 Fußglieder, in 5 Greiforgane aufgeteilt haben. Nun ist es traurig festzustellen, wie wir unsere Füße, die uns tragen, vernachlässigt haben. Wir haben Beton zwischen sie und die Erde gegossen, wir haben verlernt, das so sensible Organ Fußsohle zu fühlen, wie es mehr oder auch weniger auf der Erde steht. Alle Yang-Meridiane münden in die Zehen, und alle Yin-Meridiane beginnen in Zehen und Fußsohlen. Wir sollen uns vergewissern, wie stark der Großzehballen und der Kleinzehballen auf der Erde stehen, und können lernen, die beiden Fußgewölbe aktiv wieder herzustellen: das Quergewölbe unter den Ballen und das Längsgewölbe zwischen Ballen und Fersen.

Es würde zu weit führen, in diesem Schlußwort auf die Übungen einzugehen und alle Übungen zu beschreiben, die unsere Füße allmählich stärken und wieder in die ursprüngliche Haltung und Funktion zurückbringen. Hildegard von Bingen spricht von Urstand, Mißstand, den wir uns angelebt haben, und Endstand, in den wir uns mit Bewußtheit wieder hineinleben können. Drücken Sie nur einmal den Großzehballen fest auf die Erde, dann werden Sie fühlen, was allein im Hüftgelenk an Bewegung und Stellungsänderung vor sich geht. Lieben wir unsere Füße, spielen wir mit unseren Füßen, wo und wann immer es geht, wir werden uns wohltun.

Das gleiche, was für die Füße zu sagen ist, gilt für die Hände. Goethe sagt, es ist nichts Geistiges, was nicht in den Bereich der Hand und des Armes fiele. Mit Einatmen fließt Yang-Qi von den Fingern in das Gesicht und mit Ausatmen vom Gesicht in die Füße, in die Erde. So verbindet der Mensch mit einem Atemzug Himmel und Erde. Wie entscheidend können wir mit leichter Druckverlagerung von Ballen zu Ferse den Qi-Strom im ganzen Leib entscheidend beeinflussen. Daher sollte man beim Einatmen gering den Ballendruck vermehren, beim Ausatmen gering den Fersendruck.

Bei den Drehbewegungen des Körpers fühlen wir den Atemstrom einmal intensiver rechts, einmal mehr auf der linken Seite des Körpers. Machen Sie selbst noch einen kleinen Test! Legen Sie den Zeigefinger der linken Hand in die Handfläche, dann fühlen Sie den Atem- und Qi-Strom in der linken Körperseite, nehmen Sie den rechten Zeigefinger in die rechte Handfläche, dann fühlen Sie den Strom mehr in der rechten Seite. Wenn Sie sich nun nur vorstellen, Sie hätten den Zeigefinger in die linke Handfläche gelegt, dann fühlen Sie den gleichen Strom auf der entsprechenden Seite. Bei den rituellen Tänzen in Indien und Bali wirken nur Finger- und Fußbewegungen, auch bei Bauchtanz, Flamenco – letztlich sind alle Tanzbewegungen energetische Übungen. Auch über Hand und Fuß gibt es noch unendlich viel zu sagen und mehr noch zu tun.

Für den Übenden ist es zunächst wichtig, zu fühlen, wo er atmet. Er muß die Bewegungen seines Zwerchfells fühlen lernen. Dazu kann wiederum ein kleiner Test dienen: Lächeln Sie mit Mund und Augen und lenken Sie Ihre Gedanken auf das Zwerchfell. Nun schauen Sie ärgerlich oder gar zornig, dann wieder entspannt lächelnd usw. Sie werden deutlich in der Zwerchfellgegend Spannung und Entspannung wahrnehmen. Im Zorn oder auch im Kummer, bei Angst geht die Atembewegung nur im Brustkorb vor sich. Alle Muskeln sind verspannt. Sie tun also gut daran, bei den Übungen, aber auch im Alltag, alle Spannung erzeugenden Seelenbewegungen zu entlassen.

Seien wir zum Schluß noch einmal eingedenk, daß wir – wie alles im Kosmos – Schwingung sind, von so mannigfaltigen, aber auch veränderbaren Wellenlängen und Amplituden, daß wir uns selbst verstimmen können, nämlich Organe, Körperorte und Seele, daß wir uns selbst aber auch in Harmonie bringen können. Jede seelische Bewegung hat ihr Analogon an ganz bestimmten Körperorten. Wir können lernen, an das, was uns wichtig zu sein scheint, einen anderen Maßstab anzulegen. Indem wir uns ent-spannen, lassen wir los, legen wir an alles, was sich in der Seele bewegt, einen anderen Maßstab an. Wir werden auch unserem «Ich» einen Maßstab anlegen, dem «Ich» als Mikrokosmos im Makrokosmos. Sehen wir unser «Ich» in Relation zum Erdball, dann ist es sehr klein, so wie der Erdball in Relation zum Kosmos sehr klein ist. Lächelnd erreichen unsere Gefühle nicht mehr die hohe Amplitude, bei welcher wir den Organismus in seinen Schwingungen störend beeinflussen. Was verstimmt war, stimmen wir harmonisch neu ein. Dann wird unser Leib in seiner Funktion nicht gestört, wir tun uns und anderen wohl. Im kosmischen Gesamtzusammenhang dürfen wir dies als unsere Aufgabe ansehen. Qi-Gong kann uns helfen, diese Aufgabe zu erfüllen.

Literaturverzeichnis

Attali, Jacques: *Die kannibalische Ordnung.* Geburt und Tod der Medizin, Campus Verlag, Frankfurt/New York 1981.

Guo Lin: *Xin Qigong Liaofa,* Verlag für Wissenschaft und Technik der Provinz Anhui, 1980.

– : *Xin Qigong Fangzhi Aizhengfa,* Volkssport Verlag, Peking 1980.

Han Jiusheng: *Tiaoxibu Qigong,* Sporthochschul-Verlag, Peking 1980.

Han Qiusheng et al.: *Qigong Ziwo Kongzhi Liaofa,* Peking Qi-Gong-Forschungs-Symposium, 1981.

Hu Yaozhen: *Wugin Xi,* Volksgesundheits-Verlag, Peking 1962.

– et al.: *Qigong He Baojiangong,* Volkshygiene Verlag, Peking o. J.

Jiang Min Da et al.: *Qigong Qiangshengfa,* Verlag für Erziehung, Shanghai 1980.

Jiao Guorui: *Baduanjin Taijiquan,* Sporthochschulverlag, Peking 1980.

Lawson-Wood, D. und J.: *Akupunktur und chinesische Massage,* Aurum Verlag, Freiburg i. Br. 1977.

Li Shaopo: *Zhenqi Yunxingfa,* Volksverlag der Provinz Gansu, Lanzhou 1980.

Liu Guiyan: *Qigong Liaofa Shupian,* Volksverlag der Provinz Hebei, 1962.

Unschuld, Paul U.: *Medizin in China,* Verlag C. H. Beck, München 1980.

Wangzhu Yuan: *Neigong Tushuo,* Neuausgabe der Ausgabe aus der Qing-Dynastie, Volkshygiene-Verlag, Peking o. J.

Yang Shaoqin: *Yingan Qigong,* Verlag für Wissenschaft und Technik, Changsha 1980.

Zhang Dongsun: A Chinese Philosopher's Theory of Knowledge, *Yenching Journal of Social Studies,* Vol. I, Peking 1939.

Zhuang Yuanming et al.: *Liangong Shibafa,* Kulturverlag, Shanghai o. J.

Blüten-Medizin für Körper und Seele

Die Bachblüten-Therapie, wird heutzutage immer populärer, weil das Bedürfnis der Menschen nach ganzheitlicher Heilung von Körper und Seele gewachsen ist. Dieses Buch des renommierten Arztes Dr. med. Blome enthält alle für die Selbstbehandlung erforderlichen Informationen. Es bietet Therapeuten, aber auch interessierten Laien viele praktische Hinweise und Tips für eine fundierte Therapie. Ein absolutes Novum sind die Ausführungen über die Möglichkeit, astrologische Gegebenheiten in der Bachschen Therapie einzusetzen.

Dr. med. Götz Blome
Mit Blumen heilen
Die Blütentherapie
nach Dr. Bach
416 Seiten
Ullstein TB 35858

Ullstein Taschenbuch

Bettlektüre für Stadtneurotiker

Die Kinder der Flower-
Power-Generation sind
inzwischen erwachsen und
müssen sich im Großstadt-
dschungel Manhattans
behaupten. Wie sich für
Mickey, Shelly, Greta und
all die anderen ihre
Wünsche und Sehnsüchte
erfüllen, erzählt dieser
humorvolle Roman – ein
Buch voller Witz und
Komik für alle, die das
New York der »Stadtneu-
rotiker« lieben.
»Humorvoll, lebensnah,
sympathisch... Eine durch-
weg unterhaltende Story.«
Publishers Weekly

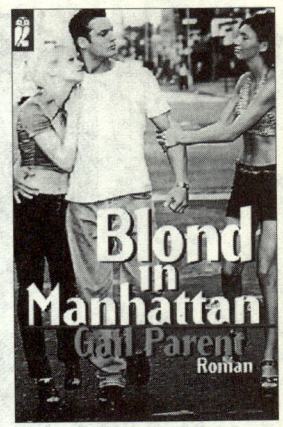

Gail Parent
Blond in Manhattan
Roman
432 Seiten
Ullstein TB 24468

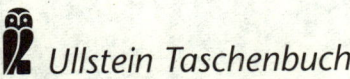

Ullstein Taschenbuch

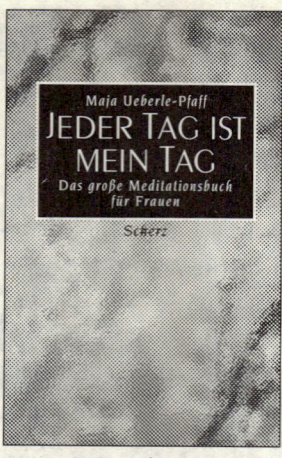